D1689827

Yamamoto
Neue Schädelakupunktur

YNSA

Yamamoto
Neue Schädelakupunktur

YNSA

Toshikatsu Yamamoto, M.D., Ph.D.
Helene Yamamoto, S.R.N.
Michiko Margaret Yamamoto, M.D.

Verlag für Ganzheitliche Medizin Dr. Erich Wühr GmbH
Kötzting/Bayer. Wald

Bibliografische Information Der Deutschen Bibliothek

Die Deutsche Bibliothek verzeichnet diese Publikation in der Deutschen Nationalbibliografie; detaillierte bibliografische Daten sind im Internet über <http://dnb.ddb.de> abrufbar.

Haftung: Sämtliche Angaben in diesem Buch sind nach bestem wissenschaftlichen Können des Autors gemacht. Eine Gewähr übernehmen der Verlag und der Autor nicht, insbesondere die Behandlung betreffend.

Es bleibt in der alleinigen Verantwortung des Lesers, diese Angaben einer eigenen Prüfung zu unterziehen. Wenn er die Methoden, die in diesem Buch beschrieben sind, an Patienten anwenden will, so tut er dies auf eigene Verantwortung und Haftung.

ISBN 3-927344-66-4

© 2005 Verlag für Ganzheitliche Medizin Dr. Erich Wühr GmbH
D-93444 Kötzting/Bayer. Wald

Alle Rechte, auch die des auszugsweisen Nachdrucks, der fotomechanischen Wiedergabe (einschließlich Mikrokopie) sowie die Auswertung und Aufbereitung durch Datenbanken oder ähnliche Einrichtungen und die teilweise oder vollständige Darstellung in digitalen On- und Offlinemedien (z.B. CD-ROM, Internet) vorbehalten.

Produktion:	Satz & Grafik Ritter, Frühlingstraße 25, D-92711 Parkstein
Coverentwurf:	Helen Yamamoto
Druck:	Spintler Druck und Verlag GmbH, D-92637 Weiden

INHALTSANGABE

Vorwort	7
Danksagung	10
Laudatio	11
Die Geschichte der YNSA	13

Kapitel 1: Ein kurzer Vergleich zwischen chinesischer Schädelakupunktur versus Yamamoto Neuer Schädelakupunktur (YNSA) ... 19
    1.1 Chinesische Schädelakupunktur ... 20
    1.2 Yamamoto Neue Schädelakupunktur (YNSA) ... 21

Kapitel 2: Einführung in die Yamamoto Neue Schädelakupunktur (YNSA) ... 23

Kapitel 3: Die YNSA-Basis-Punkte, YNSA-Sinnesorgan-Punkte, YNSA-Gehirn-Punkte ... 27
    3.1 Die Basis-Punkte ... 28
        3.1.1 Der YNSA-Basis-A-Punkt ... 34
        3.1.2 Der YNSA-Basis-B-Punkt ... 37
        3.1.3 Der YNSA-Basis-C-Punkt ... 39
        3.1.4 Der YNSA-Basis-D-Punkt ... 42
        3.1.5 Der YNSA-Basis-E-Punkt ... 44
        3.1.6 Der YNSA-Basis-F-Punkt ... 47
        3.1.7 Der YNSA-Basis-G-Punkt ... 47
        3.1.8 Der YNSA-Basis-H-Punkt und -I-Punkt ... 48
        3.1.9 Der YNSA-Basis-J-Punkt und -K-Punkt ... 50
    3.2 Die YNSA-Sinnesorgan-Punkte ... 57
    3.3 Die YNSA-Gehirn-Punkte ... 66
    3.4 Zusammenfassung der YNSA-Basis-Punkte, -Sinnesorgan-Punkte und -Gehirn-Punkte ... 78

Kapitel 4: Die YNSA-Ypsilon-Punkte (Y-Punkte) ... 79
    Indikationen für die Y-Punkte ... 87

Kapitel 5: Wie man in der Praxis vorgeht ... 89
    Wie man die YNSA-Basis-Punkte, Sinnesorgan-Punkte und Gehirn-Punkte findet ... 91
    Die Behandlungsseite ... 92

Inhalt

	Das Einführen der Nadel	93
	Die Nadelart	95
	Anzahl und Dauer der Behandlungen	95
	Art der Behandlungen	96
Kapitel 6:	Die YNSA-Bauchdeckendiagnose und YNSA-Halsdiagnose	99
	6.1 Die YNSA-Bauchdeckendiagnose	100
	6.2 Die YNSA-Halsdiagnose	122
Kapitel 7:	Die YNSA-Hirnnervenpunkte	139
Kapitel 8:	Zusätzliche Somatotope nach Yamamoto	145
	8.1 Das Saggital-Mittellinie-Somatotop	146
	8.2 Die J- und K-Somatotope	147
	8.3 Das Schambein-Somatotop	150
	8.4 Das Thorax-Somatotop	151
	8.5 Das HWS-BWS-Somatotop	152
	8.6 Das BWS-LWS-Somatotop	153
	8.7 Die LWS-Gehirnpunkte	154
	8.8 Das C6-Th2-Somatotop	156
	8.9 Die Masterkey-Punkte	157
Kapitel 9:	Zusammenfassung	159
Kapitel 10:	Fallbeschreibungen	163
Kapitel 11:	Studien und Statistiken	201
	11.1 Erste Bonner YNSA-Studie: Hilfe für Schmerzpatienten durch Yamamoto Neue Schädelakupunktur (YNSA)	202
	11.2 Zweite Bonner YNSA-Studie: Erfolgreiche Behandlung von Schlaganfällen durch Yamamoto Neue Schädelakupunktur (YNSA)	206
	11.3 Neue Akupunkturnadel für Kernspinforschung	220
	11.4 Hartmut Heine, Anatomie der YNSA-Punkte	223
	11.5 Kurzfassung: Muskelkraft	226
	11.6 Kurzfassung: Ryodoraku-Messungen	227
	11.7 Eigene Statistiken von Dr. Yamamoto	228
	11.8 Kurzfassung: Hund-Mikro-System-YNSA und Schwanzsomatotop	231
Kapitel 12:	Literaturverzeichnis und Index	233
	12.1 Literaturverzeichnis	234
	12.2 Index	240

Vorwort

Dieses Buch erscheint anlässlich eines Jubiläums: Die Yamamoto Neue Schädelakupunktur (YNSA) ist nun 30 Jahre alt. Eine solche Zeit mag im Vergleich zum Alter der Traditionellen Chinesischen Medizin sehr kurz erscheinen, jedoch hat die YNSA inzwischen einen festen Stellenwert erlangt und eine vieltausendfache Bestätigung nicht nur in Japan und in deutschsprachigen Ländern, sondern auch in Italien, Ungarn, USA – überhaupt weltweit – erfahren.

Yamamoto hat seit 30 Jahren unermüdlich an der Weiterentwicklung und Optimierung seiner Methode gearbeitet: die Topografie der Punkte noch exakter bestimmt, die einzelnen Punktsysteme erweitert, systematisiert und immer wieder auf ihre Indikationen hin geprüft. Seine neuesten Erkenntnisse sind in diesem Buch zusammen getragen und durch ein vorzügliches Bildmaterial anschaulich gemacht. Die vielen Schüler Yamamotos können hier nun ihre noch offen Fragen beantwortet finden und die „Einsteiger" der Methode haben einen optimalen Leitfaden in Händen, der die YNSA gut nachvollziehbar und erlernbar macht.

Yamamoto gilt als einer der bedeutendsten Pioniere der Mikrosystem-Akupunktur. Diese erst seit 50 Jahren bekannte Akupunkturform bietet auf umschriebenen Arealen jeweils ein Funktionsbild des Organismus, das sich aus therapiewirksamen Punkten zusammensetzt. Der Franzose Paul Nogier war der Erste, der vor 50 Jahren mit der Aufschlüsselung der Kartografie der Ohrmuschel ein völlig neues Element in die Akupunktur, nämlich die Mikrosystem-Akupunktur, einbrachte. Aus den aktuellen Rückmeldungen kann geschlossen werden, dass inzwischen in der Akupunkturtherapie zu 50 % Mikrosysteme eingesetzt werden.

Dies dürfte nicht zuletzt daran liegen, dass Mikrosystem-Therapie sehr effektiv ist, von den Patienten gut toleriert wird und ihre Wirkungen meist rascher als bei der traditionellen Körperakupunktur eintreten.

Vorwort

Vor allem sind durch die Mikrosystem-Therapie die Indikationen der Akupunktur wesentlich erweitert worden. So konnte insbesondere Yamamoto schon seit fast 30 Jahren mit den von ihm gefundenen Schädelpunkten Lähmungen verschiedener Ätiologie erfolgreich beeinflussen. Wenige Akupunkteure weltweit haben an einem so großen Patientengut Erfahrungen sammeln können wie er: In seinem Krankenhaus mit 150 Betten behandelt Yamamoto seine Patienten standardmäßig mit seiner Methode, ebenso in seiner umfangreichen Ambulanz- und Rehabilitationsklinik. Bei Lähmungen und vielen anderen chronischen und auch neurologischen Erkrankungen bringt diese tägliche Akupunkturbehandlung Erfolge, die sonst kaum ihresgleichen finden.

Am Anfang entdeckte Yamamoto die Basis-Punkte die auf die verschiedenen Bereiche des Bewegungssystems spezielle Wirkung ausüben sowie die Sinnesorgan-Punkte. Etwas später kam die Entdeckung von Wechselwirkungen spezieller Spannungsareale auf der Bauchdecke – den Zonen der japanischen Bauchdeckendiagnostik – mit einem spezifischen Punktsystem im Schläfenbereich hinzu, das er Ypsilon-Areal (oder Y-Areal) nannte. Bald erkannte Yamamoto, dass sich ein analoges, spiegelbildliches Ypsilon-Mikrosystem noch einmal retroaurikulär projiziert. Durch eine Therapie an diesen Ypsilon-Systemen konnte er Soforteffekte, nämlich ein Nachlassen der spezifischen Druckdolenzen an den Bauchdeckenzonen erzielen. Aufgrund der bekannten Meridianzuordnung der einzelnen Bauchdeckenareale ließ sich infolgedessen die Zuordnung der Schläfen-Y-Punkte wie auch der retroaurikulären Y-Punkte exakt bestimmen.

Schließlich konnte Yamamoto ein drittes somatotopisches System – wiederum 12 Meridian-Bezugspunkte in sich tragend – beidseits am Halsdreieck entschlüsseln. Auch mittels dieses Punktsystems ergab sich wiederum das wechselwirksame Auslöschphänomen, sowohl zu den Zonen der Bauchdecke als auch zu den Ypsilon-Mikrosystemen.

Die Gehirn-Punkte wurden danach entdeckt, die genau, wie ein Minigehirn in anatomischer Ordnung auf dem vorderen Schädel liegen. Mit diesen Punkten ist es möglich, unzählige Beschwerden zu behandeln.

Das Auslöschphänomen ist ein grundsätzliches Kriterium aller Mikrosysteme und Ausdruck ihrer wechselwirksamen Vernetzung. Erst die konstante, d. h., gleich bleibende und damit reproduzierbare Wirkung von einem topografisch definierten Mikrosystempunkt auf die analogen Punkte anderer Mikrosysteme berechtigt zu der Annahme „gesetzmäßiger" Wechselbezüge. Das Auslöschphänomen ermöglicht die Erforschung solcher Vernetzungen, wie sie Yamamoto hundertfach erlebte und dokumentierte: Forschung direkt am Menschen im Zuge der Therapie – ohne Nebenwirkungen und somit ethisch unbedenklich und ohne die Notwendigkeit von Tierversuchen.

Yamamoto ist nicht nur der versierte und ideenreiche Praktiker, sondern hat auch mittels modernster Techniken – wie z. B. Computertomographie – seine Diagnostik wie auch seine therapeutischen Ergebnisse verifizieren und dokumentieren können. Mit immer neuer Begeisterung und neuem Forscherdrang hat er die YNSA zu einer klar umrissenen Diagnostik- und Therapiemethode entwickelt, die heute weltweit anerkannt und genutzt wird.

Yamamoto hat viele Seminare in Europa, speziell in Deutschland – und hier zuerst bei der Deutschen Ärztegesellschaft für Akupunktur (DÄGFA) – gehalten. Bewundernswert sind immer wieder seine guten deutschen Sprachkenntnisse, ebenso aber auch ein fundiertes schulmedizinisches Wissen als Facharzt für Anästhesie, Chirurgie und Gynäkologie. Er hat seine Ausbildung und Krankenhaustätigkeit in Japan, USA und Deutschland absolviert.

Das vorliegende Buch ist keineswegs eine bloße Neuauflage des deutschsprachigen YNSA-Buches von 1991, das Yamamoto damals zusammen mit Frau Dr. Maric-Oehler herausgebracht hat. Nunmehr wird uns das Fazit eines lebenslangen, erfolgreichen Forschens und Praktizierens an die Hand gegeben. Mit seiner „Yamamoto Neue Schädelakupunktur" – mit ihren verschiedenen Punktsystemen und vielseitigen Anwendungsmöglichkeiten – hat Yamamoto die Akupunktur bereichert.

Im Namen aller seiner Schüler möchte ich Toshi Yamamoto zu seinem YNSA-Jubiläum gratulieren und für sein Lebenswerk danken, das er in diesem Lehrbuch für uns festgehalten hat.

Jochen Gleditsch

Danksagung

Wir möchten vielen, vielen Freunden und Bekannten danken, die uns mit ihrem Interesse und ihrer Ausdauer während den 30 Jahren YNSA geholfen haben, YNSA zu erforschen, zu lehren und zu praktizieren.

Viele unserer Patienten erduldeten Nadeln mit großer Ausdauer – und konnten uns dann mitteilen, wo und was sie fühlten.

Besonderer Dank gilt Prof. Dr. Günter Schumpe von der Bonner Universität für die Gelegenheit, die Wirksamkeit der YNSA zu beweisen, und ebenso Dr. Thomas Schockert, der das Ganze in Bewegung brachte, sowie Priv. Doz. Dr. med. habil. Babak Boroojerdi von der Aachener Universität für die Mitarbeit an der Bonner Schlaganfallstudie. An dieser Stelle möchten wir Dr. Thomas Schockert auch für seine so wertvolle und umfassende Mitarbeit an diesem Lehrbuch und für Idee und Redaktion unseres ersten YNSA-Lehrfilmes danken.

Dr. Maric-Oehler, Drs. Hans und Cedi Ogal, Dr. Rudolf Helling, Dr. Jochen Gleditsch, Dr. Susanna Schreiber, Dr. Friedrich Molsberger, die immer wieder YNSA-Kurse organisieren, danke ich an dieser Stelle ganz herzlich.

Dank sage ich an dieser Stelle auch Prof. Dr. Ursula Richter für meine Biographie.

Bei Dr. Richard Feely, Chicago, Prof. Dr. Margaret Naeser, Boston, die die YNSA zwischen Pazifik und Atlantik verbreiten, sage ich ebenso Dank.

Die Reihe der Danksagungen könnte so noch recht lange weitergehen, deshalb ein letztes Danke an unserem Computer-Kojimasan, der uns aus jeder Patsche half.

Toshikatsu Yamamoto MD. Ph. D.,
Helen Yamamoto S. R. N.
Michiko Margaret Yamamoto M. D.

Laudatio

1973 – 2003 Dreißig Jahre Yamamoto Neue Schädelakupunktur YNSA

Vor 30 Jahren stellte Toshikatsu Yamamoto auf dem 25. Jahreskongress der Ryodoraku-Regulations-Therapie des vegetativen Nervensystems in Japan seine Erkenntnisse über seine neue japanische Schädelakupunktur vor. Versuche, Patienten mit Hemiplegie zunächst nach der chinesischen Schädelakupunktur zu behandeln, waren nicht sehr erfolgreich verlaufen.

Bereits 1973 bestand das Behandlungssystem der Yamamoto Neuen Schädelakupunktur aus 5 Basispunkten. Bis zum heutigen Tage hat Toshikatsu Yamamoto, unterstützt und begleitet von seiner tatkräftigen und aussergewöhnlich kreativen Frau Helen, noch mehrere umfassendere Behandlungssysteme entwickelt. Die Yamamoto Neue Schädelakupunktur beinhaltet mittlerweile neben den Basis- und den sensorischen Punkten auch die sogenannten Y-Punkte, die Gehirnpunkte und weitere Behandlungsareale im Bereich des Mons pubis, des Thorax, des Nackens und des Rückens. Hirnnerven- und Masterkeypunkte bereichern ganz aktuell die YNSA. Aufgrund der enormen Wirksamkeit und Verlässlichkeit des Verfahrens hat sich dieses weltweit durchsetzen können. Helen und Toshikatsu Yamamoto vermitteln unermüdlich in Seminaren rund um die Welt ihr Wissen über YNSA. Insbesondere in der Schlaganfallbehandlung ist YNSA der TCM deutlich überlegen. Mehrere Studien beschäftigen sich mit der Wirksamkeit dieses genialen Behandlungsverfahrens. YNSA wird zur Behandlung von Schmerzen aller Art und bei Lähmungen jedweder Ursache weltweit mit großem Erfolg eingesetzt. YNSA ist ein ungewöhnlich wertvolles Geschenk an die Medizin und die Menschheit.

Für dieses so bedeutende Lebenswerk sei Ihnen beiden, Helen und Toshikatsu Yamamoto, herzlichst gedankt. Herzlichen Glückwunsch zum dreißigjährigen Bestehen der YNSA! Mögen Ihnen beiden immer Glück, Gesundheit und reicher Segen zuteil werden.

Laudatio

Tiefe Dankbarkeit empfinden ganz besonders all die unzähligen Patientinnen und Patienten, die von YNSA-Behandlungen profitieren dürfen.

Thomas Schockert

Die Geschichte der YNSA

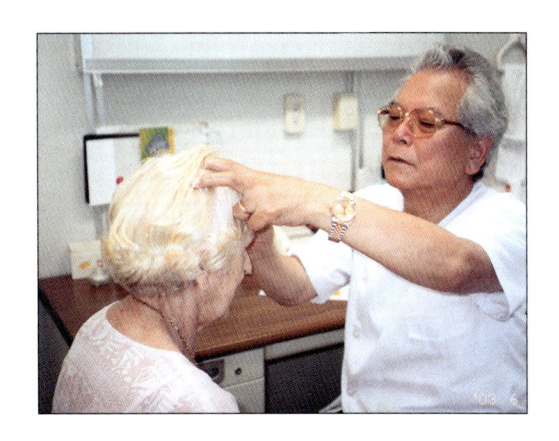

Schon wieder ist viel Zeit vergangen und auch die YNSA (Yamamoto Neue Schädelakupunktur) ist nicht mehr ganz neu. Sie hat die Welt bereist und ist eine weit verbreitete Methode geworden, die vielen Patienten geholfen hat und deren Praktiker begeisterte. Deshalb haben wir uns entschlossen, uns noch einmal hinzusetzen und meinen lieben Freunden und Vertretern meiner Methode nicht nur Altes aufzufrischen, sondern auch wieder Neues zu Papier zu bringen.

Wie die YNSA genau begonnen hat, haben sicher schon einige von Ihnen in meinen vielen Seminaren gehört oder auch gelesen. Sicher gibt es trotzdem viel Neues zu erfahren.

Nach ungefähr 10 Jahren im Ausland kehrte ich mit meiner deutschen Frau und zwei kleinen Töchtern wieder in meine Heimat Japan zurück. Es begann eine sehr schwere Zeit für uns: Für meine Familie in einem kleinen Städtchen, wo man noch keine Ausländer gesehen hatte zu leben und für mich, weil ich sie eben hierhergebracht hatte. Aber wie alles im Leben, so sind auch Schwierigkeiten dazu da, um überwunden zu werden. Es waren sehr viele. Also machten wir uns an die Arbeit.

Eine meiner Fachausbildungen war Anästhesie, was mir in meiner Heimatstadt Nichinan sehr zugute kam, weil es hier so viele ältere Menschen gibt, die nach vielen Jahren Arbeit, in den mit Wasser überschwemmten Reisfeldern, krumm und mit schmerzenden Gliedern leben. Wir begannen in einer nur mit dem Nötigsten ausgestatteten Holzhütte zu praktizieren, die an das Haus meiner Schwester angebaut wurde. Außer Behandlungen in der Inneren Medizin, Gynäkologie, Geburtshilfe und Chirurgie behandelte ich auch Schmerzen mit Nervenblockaden.

Dass ich gegen viele Schmerzen etwas tun konnte, hatte sich schnell herum gesprochen. Eines Tages kam eine Patientin, die ich wegen ihrer Schmerzen spritzte, aber aus Versehen ohne etwas Xylocain zum sterilen Wasser zu mischen. Das Verabreichen der Spritze verursachte der armen alten Bäuerin große Schmerzen und zudem klagte sie über Schmerzen an Körperstellen, die ich mit meinem westlichen Medizinverständnis nicht vereinbaren konnte.

Die Patientin kam am nächsten Tag zurück und wollte eine weitere Behandlung. Der Schmerz durch die Spritze und die Schmerzen in ihren Gliedern waren verschwunden und sie wollte sicher sein, dass sie nicht zurückkehrten und noch einmal die gleiche schmerzhafte Spritze haben. Ich gab sie ihr, aber nicht, ohne genau zu erfragen, wo, wie und was sie fühlte, denn ich erinnerte mich, einige Male etwas über Akupunktur gehört zu haben.

Noch am selben Abend ging ich zu einem in der Nähe wohnenden Masseur. Er war schon sehr alt und sein Vater hatte schon vor ihm dieselbe Arbeit verrichtet. Meine Mutter meinte sich zu erinnern, dass sie vor vielen Jahren dort einmal mit Nadeln behandelt worden war. Ich sprach mit ihm und lieh mir ein altes, fast unleserliches Akupunkturbuch aus. Mit gemischten Gefühlen benutzte ich nun außer Spritzen ohne Xylocaine auch Akupunkturnadeln, wie es mir der alte Masseur empfohlen hatte. Meine Patienten mussten mir dann immer genau berichten, was sie fühlten. So lernte ich sehr viel.

Die Anzahl unserer Patienten nahm beständig zu und unsere kümmerliche Einrichtung und der Platz reichten nicht mehr aus. Wir mussten ein anständiges Krankenhaus bauen. Die Bank und mein Bruder, der für uns bürgte, waren gnädig. Jetzt bauten wir ein Krankenhaus mit 20 Betten, einem richtigen Operationssaal, einem Entbindungssaal und, und ... und machten viele Schulden. Der nächste Abschnitt konnte beginnen.

Wir setzten die Akupunkturanalgesie zuerst in der Geburtshilfe und dann auch bei Operationen ein. Wir hatten über 2000 Operationen, meistens Appendektomien und viele Geburten, aber auch Kaiserschnitte, Hysterektomien, Darmverschlüsse und Amputationen. Es war alles sehr zufrieden

Die Geschichte der YNSA

stellend, aber die Nadeln mussten 30-40 Minuten vor der Operation gesetzt werden, was sehr viel Zeit in Anspruch nahm. Die Anzahl der ambulanten Patienten wurde immer größer und es wurde uns allmählich zu viel. Nach langer Überlegung entschlossen wir uns, zuerst mit der Geburtshilfe aufzuhören, und später auch die Chirurgie einzustellen.

In der Zwischenzeit hatten mich Berichte aus China über Schädelakupunktur zur Behandlung von Lähmungen erreicht und natürlich musste ich diese Methode bei geeigneten Patienten ausprobieren. Wiederum hatte ich großes Glück. Einer meiner Patienten mit Hemiplegie war sehr empfindlich. Als ich die chinesischen Punkte ertastete, konnte er so etwas wie eine Verbindung zu seinem gelähmten Arm fühlen, was jedoch nicht von meinem tastenden Finger herrührte, sondern von einem anderen Finger, der auf seiner Stirn ruhte. Er half mir mit seinen Auskünften sehr viel weiter und verspürte bald eine starke Verbesserung der Mobilität seiner gelähmten Körperseite.

So entdeckte ich den jetzigen YNSA-Basis-C-Punkt (damals noch nicht klassifiziert), den allerersten YNSA-Punkt. Von der TCM her kannte ich den Punkt Du 24 (*Shenting*) auf der Mitte der Stirn, den ich des Öfteren zur Behandlung von Kopfschmerzen verwendet hatte und dem Bericht meines Patienten zufolge erkannte ich, dass der C-Punkt dem Arm zuzuordnen war. Was aber lag dazwischen? Was kam danach?

Meine Neugierde war geweckt. Ich ging systematisch vor, um einen Punkt nach dem anderen zu entdecken. Es schien einfach und selbstverständlich. Das ist der Kopf, dachte ich, gefolgt von Hals und Schulter. Jeder neue Punkt erhielt einen Buchstaben des Alphabets und dann wurde als Zusammenfassung die YNSA geboren. Ich palpierte mir quasi meinen Weg nach und nach zur YNSA und mit der Zeit weiter zu verschiedenen Punktgruppen und anderen Somatotopen und entwickelte eine modifizierte Bauch- und Halsdiagnose.

Die YNSA ist praktisch. Die Patienten brauchen sich nicht auszuziehen, besonders im Winter, wenn einige Lagen Kimonos wie Zwiebelschalen übereinander gebunden werden. Sie war wirklich das Richtige für uns, denn die Zahl der Patienten wuchs noch immer. Wenn Ärzte einige Erfahrungen mit YNSA gewonnen haben, werden sie, unabhängig von ihrem jeweiligen Spezialgebiet, den Wert der YNSA zur Behandlung schätzen lernen. Insbesondere in Verbindung mit der, auch in diesem Buch beschriebenen, modifizierten

Die Geschichte der YNSA

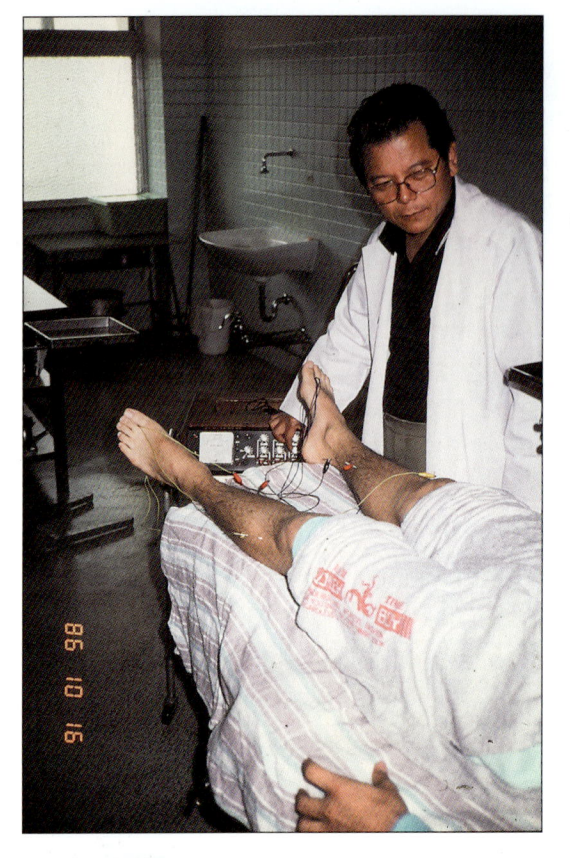

Präoperativ werden mit Hilfe eines Punkt-Suchgerätes die Punkte Milz 6, Leber 6 und Magen 36 aufgesucht und akupunktiert. Beidseits wird mit Elektrostimulation für 30 bis 40 Minuten mit 10–15 Hz stimuliert.

Anschließend erfolgt, ohne jede weitere Analgesie die operative Versorgung. Der Patient ist während der gesamten Operation wach und ansprechbar und kann sogar Wasser trinken.

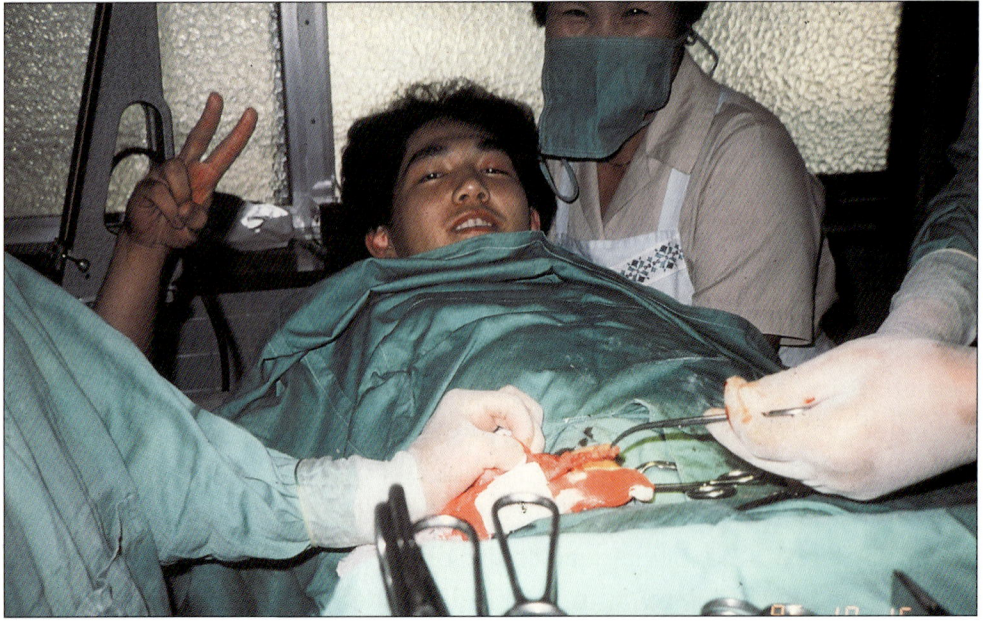

Die Geschichte der YNSA

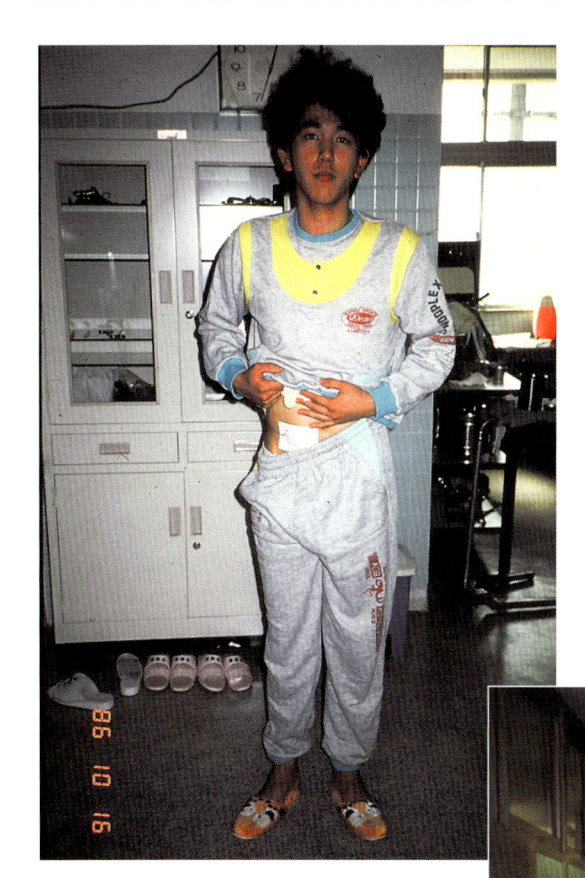

Postoperativ steht der Patient
selbstständig vom OP-Tisch auf ....

und geht ebenfalls selbstständig
auf sein Zimmer.

17

Bauchdeckendiagnose und der neu entwickelten Halsdiagnose ist die YNSA zuverlässig, wirkt schnell und ist Zeit sparend.

Leider erkennt Japans nationales Gesundheitswesen, wie in vielen anderen Ländern auch, Akupunktur nicht als medizinische Behandlungsform an und sie wird demnach auch nicht von den Krankenkassen bezahlt. Dies ist sehr bedauerlich, denn es wäre nicht nur von großem Nutzen für die Patienten und Ärzte, sondern auch eine große Erleichterung für die immer stärker steigenden Kosten in der Krankenversorgung. Das Einfache scheint nicht zu zählen, obwohl man langsam die gute Wirkung der Akupunktur eingestehen müsste. Die YNSA wie auch andere Formen der Akupunktur sind praktisch ohne jegliche Nebenwirkung. Der Konsum von Medikamenten kann gegebenenfalls stark reduziert werden. Dies ist von großer Bedeutung, weil man damit die Arzneimittelabhängigkeit zu einem großen Teil verhindern könnte.

Viele Patienten sehen den Vorteil der Akupunktur, die Behörden leider nicht, doch wir sind optimistisch, dass sich dies in Zukunft ändern wird.

1

Ein kurzer Vergleich
zwischen chinesischer Schädelakupunktur
versus
Yamamoto Neuer Schädelakupunktur
(YNSA)

Kapitel 1

1.1 Chinesische Schädelakupunktur

Die chinesische Schädelakupunktur wurde schon in den späten sechziger Jahren entwickelt und einige Zeit danach in der westlichen Welt veröffentlicht. Die chinesische Schädelakupunktur ist streng genommen keine klassische Akupunkturmethode, denn die Nadeln werden nicht in Akupunkturpunkte oder Meridiane eingeführt. Sie ist aber auch kein Somatotop, wie dies bei der YNSA der Fall ist.

Bei der Chinesischen Schädelakupunktur wird die Nadel über den entsprechenden motorischen und sensorischen Regionen des anatomischen Gehirns eingeführt, die dem zerebralen Bereich unmittelbar zugrunde liegen, um die gestörte Körperstruktur oder das kranke Organ zu stimulieren.

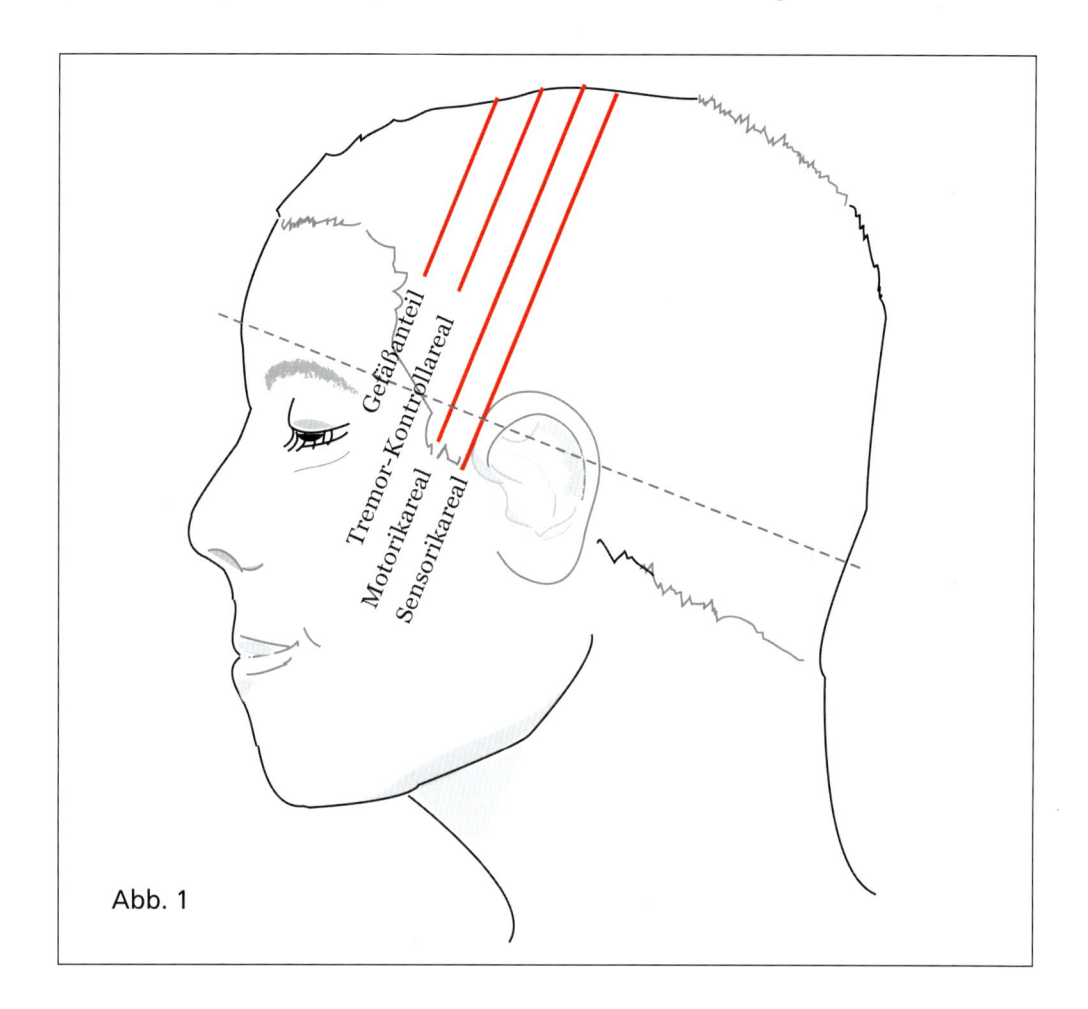

Abb. 1

1.2 Yamamoto Neue Schädelakupunktur (YNSA)

Das Konzept der Yamamoto Neuen Schädelakupunktur wurde um 1970 entwickelt und erstmals 1973, beim 25. Jahrestreffen der Japanischen Ryodoraku Gesellschaft in Osaka, Japan, veröffentlicht.

Der Zusatz „Neue" zur Yamamoto Schädelakupunktur wurde benutzt, um zu betonen, dass es sich nicht um die schon bekannte chinesische Methode handelt. Die YNSA ist eine Somatop-Akupunktur. Der gesamte Körper wird auf kleinem Raum wiederholt oder widergespiegelt, ähnlich wie bei der bekannten Ohrakupunktur nach Nogier oder Mundakupunktur nach Gleditsch. Die YNSA wurde zur besseren Übersicht in verschiedene Gruppen unterteilt.

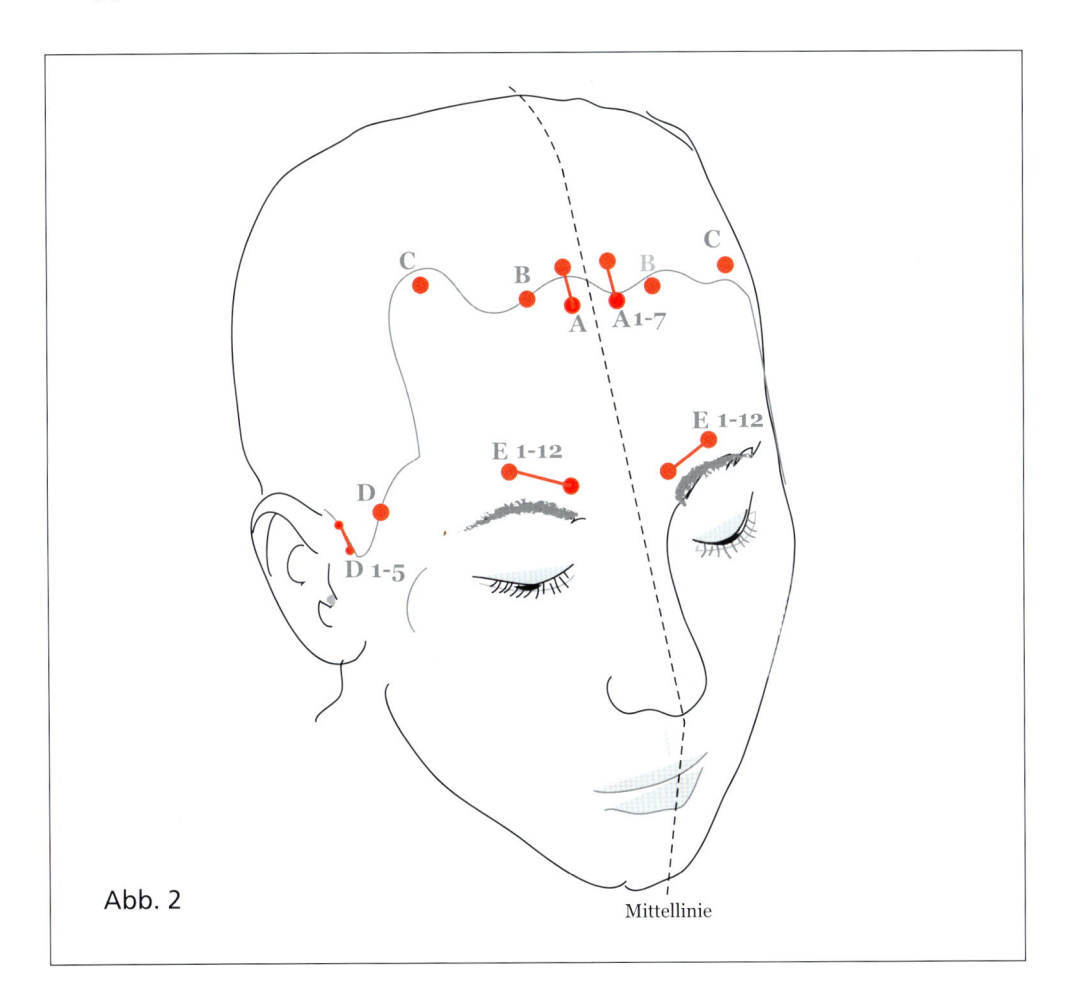

Abb. 2

2

Einführung in die Yamamoto Neue Schädelakupunktur (YNSA)

Kapitel 2

YNSA ist in vier Punktgruppen eingeteilt:

1) **Basis-Punkte = Bewegungsapparat**
2) **Gehirn-Punkte = Cerebrum, Cerebellum, Basalganglien**
3) **Sinnesorgan-Punkte = Sinnesorgane**
4) **Ypsilon-Punkte = Innere Organe**

Alle YNSA-Punkte sind bilateral angeordnet, und spiegeln sich etwas tiefer und kleiner am Hinterkopf. Im Unterschied zur chinesischen Akupunktur, bei der es heißt, dass sich kein *Yang* am Kopf befindet, sondern nur *Yin*, wird in der YNSA die Punktespiegelung am Hinterkopf als *Yang* bezeichnet. Also frontal *Yin*, okzipital *Yang*.

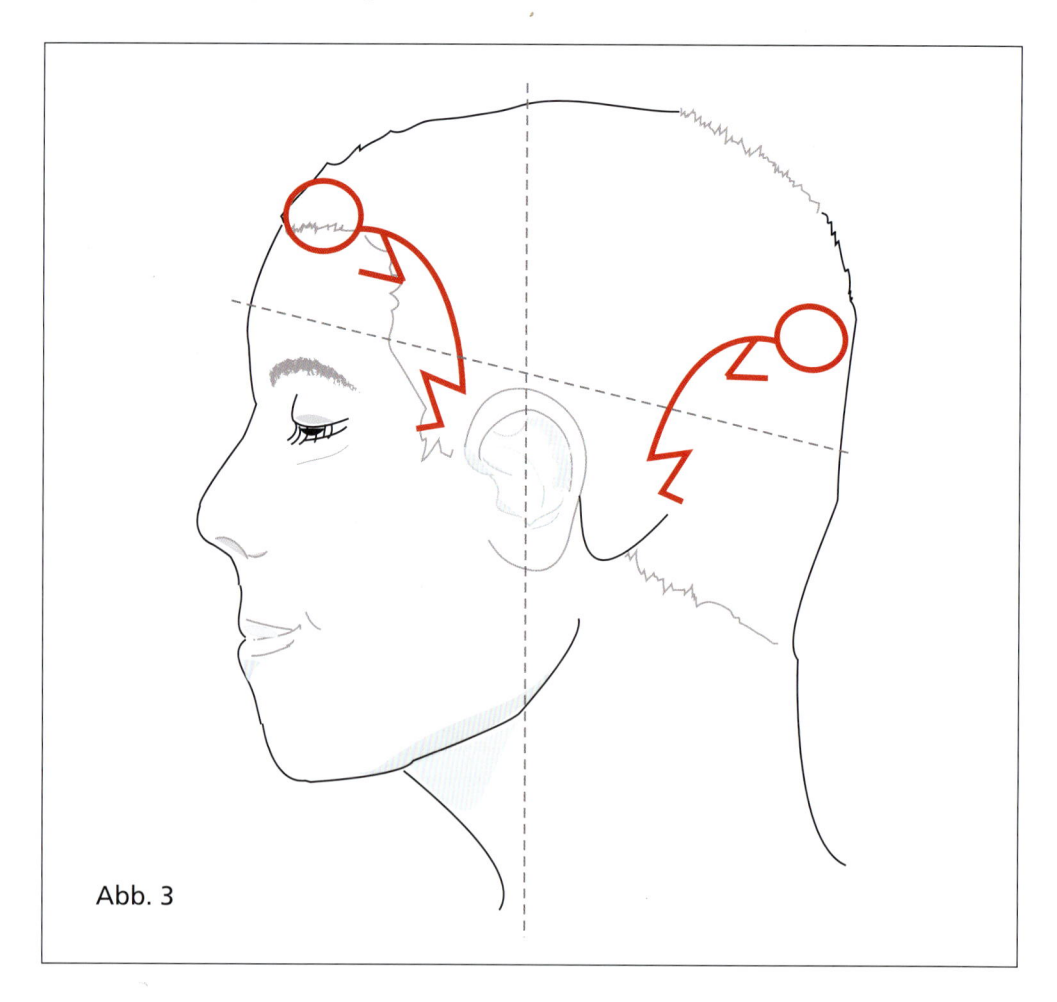

Abb. 3

Das *Yin*-Somatotop wird am häufigsten benutzt, dennoch ist es manchmal unerlässlich, auch das *Yang*-Somatotop zu akupunktieren. Es kommt vor, dass bei demselben Patienten mit denselben Beschwerden die aktiven YNSA-Punkte bei verschiedenen Behandlungssitzungen variieren. Um dieses zu bestätigen, werden nach jeder Nadelung die Bauch- oder Halsdiagnosezonen überprüft.

Die YNSA hat keine festen Maße, alle Kopfformen sind verschieden und die meisten YNSA-Punkte sind sehr klein. Man kennt ihre ungefähre Lage und findet den eigentlichen Punkt durch Tasten. Der Patient gibt an, welcher Punkt am empfindlichsten ist, jedoch kann der geübte Arzt dies meistens selbst fühlen. Die YNSA-Punkte sind bei vorhandenen Störungen pathologisch verändert. Beim Tasten fühlt man zum Beispiel eine kleine Delle, einen winzigen Knoten oder eine fadenähnliche Verhärtung. Das ist der richtige Punkt und die Nadel muss genau hier gesetzt werden.

YNSA ist eine flexible, verwoben interagierende Behandlungsmethode, die sich den Bedürfnissen des Patienten individuell anpasst. Es ist nicht gesagt, dass ein YNSA-Punkt nur für eine einzige Störung in Frage kommt. Es kann durchaus vorkommen, dass der A-Punkt, also Nacken, akupunktiert werden muss, um Schmerzen im Rücken zu bessern, oder vice-versa. Ebenso kann es vorkommen, dass der Nierenpunkt für Kopfschmerzen zu nadeln ist. Alles hängt vom individuellen Befund des Patienten ab.

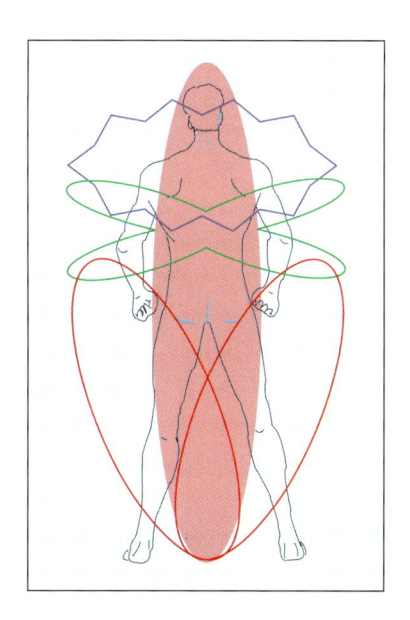

Abb. 4

3

Die YNSA-Basis-Punkte,
YNSA-Sinnesorgan-Punkte,
YNSA-Gehirn-Punkte

Kapitel 3

3.1 Die Basis-Punkte

Die Basis-Punkte wurden zuerst entdeckt und liegen als *Yin*-Punkte fast alle an der vorderen natürlichen Haarlinie mit einer gespiegelten *Yang*-Repräsentation etwa über der Sutura lambdoidea. Diese Basis-Punkte werden hauptsächlich zur Behandlung von kinetischen Störungen und Schmerzen eingesetzt, können aber mitunter auch erfolgreich benutzt werden, um dem Behandlungsbereich nahe gelegene innere Organe (z. B. E = Thorax, also die im Thorax befindlichen Organe) zu behandeln.

Einteilung:
- A-Punkt = Halswirbelsäule + glova?
- B-Punkt = Schulter + HWS?
- C-Punkt = Schultergelenk, obere Extremitäten
- D-Punkt = Lendenwirbelsäule, untere Extremitäten
- E-Punkt = Thorax
- F-Punkt = Ischiasnerv
- G-Punkt = Knie
- H-Punkt = zusätzlicher Lumbalpunkt
- I-Punkt = zusätzlicher Lumbal-/Ischiaspunkt
- J-Punkt = Oberseite des Fußes (Dorsum pedis)
- K-Punkt = Fußsohle (Planta pedis)

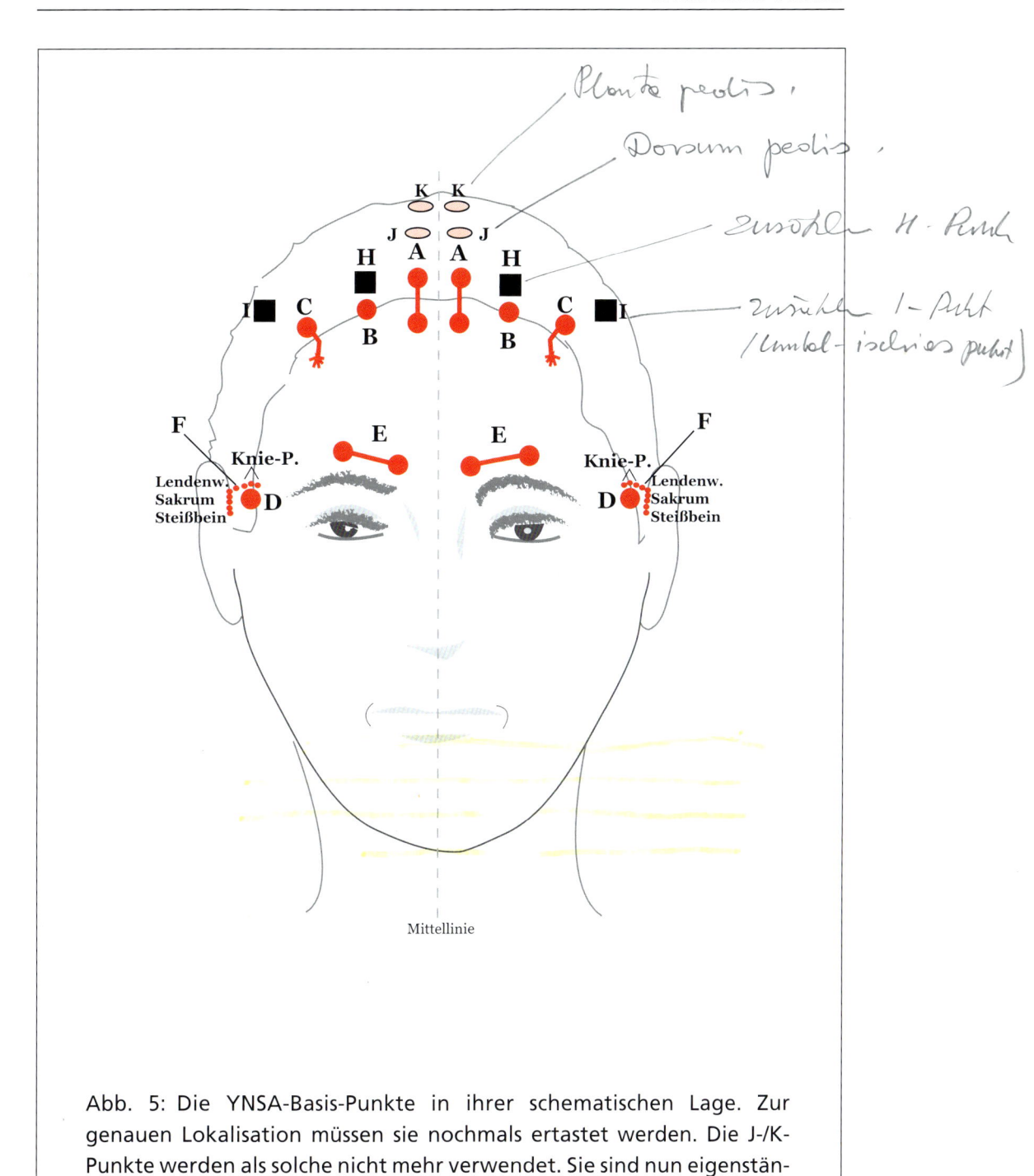

YNSA-Basis-Punkte

Handwritten annotations:
- Planta pedis.
- Dorsum pedis.
- zusätzl. H-Punkt
- zusätzl. I-Punkt (Umbel-ischias Punkt)

Labels on figure:
K K
J J
H A A H
I C B B C I
F E E F
Knie-P. Knie-P.
Lendenw. D D Lendenw.
Sakrum Sakrum
Steißbein Steißbein

Mittellinie

Abb. 5: Die YNSA-Basis-Punkte in ihrer schematischen Lage. Zur genauen Lokalisation müssen sie nochmals ertastet werden. Die J-/K-Punkte werden als solche nicht mehr verwendet. Sie sind nun eigenständige Somatotope, die in Kapitel 8.2 ausführlich dargestellt werden.

Handwritten: 8.2!

Kapitel 3

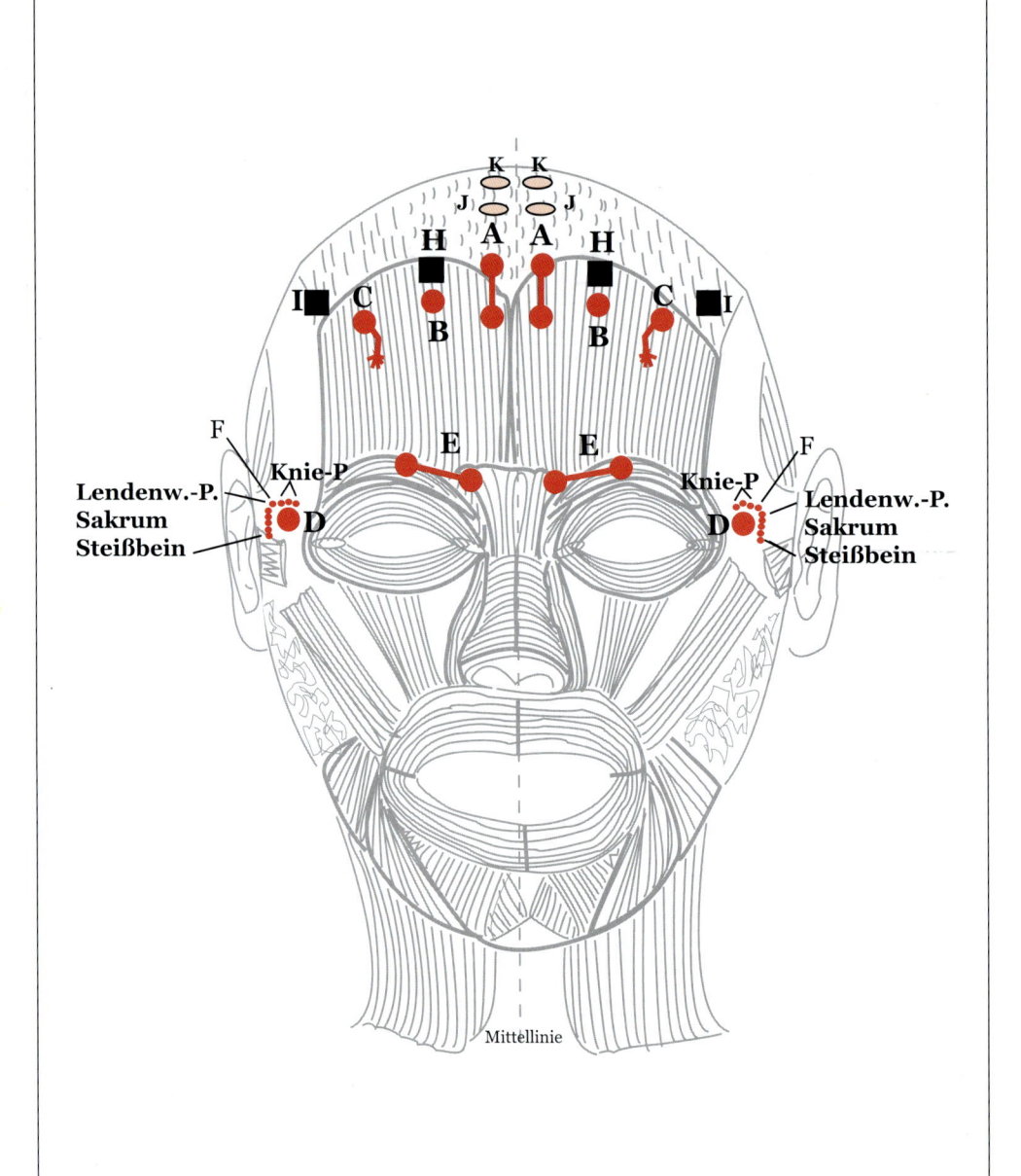

Abb. 6: Auf der Muskulatur liegen die YNSA-Basis-Punkte schematisch in der oben angegebenen Lage.

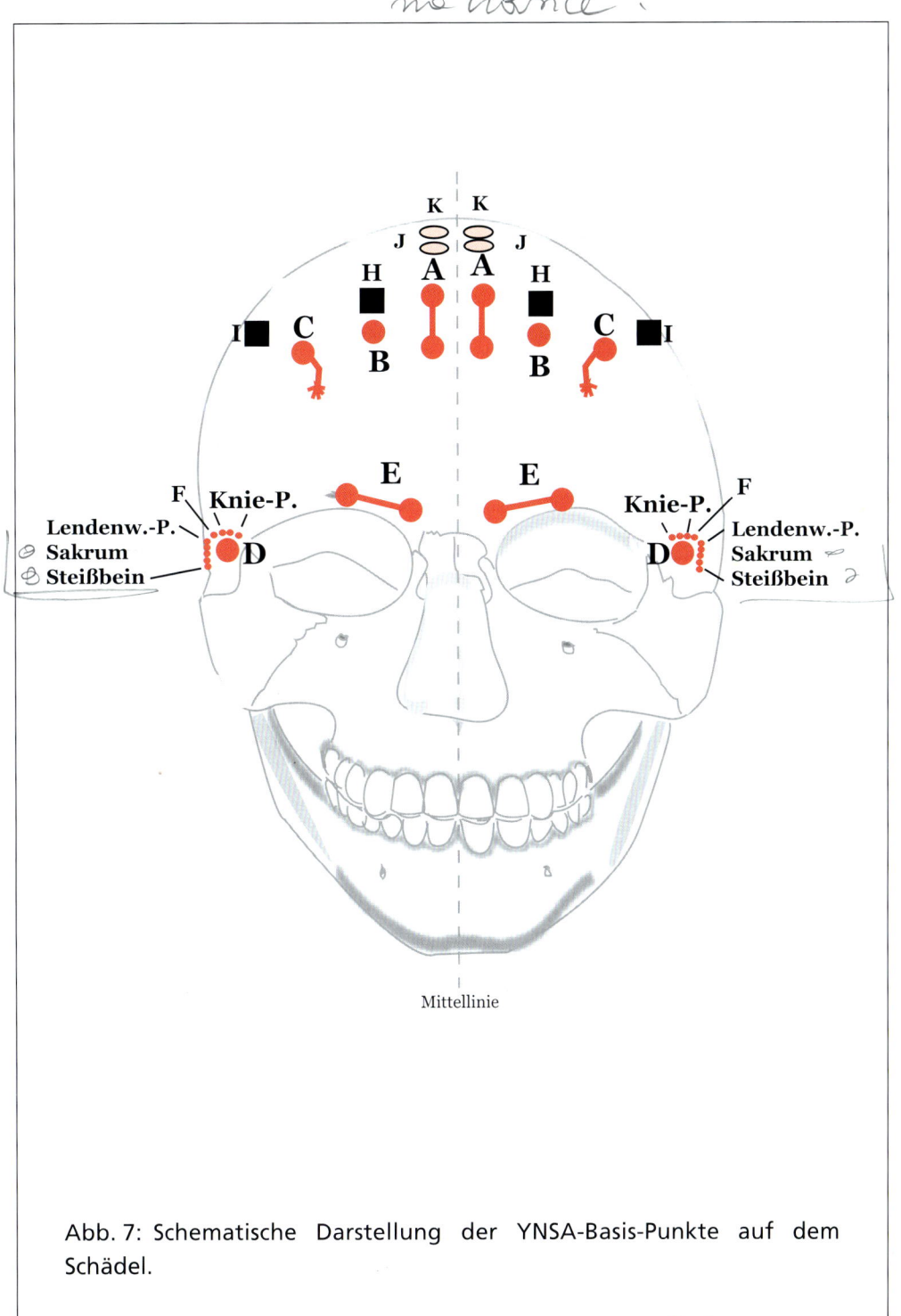

YNSA-Basis-Punkte

Abb. 7: Schematische Darstellung der YNSA-Basis-Punkte auf dem Schädel.

Kapitel 3

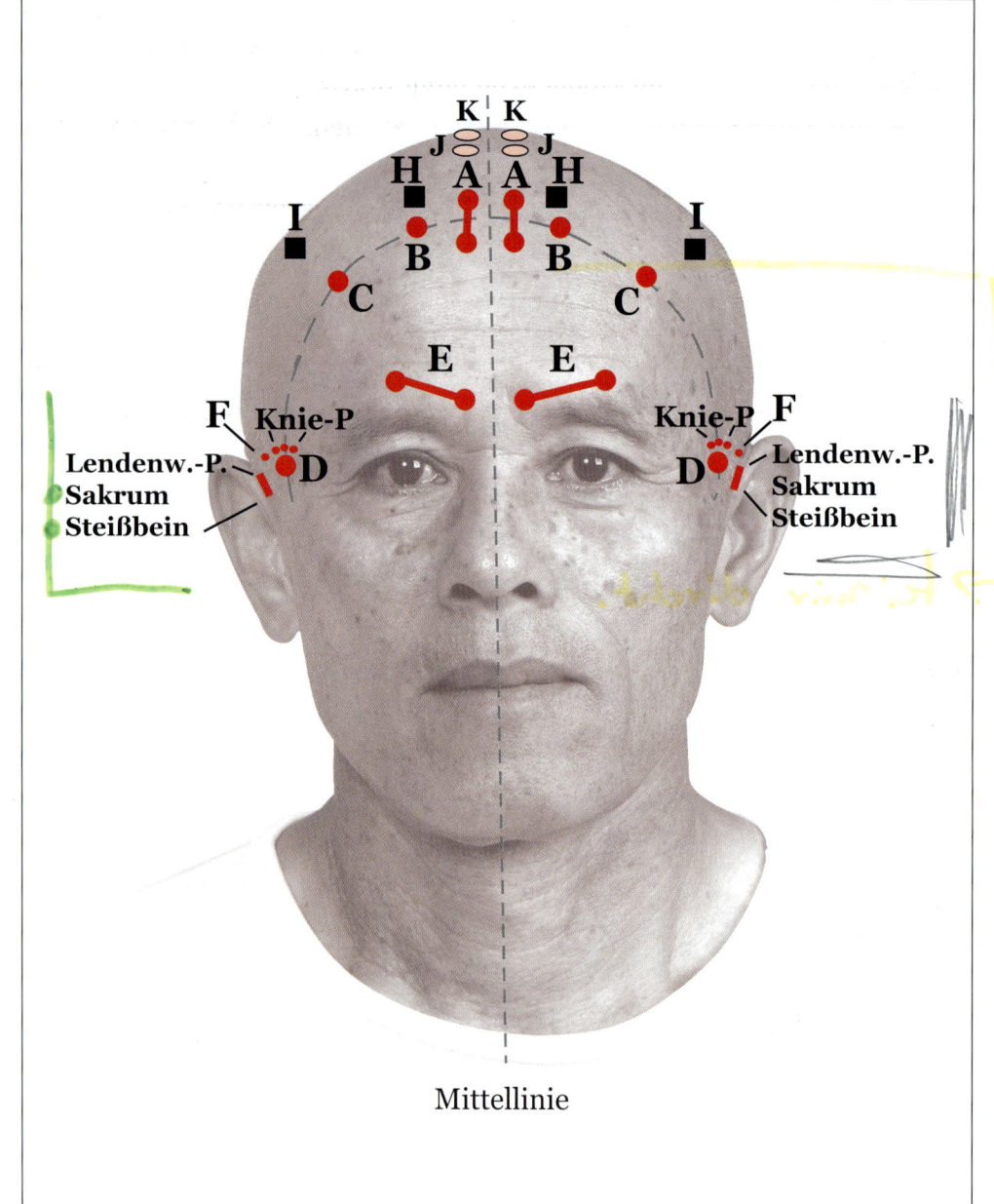

Abb. 8: Auf diesem Foto sind die individuellen Unterschiede und Unregelmäßigkeiten des menschlichen Schädels und Gesichts gut zu erkennen, was bedeutet, dass die YNSA-Punkte nur durch genaues Tasten lokalisiert werden können.

YNSA-Basis-Punkte

Die J- und K-Punkte wurden zu Somatotopen ausgearbeitet, wie später noch beschrieben wird. Fast alle Basis-Punkte können in winzige Segmente eingeteilt werden. Das gibt die Möglichkeit einer präzisen Behandlung. Jedoch kann es am Anfang schwierig sein, diese sehr kleinen Segmente zu unterscheiden.

Ein YNSA-Punkt muss getastet, mit dem Daumen fixiert und die Nadel schräg davor eingeführt werden, bis sie den richtigen Punkt erreicht. Mit einiger Übung lässt sich dies fühlen.

Auf den folgenden Seiten wird die Lage der YNSA-Punkte so genau wie möglich dargestellt, aufgrund ihrer kleinen Fläche ist es allerdings schwierig, sie präzise zu messen. Sie müssen jedoch genau getroffen werden oder der Erfolg bleibt aus.

Kapitel 3

3.1.1 Der YNSA-Basis-A-Punkt

Dieser Punkt liegt etwa 1 cm bilateral der Mittellinie in der natürlichen Haargrenze mit einer *Yang*-Spiegelung etwa über der Sutura lambdoidea. Bei Patienten, deren Haarlinie etwas zurückliegt oder gar nicht vorhanden ist, kann man die obere Stirnfalte als Richtlinie benutzen, die man gut erkennen kann, wenn man den Patienten bittet, die Stirn zu runzeln. Der Punkt liegt ungefähr 1cm über der letzten Stirnfalte.

Der Basis-A-Punkt ist wiederum geteilt und den einzelnen zervikalen Segmenten zugeteilt, also von A1–A7. Der Basis-Punkt A1 befindet sich ungefähr 1 cm über oder posterior der natürlichen Haarlinie, A3 liegt ungefähr auf der Haarlinie und A7 1 cm vor oder unter der Haarlinie. Im Ganzen beträgt die Basis-A-Zone ca. 2 cm.

Dieses A-Punkt-Areal muss zur Behandlung wiederum nach der empfindlichsten Stelle abgetastet werden, entweder mit dem Fingernagel oder auch mit dem stumpfen Ende der Akupunkturnadel, wobei der Patient nach der empfindlichsten Stelle gefragt wird. Der Punkt wird dann mit dem Daumen fixiert und die Nadel schräg vor dem Daumen bis in den eigentlichen Punkt eingeführt – das Periost wird dabei nicht berührt. Mit etwas Übung kann man fühlen, wie die Akupunkturnadel in die richtige Position gleitet. Dieses Vorgehen ist bei fast allen YNSA-Punkten die Regel.

Indikationen:

Praktisch alle reversiblen Beschwerden im zervikalen Bereich, z. B.:

- Stress bedingte Nacken- und Kopfschmerzen
- Migräne
- Schleudertrauma
- postoperative Schmerzen
- Lähmung nach Gehirnthrombose oder Gehirnblutung
- Schmerzen im Bereich der Nervenbahnen mit zervikalem Ursprung

YNSA-Basis-Punkte

Mittellinie

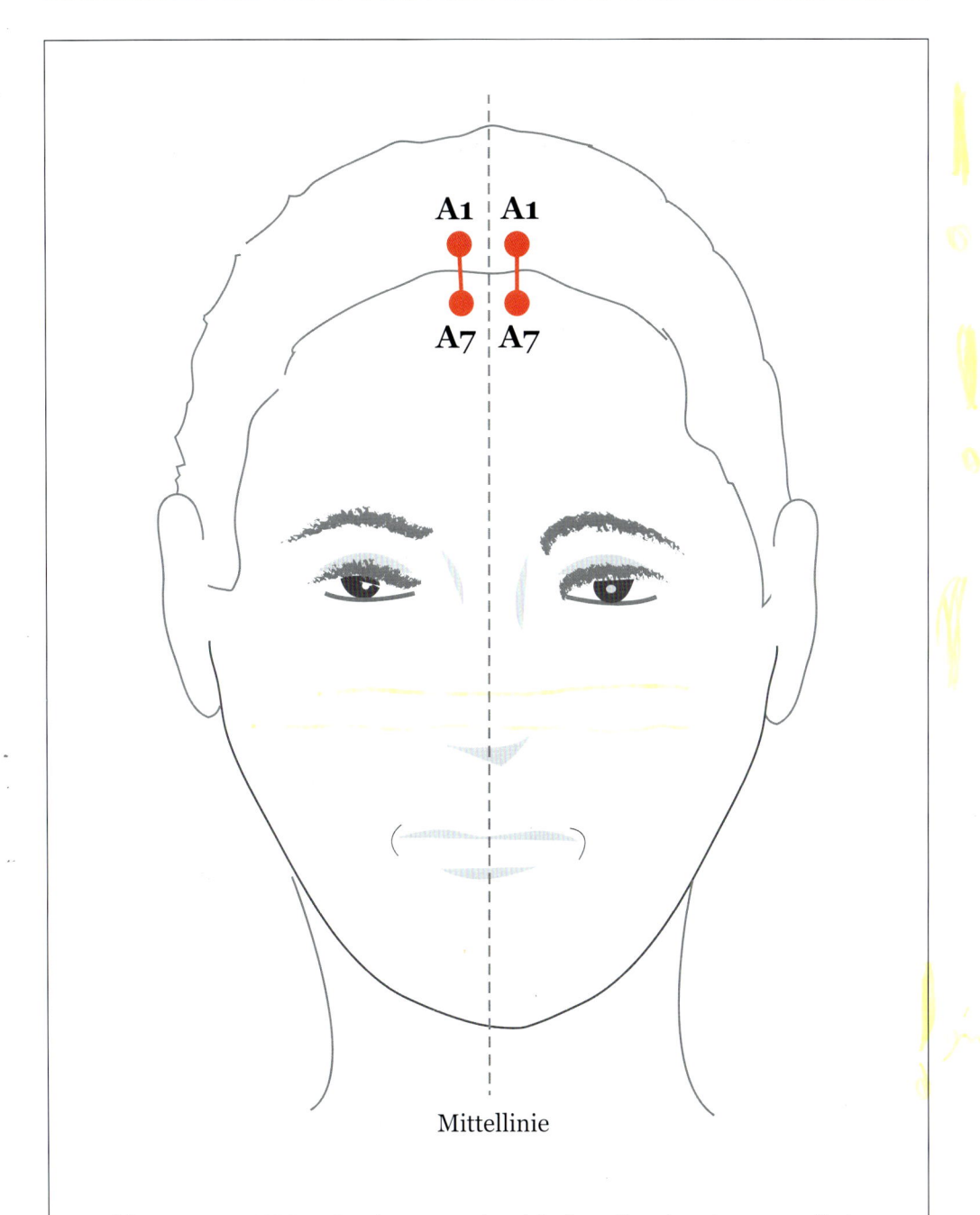

Abb. 9: Der YNSA-A-Punkt erstreckt sich für die einzelnen zervikalen Segmente etwa über 2 cm, von A1 – A7. Nach Abtasten dieser Zone wird nur an der empfindlichsten Stelle genadelt.

Kapitel 3

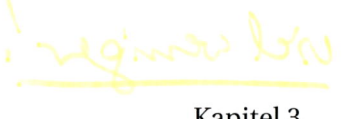

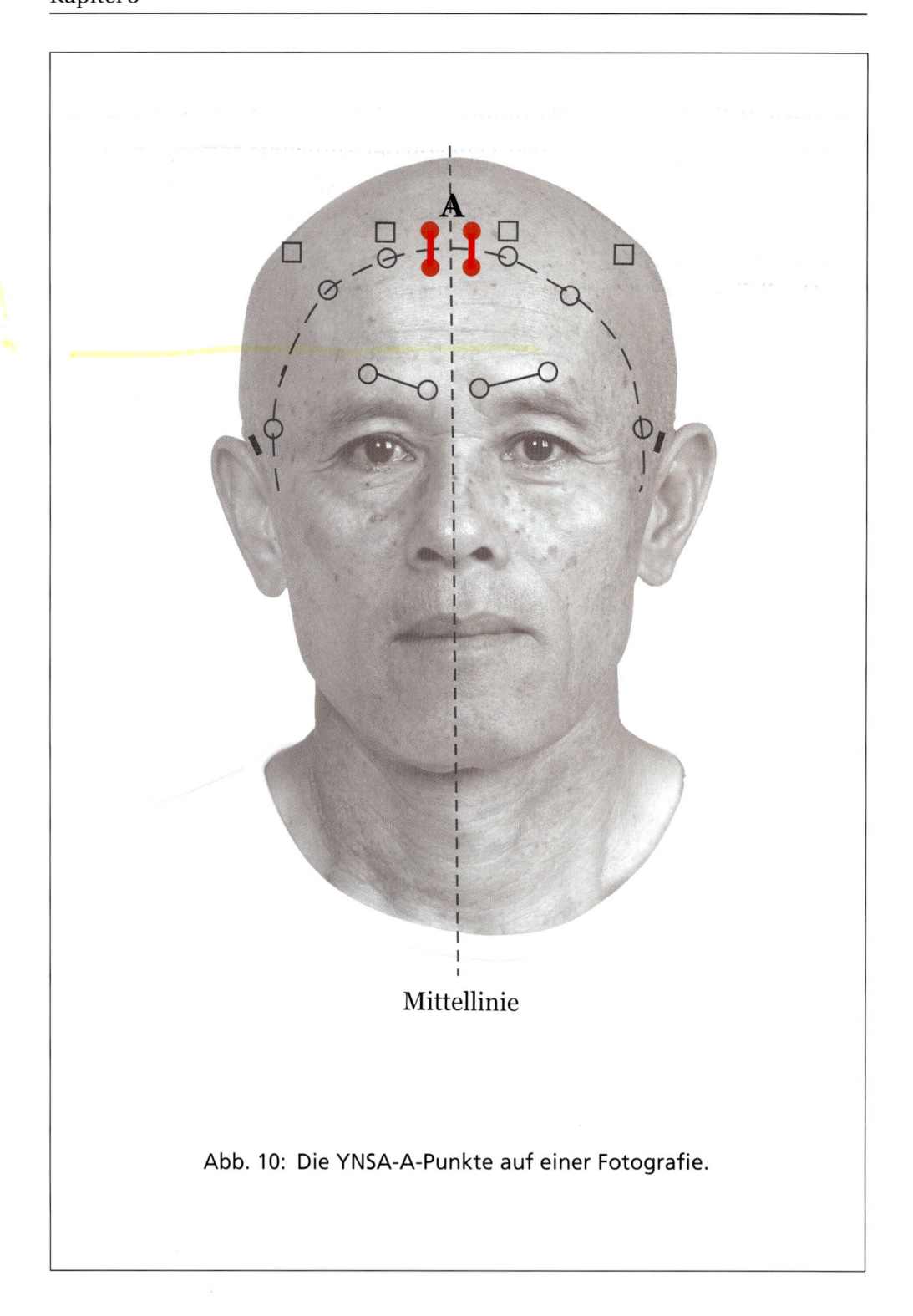

Mittellinie

Abb. 10: Die YNSA-A-Punkte auf einer Fotografie.

3.1.2 Der YNSA-Basis-B-Punkt

Die Basis-B-Punkte sind nicht unterteilt und liegen beidseits ca. 1 cm lateral der Basis-A-Punkte (*Yin*). Also 2 cm von der Mittellinie entfernt, mit einer Spiegelung als *Yang* über der Sutura lambdoidea. Wie bei dem Basis-A-Punkt kann man sich auch hier bei zurückgetretener Haarlinie nach der oberen Stirnfalte richten.

Der B-Punkt repräsentiert die Schultergegend und Areale im Bereich der zervikalen Nervenversorgung sowie die Skapula und das Schultergelenk.

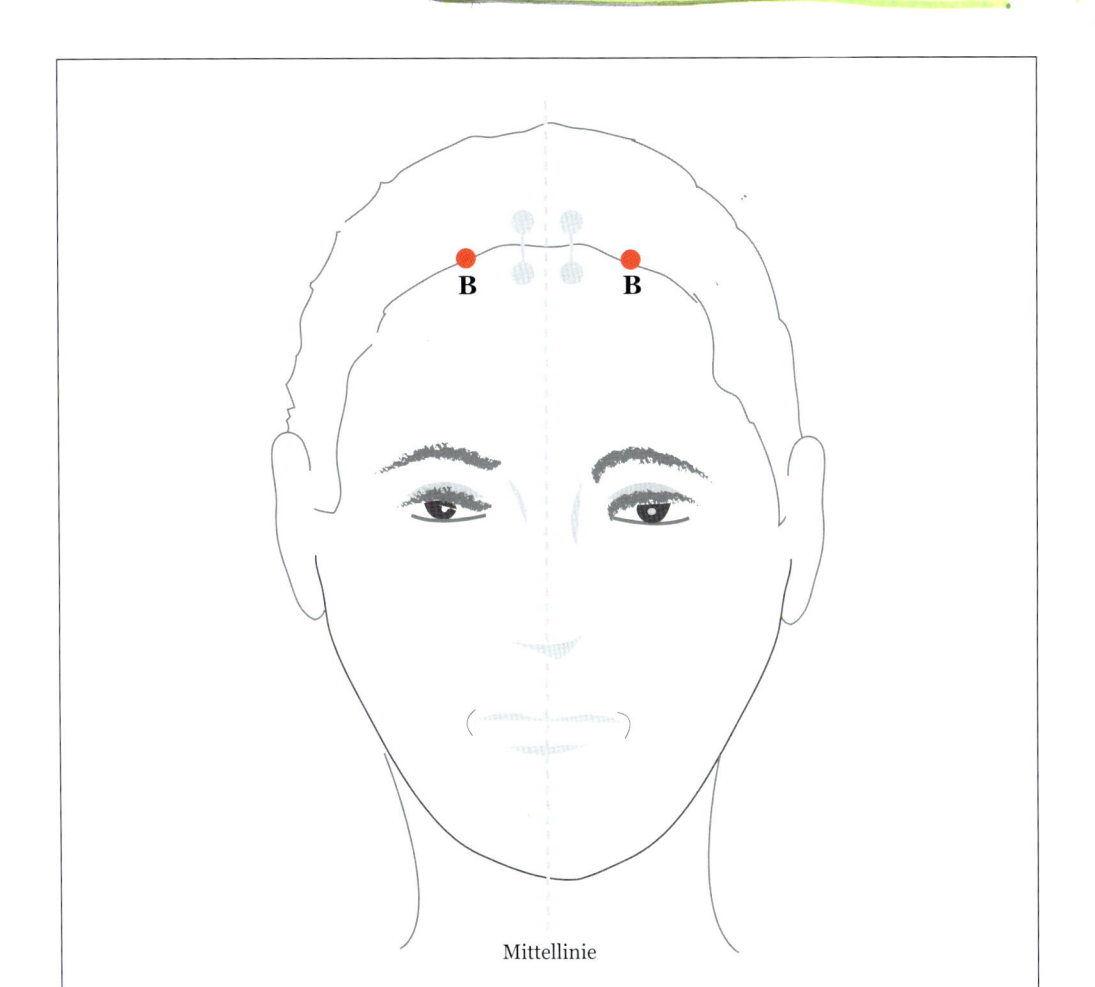

Abb. 11: Schematische Darstellung der YNSA-B-Basis-Punkte

Kapitel 3

Indikationen:
- Schulterschmerzen nach Unfall
- postoperative Schmerzen
- Schulterschmerzen verursacht durch Immobilität nach einer Fraktur
- Hals-, Schulter- und Armsyndrome
- Hemiplegie

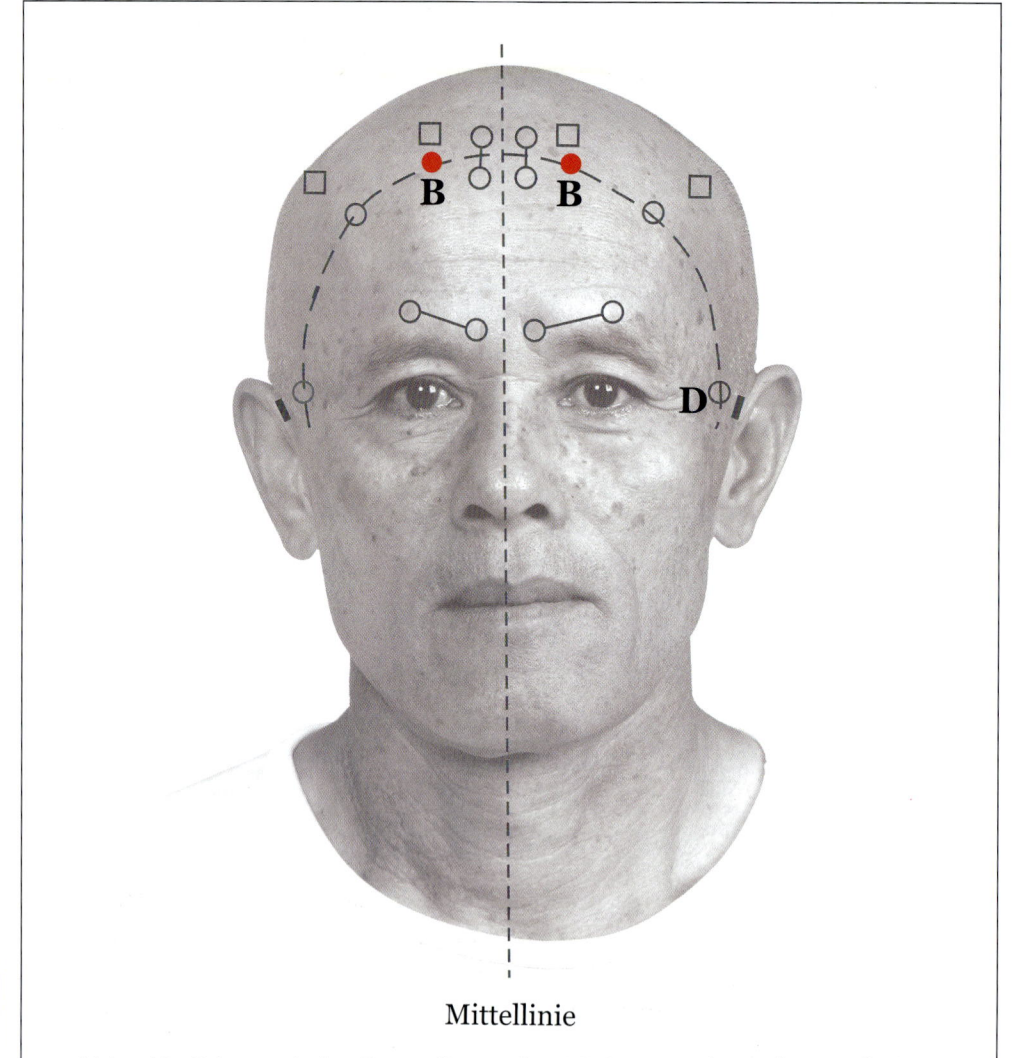

Abb. 12: Schematische Darstellung der YNSA-B-Basis-Punkte auf einer Fotografie.

3.1.3 Der YNSA-Basis-C-Punkt

Der Basis-C-Punkt liegt als *Yin*-Punkt etwa 5cm beiderseits der Mittellinie, in den so genannten Geheimratsecken, mit einer okzipitalen Spiegelung als *Yang*.

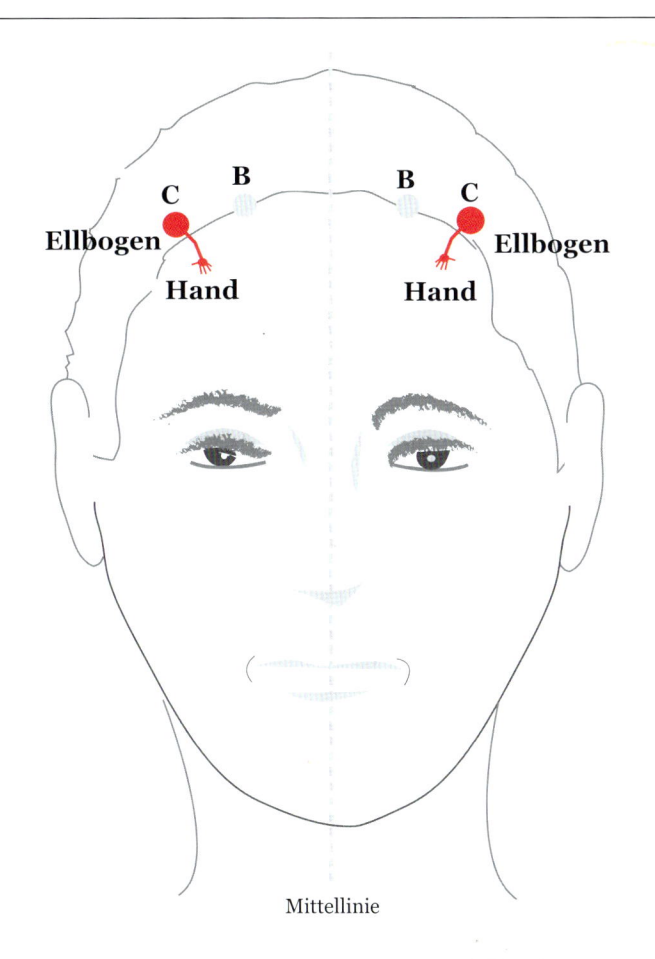

Abb. 13: Der YNSA-C-Punkt erstreckt sich ebenfalls über etwa 2 cm. Hier lässt sich die gesamte obere Extremität finden und sehr präzise akupunktieren. Beim rechten C-Punkt beispielsweise blickt man auf den Handrücken, der Daumen zeigt nach oben, der Kleinfinger nach innen, so als seien die Hände überkreuzt. Der C-Punkt wird ebenfalls nach dorsal gespiegelt. Beim gespiegelten C-Punkt blickt man auf die Handinnenfläche. Der Daumen zeigt ebenfalls nach lateral-kaudal. Der kleine Finger nach medial-dorsal.

Kapitel 3

Im Ganzen repräsentiert dieser C-Punkt die oberen Extremitäten, dennoch lässt sich der C-Punkt auch wieder in 11 Segmente unterteilen:

- Schultergelenk
- Oberarm
- Ellbogen
- Unterarm
- Handgelenk
- Hand
- fünf Finger

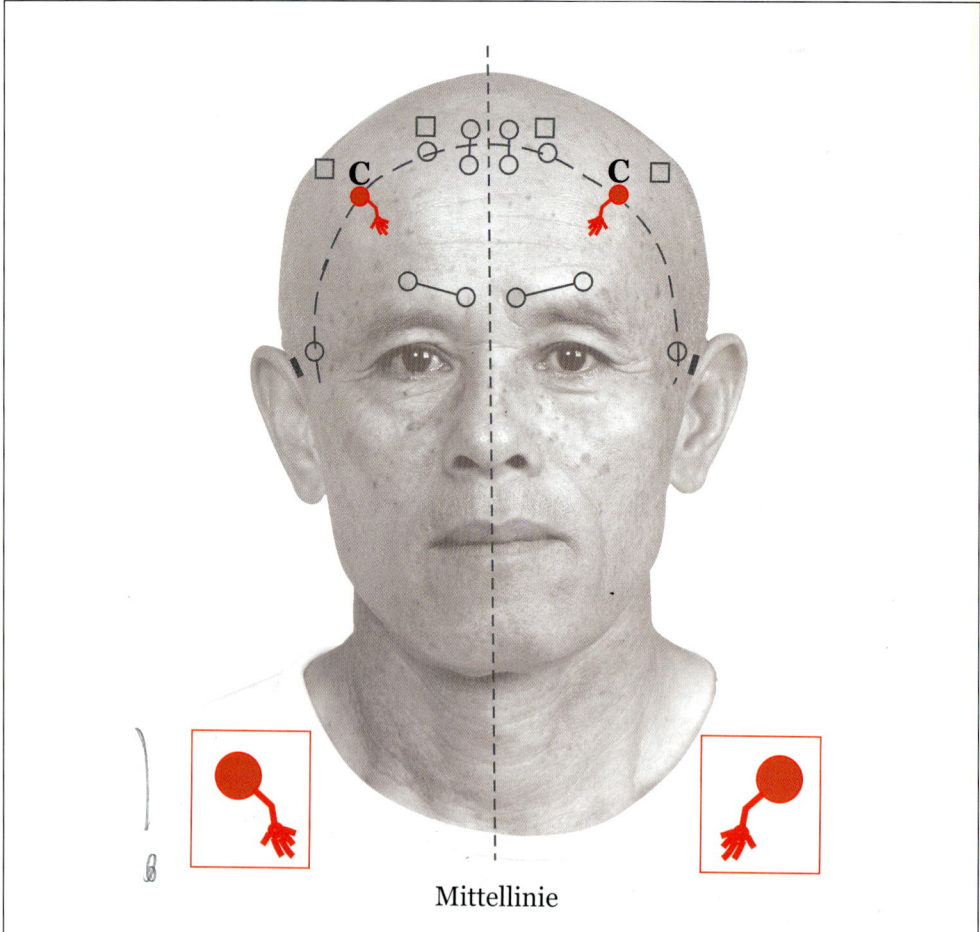

Abb. 14: Der YNSA-C-Punkt auf einer Fotografie mit Abbildung der schematisch dargestellten Position der oberen Extremität.

Die Finger liegen genau, wie bisher angenommen, mit dem Handrücken nach unten und mit den Innenflächen nach oben. Der Daumen aber zeigt nach lateral, der Kleinfinger nach medial. Etwa so, als würde sich die linke Hand am rechten Arm befinden.

Indikationen:
- Alle Schmerzen und Parästhesien der oberen Extremitäten
- Schulterschmerzen nach Unfall
- postoperative Schmerzen
- Muskelzerrungen
- Epikondylitis
- Luxationen
- Schmerzen nach Knochenbrüchen und Verstauchungen
- Raynaud-Syndrom
- Karpaltunnelsyndrom

Kapitel 3

3.1.4 Der YNSA-Basis-D-Punkt

Der Basis-D-Punkt liegt bilateral etwa 1cm über dem Jochbein, innerhalb der natürlichen Haarlinie, frontal *Yin* und okzipital *Yang*. Dieser D-Punkt vertritt den Unterkörper und die unteren Extremitäten als Ganzes.

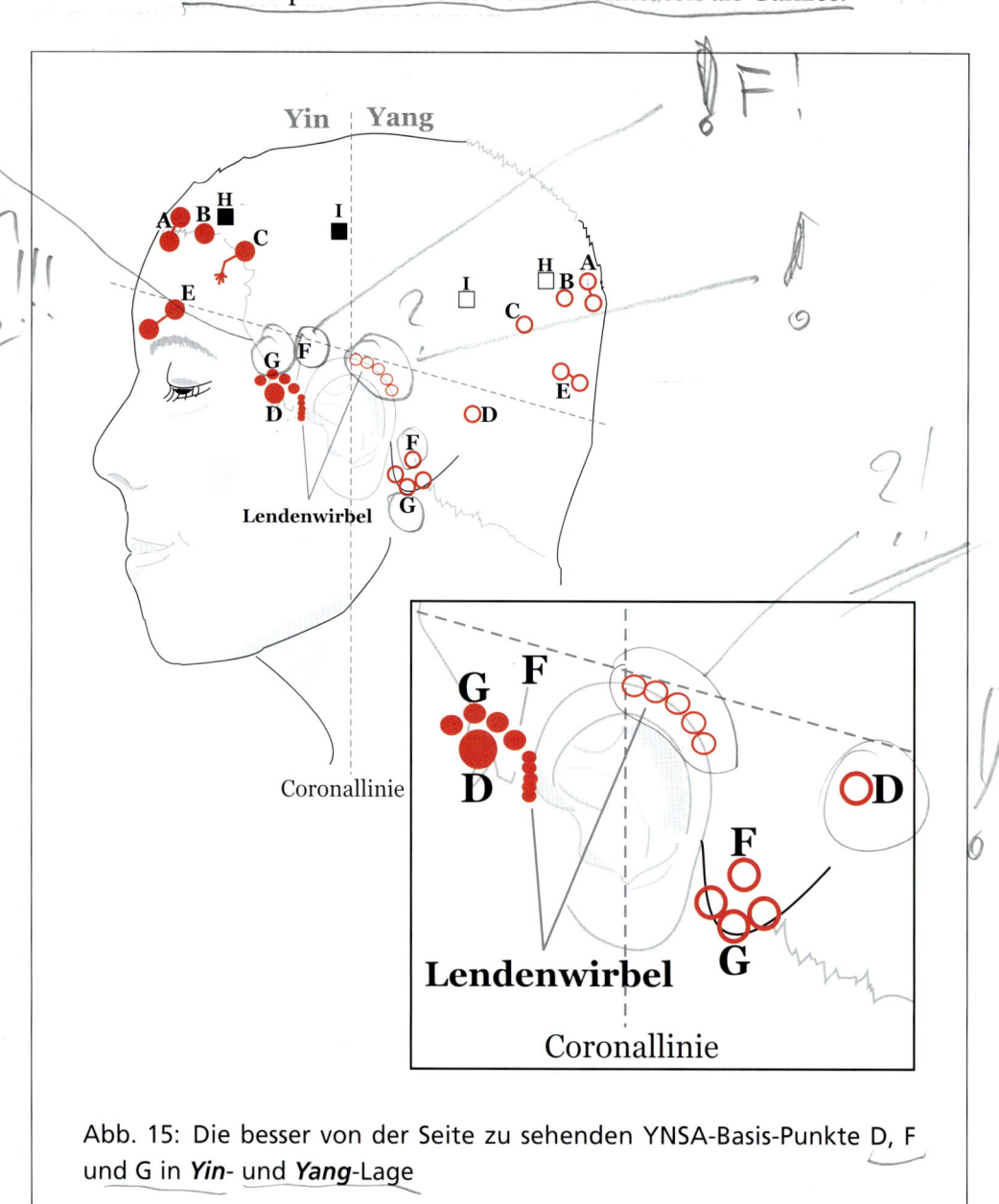

Abb. 15: Die besser von der Seite zu sehenden YNSA-Basis-Punkte D, F und G in *Yin*- und *Yang*-Lage

Erst einige Zeit später wurden die Lumbalpunkte ca. 2 cm posterior zum Basis-D-Punkt am Ohransatz entdeckt. Diese kleine Kette von Punkten beträgt im Ganzen nur 1cm. Lumbalpunkte werden, wie der Name besagt, speziell für alle Beschwerden der Lendenwirbel, von Sacrum und Coccygeum und deren Nervenauslaufregionen verwendet. Die *Yang*-Lumbalpunkte sind nicht in der üblichen Widerspiegelung angeordnet, sondern liegen höher in einer Rundung über oder hinter der Concha auriculae.

Indikationen:
- Jegliche Form von Schmerz, z. B. nach Unfällen
- Knochenbrüche
- Bandscheibenvorfall
- Verstauchungen
- Hexenschuss, Ischialgie
- Sportverletzungen
- Parästhesien
- postoperative Schmerzen
- Lähmungen

Kapitel 3

3.1.5 Der YNSA-Basis-E-Punkt

Der *Yin*-Basis-E-Punkte findet sich bilateral auf der Stirn, mit einer *Yang*-Spieglung über der Squama occipitalis. Der E-Punkt repräsentiert den Thorax, die Rippen, die Wirbelsäule und die inneren Organe, die von den Thoraxnerven innerviert werden.

Der E-Punkt kann in 12 Segmente geteilt werden, diese vertreten die 12 Brustwirbel. E1 liegt ungefähr 2 cm über der Mitte der Augenbrauen. Die ganze E-Linie zieht sich dann in einem Winkel von 15 Grad nach unten zur Mitte hin, wobei der E12-Punkt etwa 1cm lateral zur Mittellinie lokalisiert ist, also unterhalb des Mundpunktes (Sinnesorgangruppe).

Indikationen:

Zu den Indikationen für den Basis-E-Punkt gehören alle reversiblen Zustände im Thoraxbereich, zum Beispiel:

- posttraumatische Indikationen
- postoperative Indikationen
- Knochenbrüche
- Interkostalneuralgie
- Herpes

Ebenso können verschiedene Erkrankungen der im Thorax gelegenen inneren Organe mit dem E-Punkt behandelt werden. Zum Beispiel:

- Angina Pectoris (nach schulmedizinischer Ausschlussdiagnostik)
- Palpitationen
- Asthma
- Dyspnoe
- Hyperventilation
- Bronchitis

Dieselben Indikationen sind auch für die *Yang*-E-Punkte angezeigt.

YNSA-Basis-Punkte

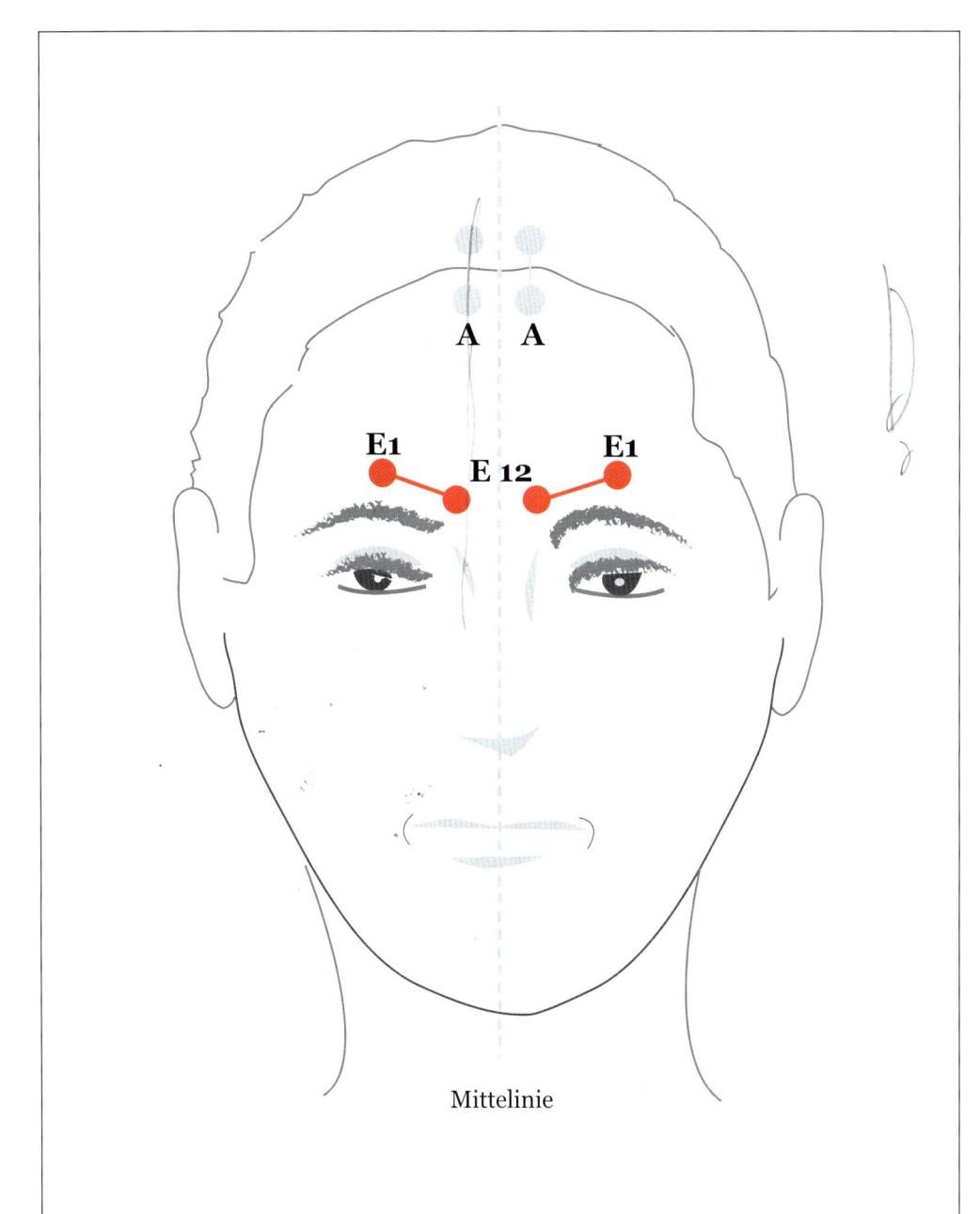

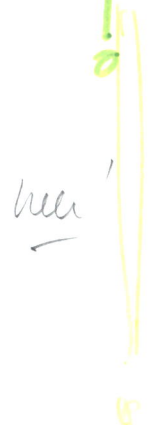

Abb. 16: Der YNSA-Basis-E-Punkt hat eine ungefähre Länge von 2 cm. E1 ist etwa 1,5-2 cm oberhalb der Mitte der Augenbrauen lokalisiert, E12 liegt genau über der Nasenwurzel auf einer Linie mit dem Basis-A-Punkt und den Sinnesorgan-Punkten.

Kapitel 3

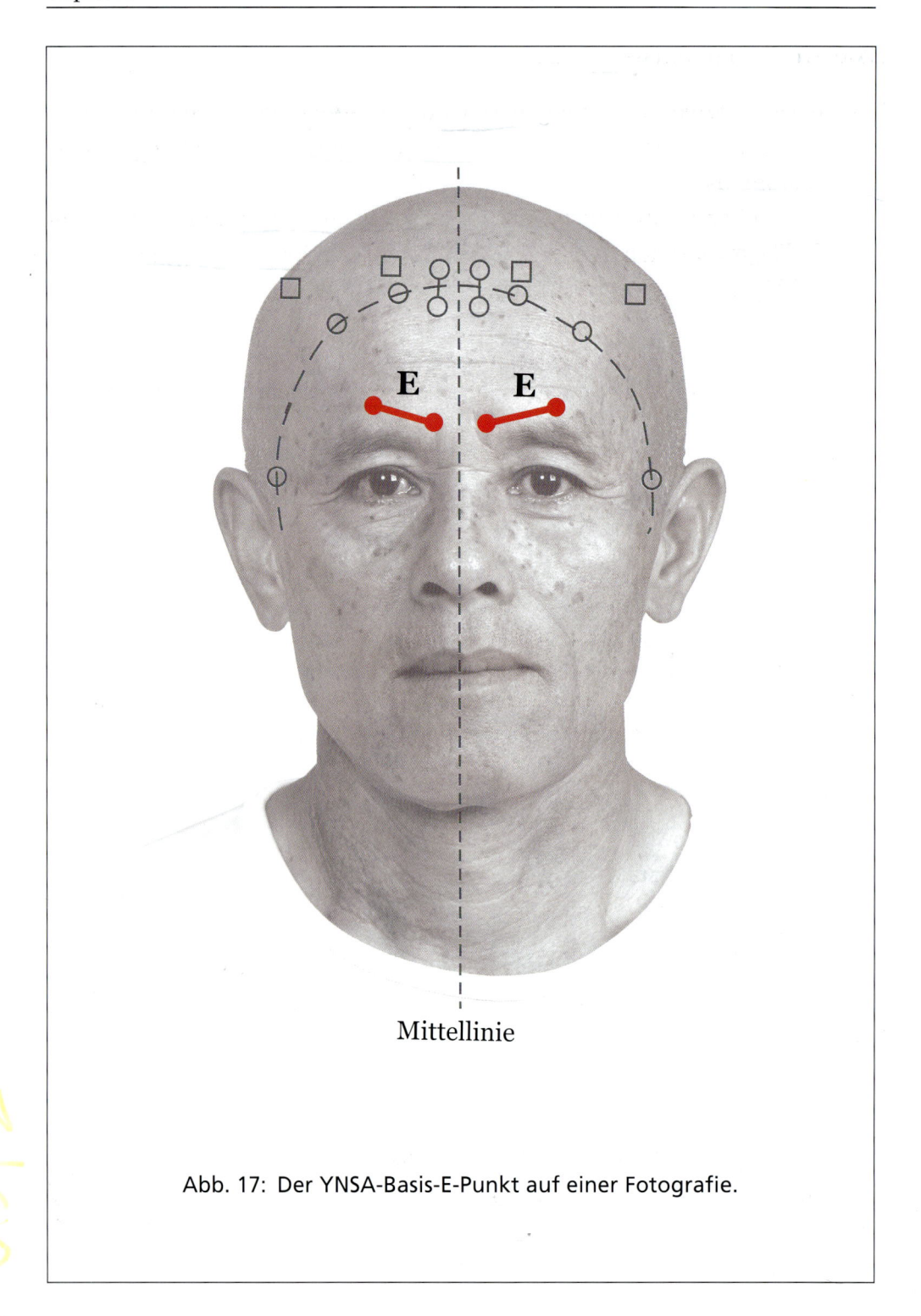

Mittellinie

Abb. 17: Der YNSA-Basis-E-Punkt auf einer Fotografie.

3.1.6 Der YNSA-Basis-F-Punkt

Der Basis-F-Punkt konnte lange Zeit nur im *Yang*-Bereich gefunden werden und zwar hinter dem Ohr, auf dem prominentesten Punkt des Processus mastoideus.

Inzwischen ist aber auch der *Yin*-F-Punkt entdeckt worden. Dieser *Yin*-F-Punkt liegt zwischen dem D-Punkt und den Lumbalpunkten gerade über dem Jochbein (Arcus zygomaticus).

Indikationen:

Die Indikationen betreffen ausschließlich Ischiasschmerzen und Hexenschuss.

In schwierigen Fällen kann der Extra-I-Punkt oder der D-Punkt zur Behandlung hinzugezogen werden.

(Siehe. Abb. 15)

3.1.7 Der YNSA-Basis-G-Punkt

Auch die Basis-G-Punkte wurden lange Zeit nur im *Yang*-Bereich vermutet. Inzwischen wurden aber auch die *Yin*-Basis-G-Punkte gefunden.

Der G-Punkt ist in drei geteilt:

    G1 = der mittlere Kniebereich
    G2 = der frontale Kniebereich
    G3 = der laterale Kniebereich

Die später gefundenen *Yin*-G-Punkte liegen etwa 1-2 mm über dem Basis-D-Punkt. Die *Yang*-G-Punkte liegen am unteren Rand des Processus mastoideus.

Indikation:

Die Indikationen sind für *Yin*- und *Yang*-Punkte gleich:
- Bursitis
- Arthritis
- Rheuma
- Analgesie bei Kniescheibenbruch
- Verstauchungen

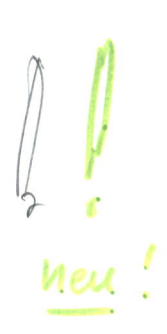

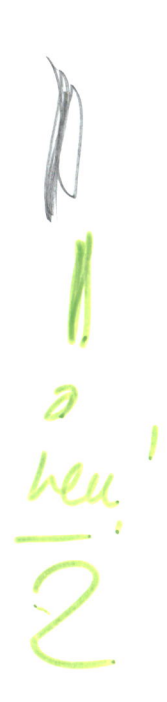

3.1.8 Der YNSA-Basis-H-Punkt und -I-Punkt

Diese beiden Punkte werden als Zusatzpunkte bezeichnet, weil sie meistens zusätzlich zum D-Punkt oder F-Punkt genadelt werden und somit eine verstärkte Wirkung erzielen. Die H-Punkte und I-Punkte sind vor noch nicht allzu langer Zeit entdeckt worden und wurden deshalb mit fortlaufenden Buchstaben bezeichnet und nicht nach ihrer anatomischen Ordnung.

Der Basis-H-Punkt befindet sich etwas posterior zum Basis-B-Punkt. Der Basis-I-Punkt befindet sich 4-5 cm posterior zum Basis-C-Punkt und nicht, wie zunächst vermutet, etwa 1-2 cm. Beide Punkte sind in der *Yin*- und der *Yang*-Position vorhanden.

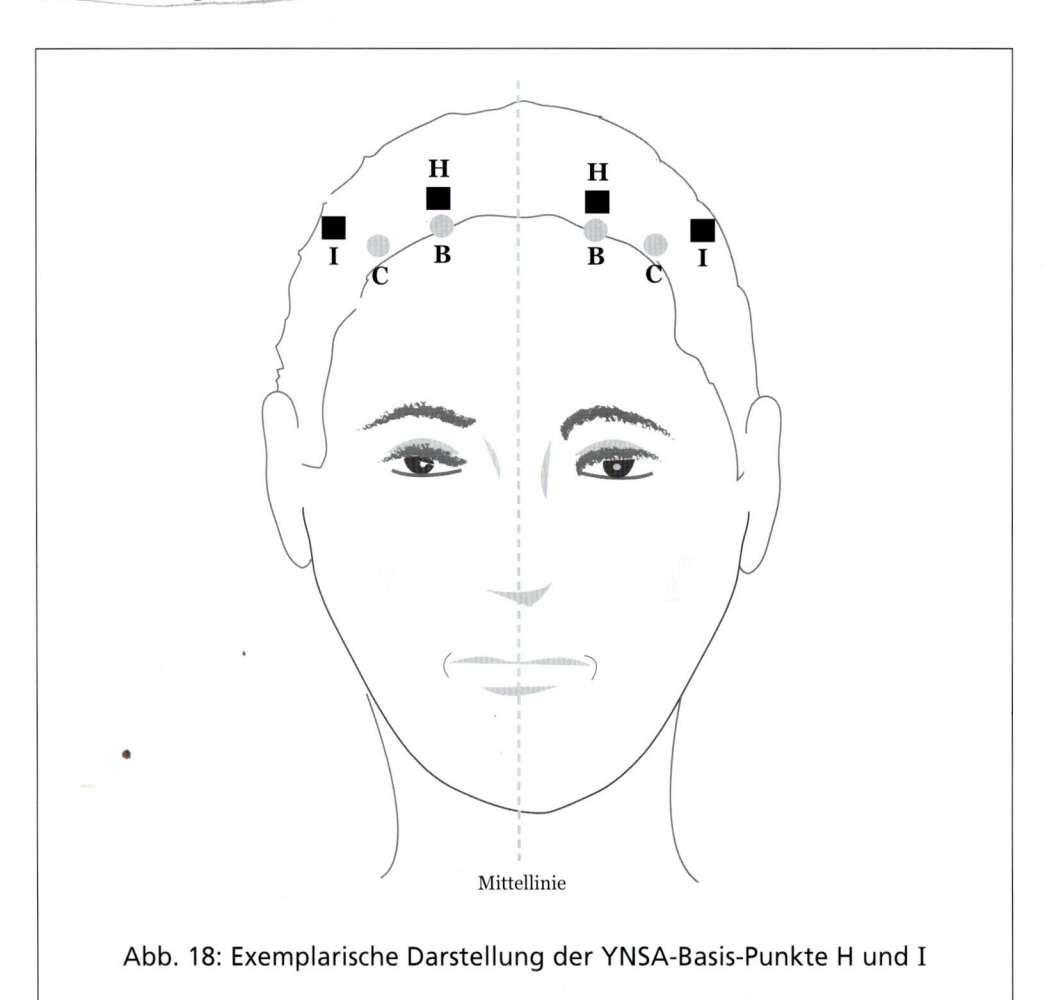

Abb. 18: Exemplarische Darstellung der YNSA-Basis-Punkte H und I

YNSA-Basis-Punkte

Indikationen:

Entsprechend dem Basis-D-Punkt, um eine verstärkende Wirkung zu erzielen, besonders bei chronischen Schmerzen. Die H- und I-Punkte werden nur selten alleine genadelt.

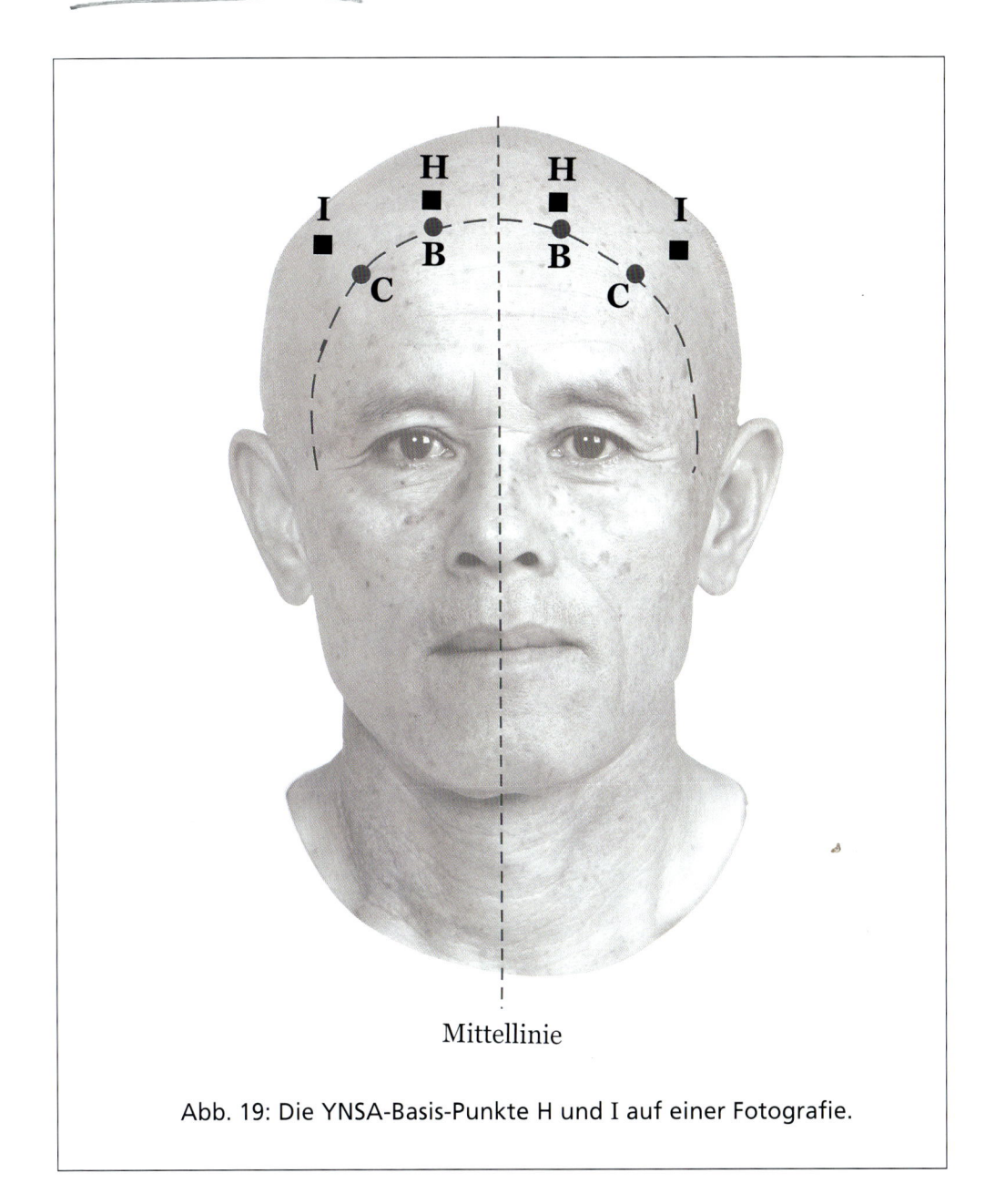

Abb. 19: Die YNSA-Basis-Punkte H und I auf einer Fotografie.

Kapitel 3

3.1.9 Der YNSA-Basis-J-Punkt und -Basis-K-Punkt

Die J-Punkte und K-Punkte wurden zunächst nur als Basis-Punkte erkannt und gleichfalls als Zusatzpunkte zum Basis-D-Punkt benutzt, wobei zu unterscheiden ist, ob zum Beispiel eine Parästhesie auf dem Fuß (Dorsum pedis) oder unter dem Fuß auftritt (Planta pedis).

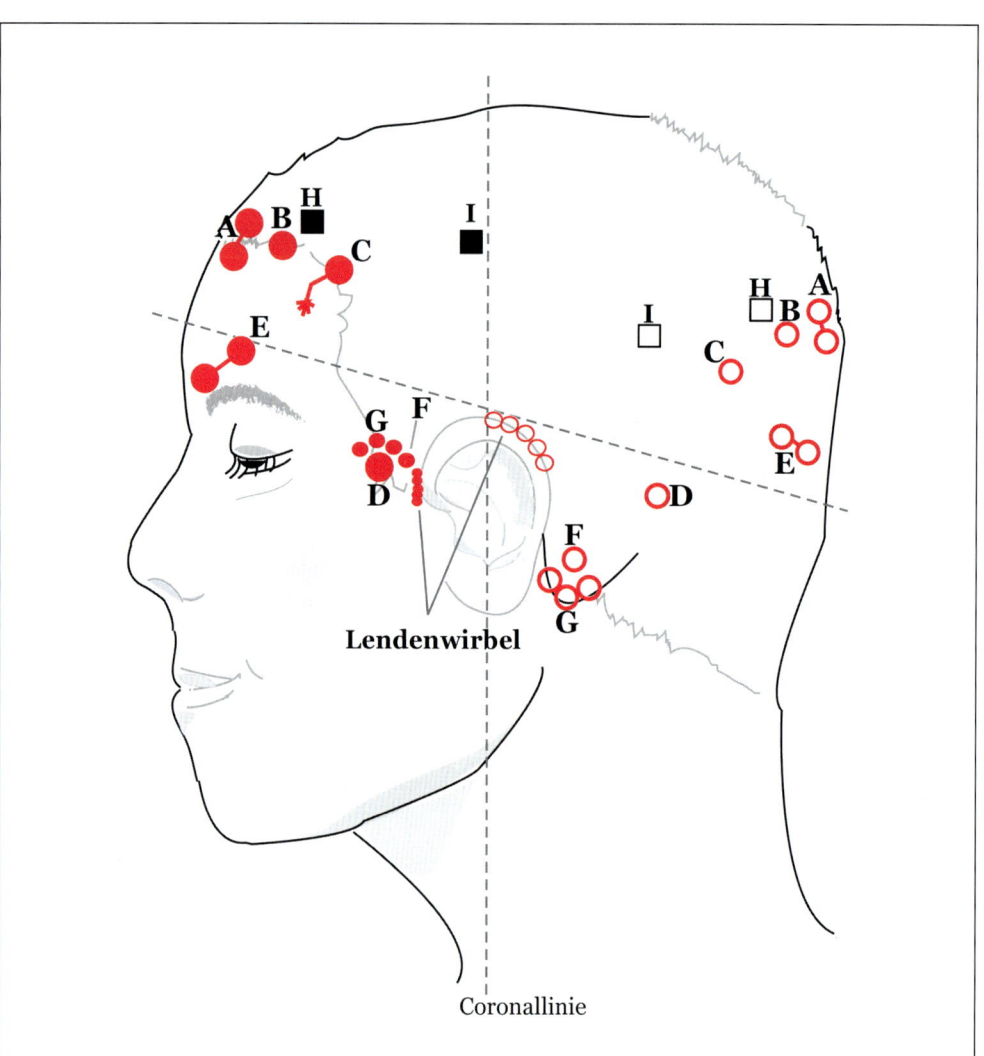

Abb. 20: Die YNSA-Basis-Punkte noch einmal von der Seite gesehen, um die unterschiedliche Lokalisation von anterior *Yin* und posterior *Yang* zu verdeutlichen.

YNSA-Basis-Punkte

Nach weiteren Beobachtungen und neuen Erkenntnissen wurde nach und nach klar, dass es sich jedoch nicht nur um Basis-Punkte handelte, sondern um ein neues Somatotop, ein *Yin-* und ein *Yang*-Somatotop. (Diese beiden Somatotope werden später unter „Neue Somatotope" in Kapitel 8.2 näher beschrieben.)

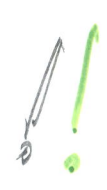

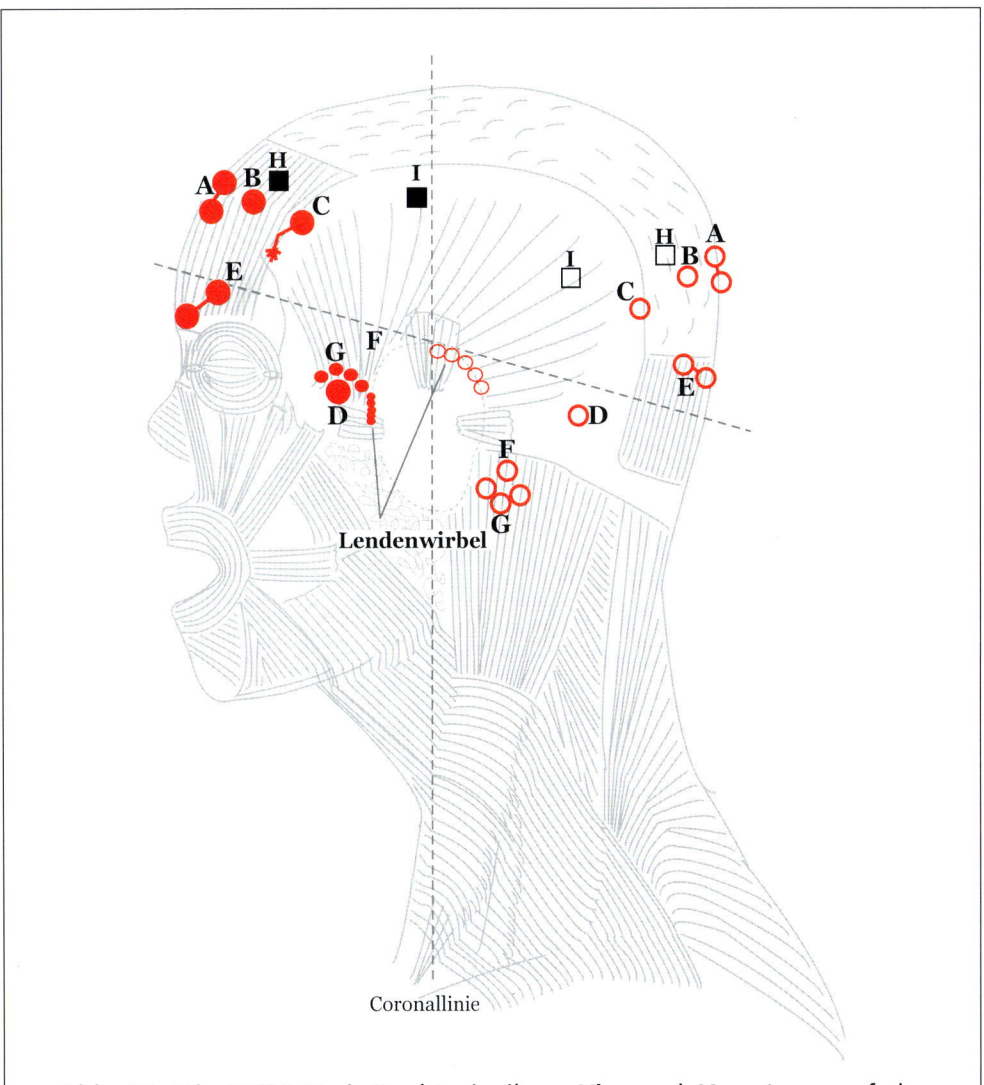

Abb. 21: Die YNSA-Basis-Punkte in ihrer **Yin**- und **Yang**-Lage auf der Muskulatur.

Kapitel 3

Indikationen:

Parästhesien oder schlechte Durchblutung und Schmerzen in den unteren Extremitäten

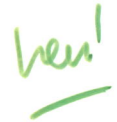

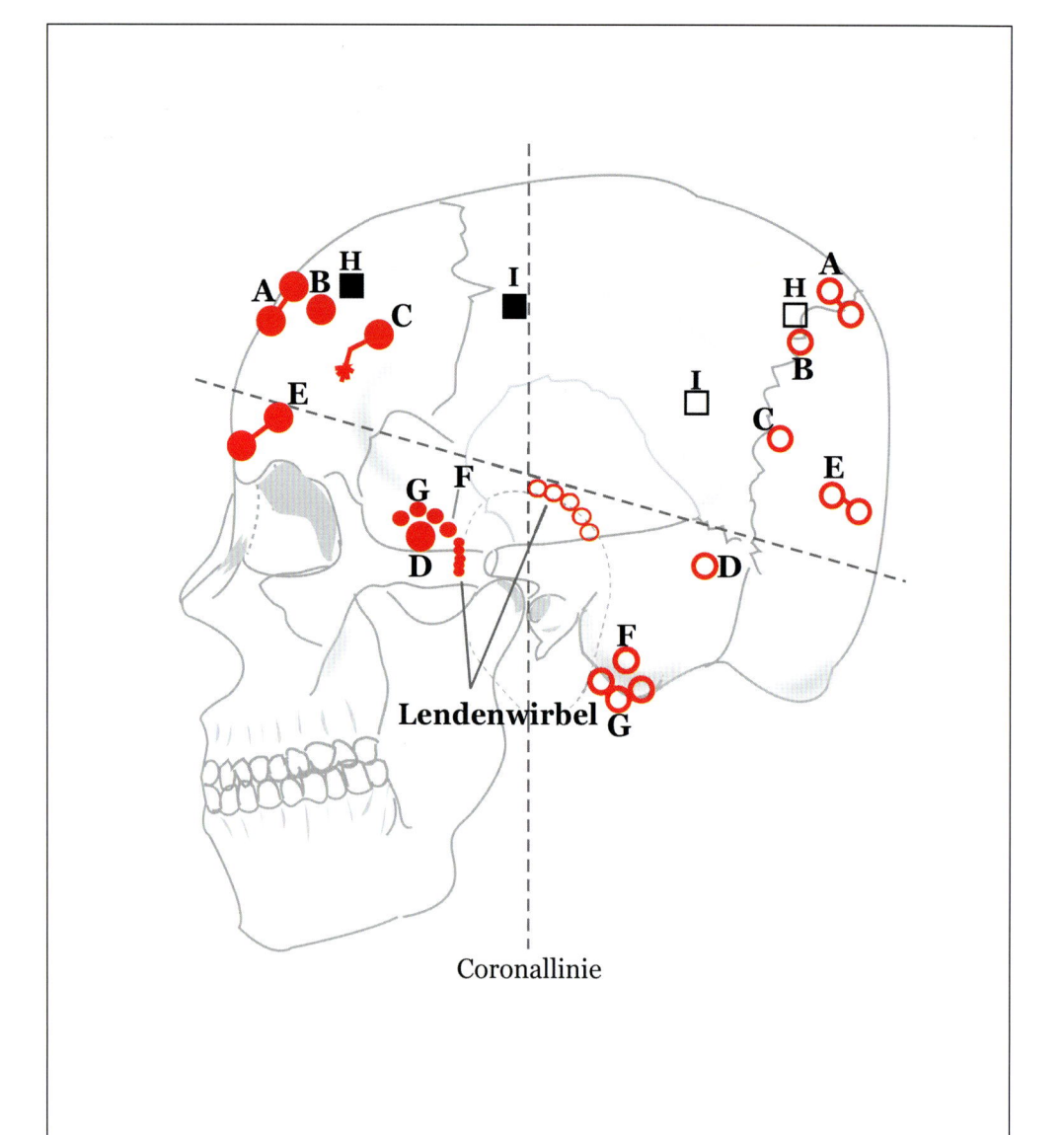

Abb. 22: Die YNSA-Basis-Punkte in ihrer *Yin*- und *Yang*-Lage auf dem Schädel.

YNSA-Basis-Punkte

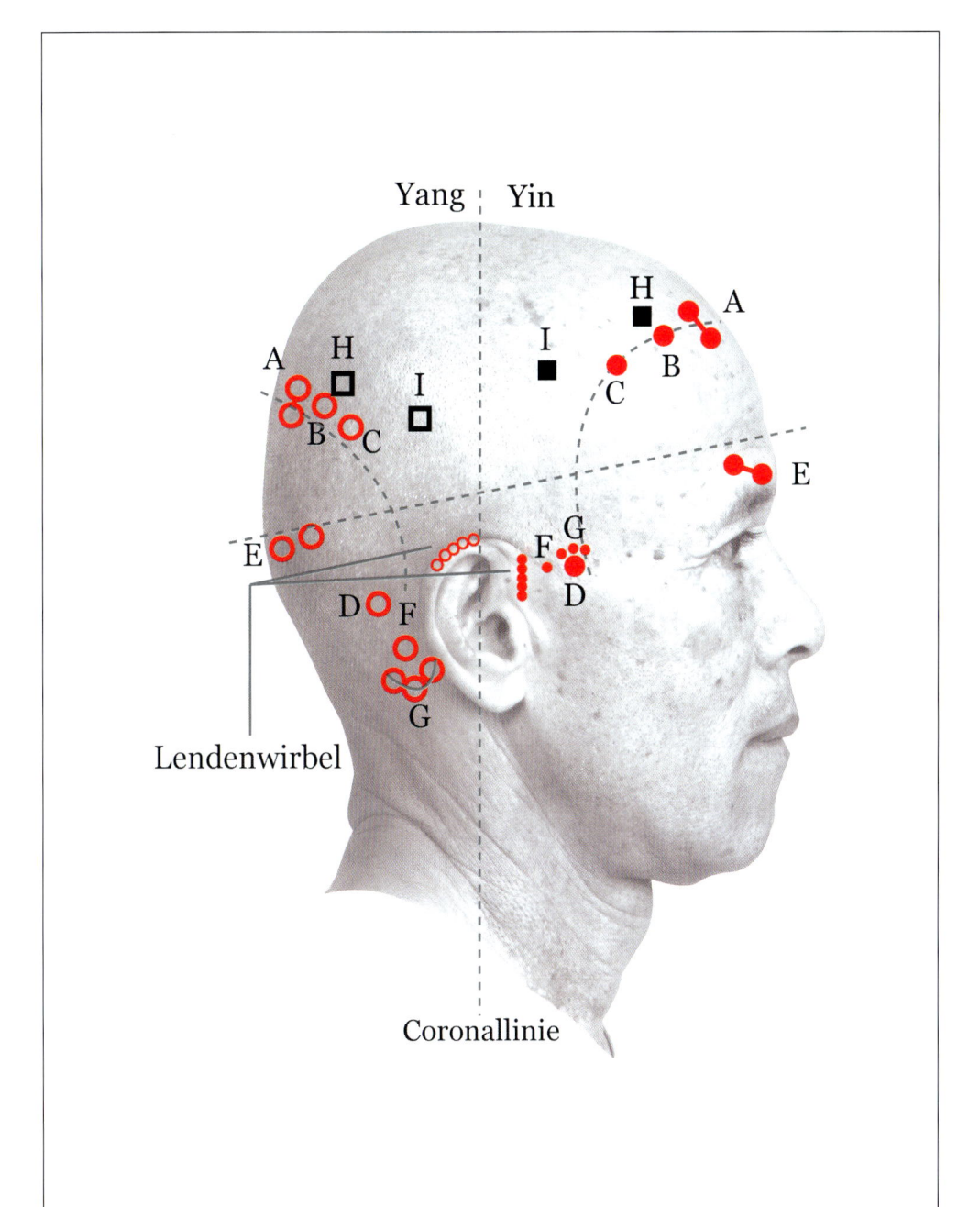

Abb. 23: Die YNSA-Basis-Punkte in ihrer *Yin*- und *Yang*-Lage auf einer Fotografie.

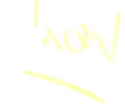

Kapitel 3

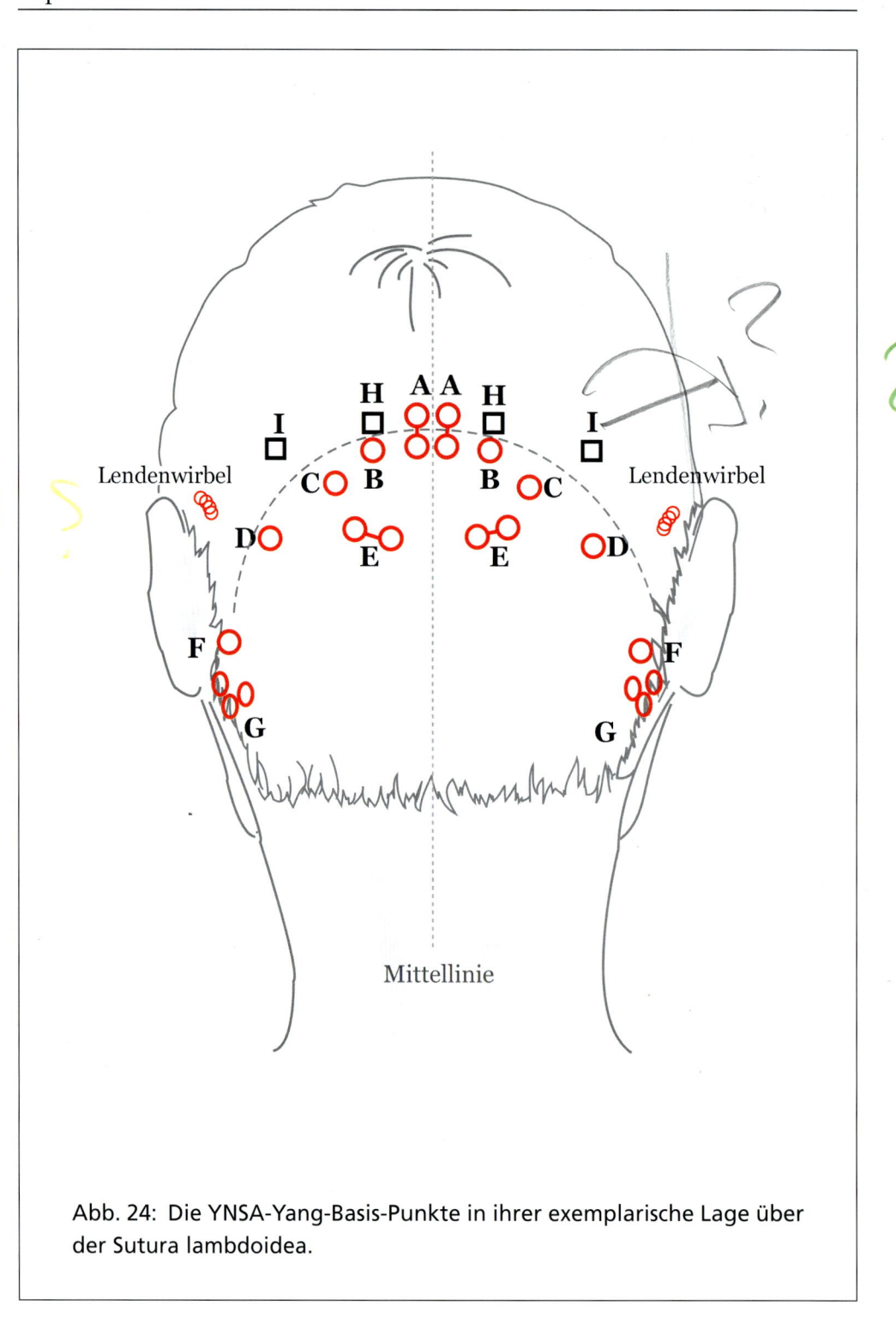

Abb. 24: Die YNSA-Yang-Basis-Punkte in ihrer exemplarische Lage über der Sutura lambdoidea.

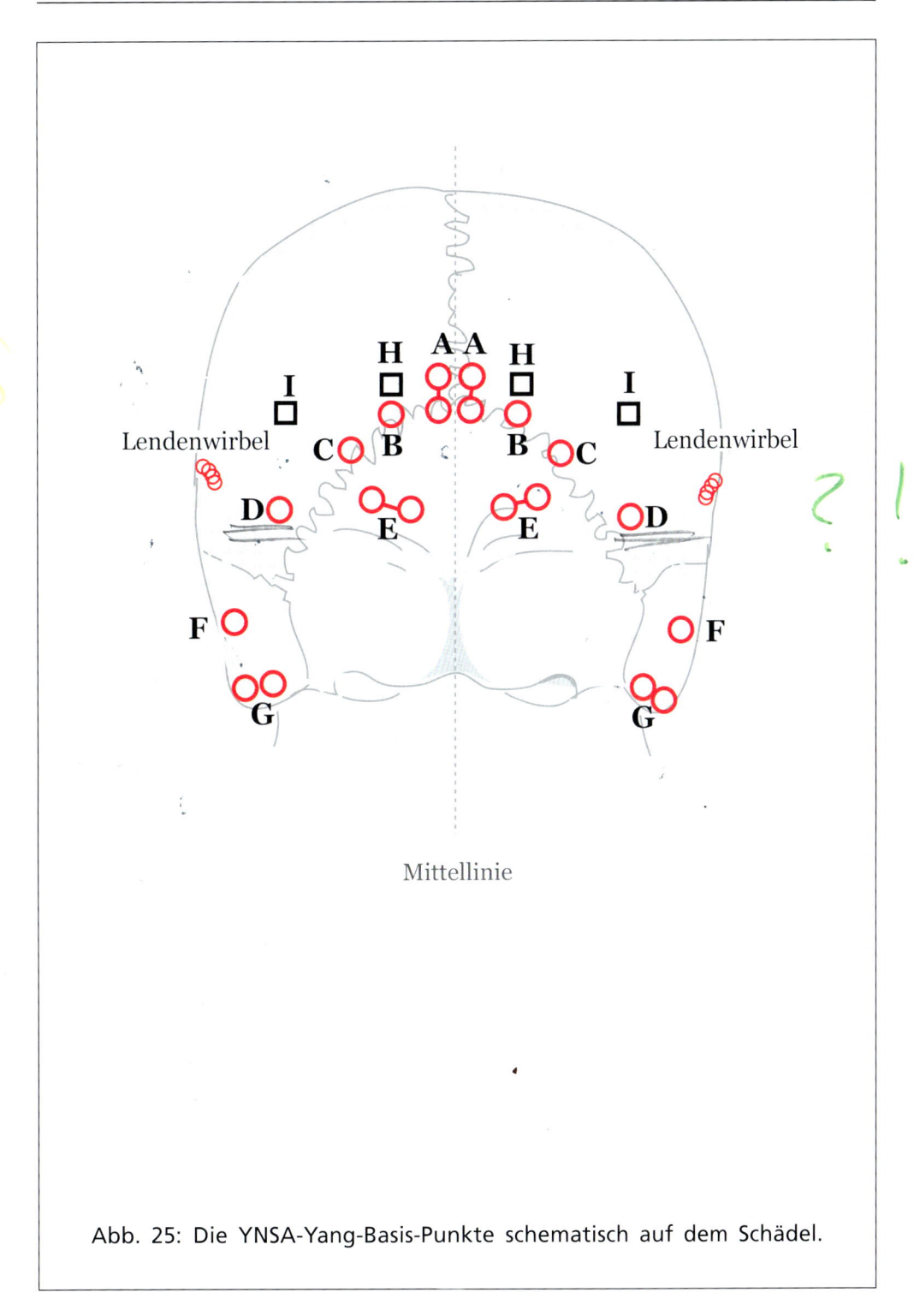

YNSA-Basis-Punkte

Lendenwirbel   Lendenwirbel

Abb. 25: Die YNSA-Yang-Basis-Punkte schematisch auf dem Schädel.

Kapitel 3

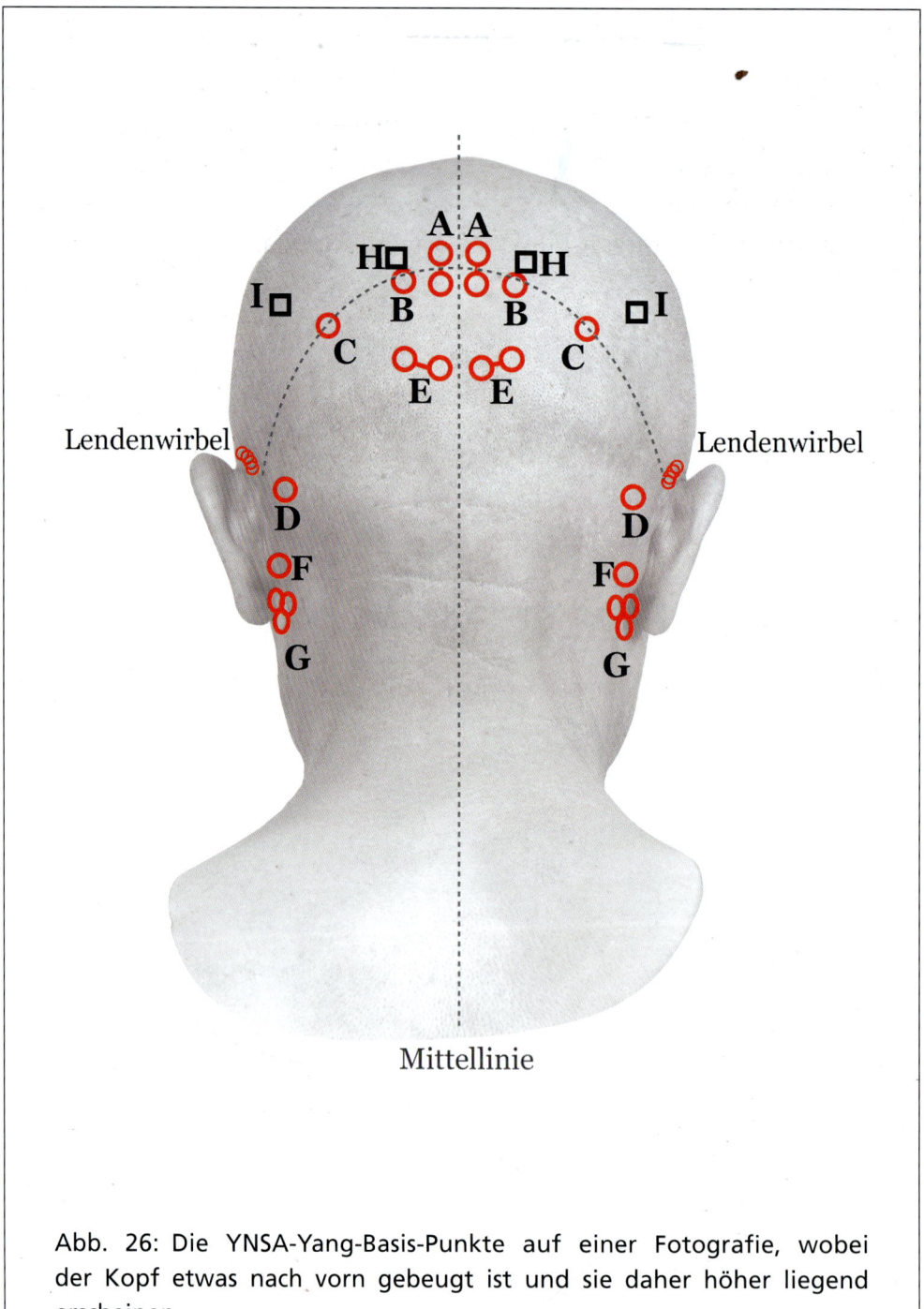

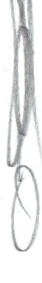

Abb. 26: Die YNSA-Yang-Basis-Punkte auf einer Fotografie, wobei der Kopf etwas nach vorn gebeugt ist und sie daher höher liegend erscheinen.

3.2 Die YNSA-Sinnesorgan-Punkte

Die Sinnesorgan-Punkte waren als zweite Gruppe entdeckt worden und beziehen sich, wie der Name verdeutlicht, auf die Sinnesorgane. Sie sind den Basis-Punkten insofern ähnlich, als dass jeder Punkt ein bestimmtes Organ oder eine bestimmte anatomische Struktur repräsentiert.

Es gibt vier Sinnesorgan-Punkte, die auf der Stirn als *Yin* und in der okzipitalen Lage als *Yang* vorhanden sind. Alle Sinnesorgan-Punkte finden sich bilateral.

- Augen-Punkt
- Mund-Punkt
- Nasen-Punkt
- Ohren-Punkt

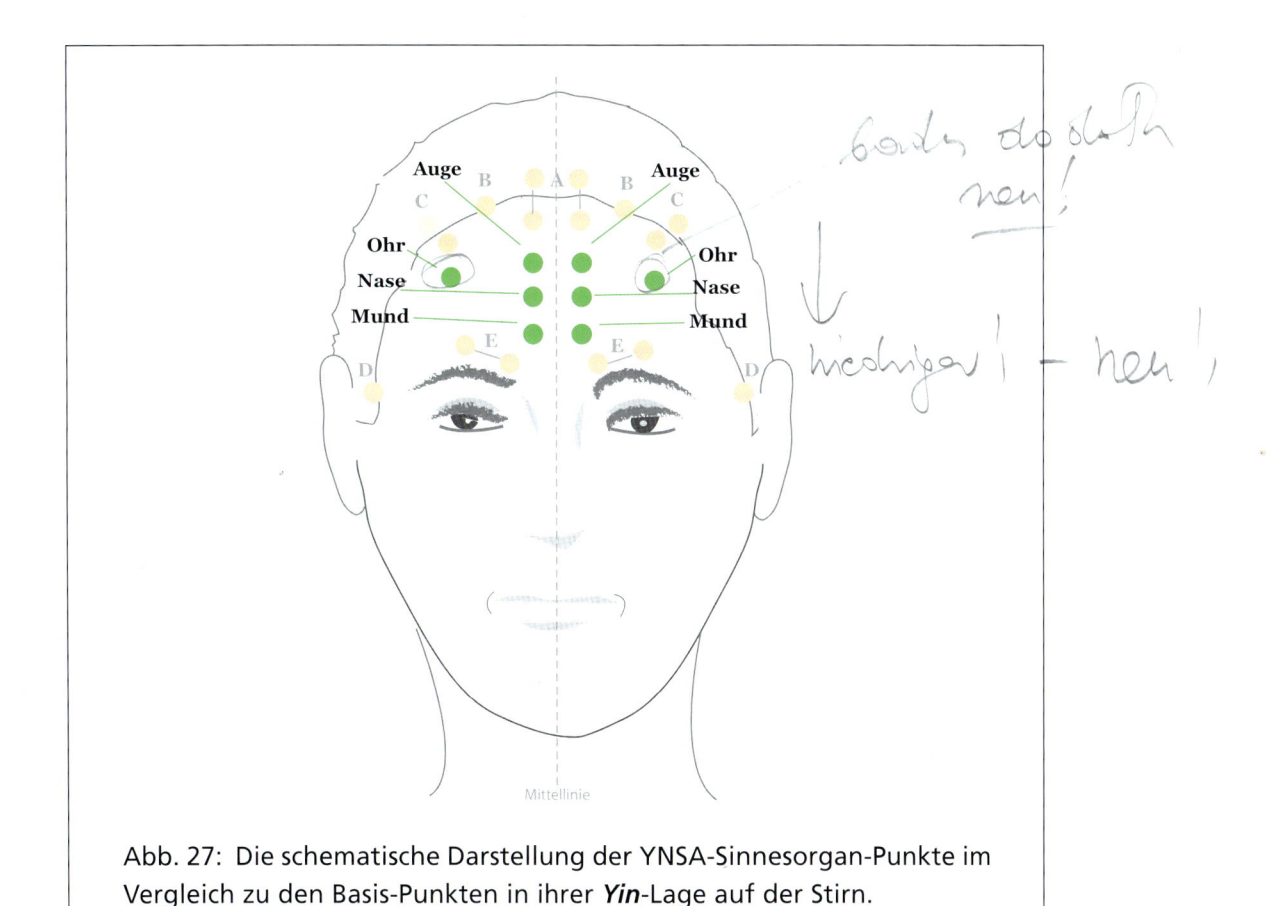

Abb. 27: Die schematische Darstellung der YNSA-Sinnesorgan-Punkte im Vergleich zu den Basis-Punkten in ihrer *Yin*-Lage auf der Stirn.

Kapitel 3

Der Augen-Punkt liegt etwa 1cm inferior zum Basis-A-Punkt.
Der Nasen-Punkt wiederum etwa 1cm inferior zum Augen-Punkt.
Der Mund-Punkt etwa 1cm inferior zum Nasen-Punkt.

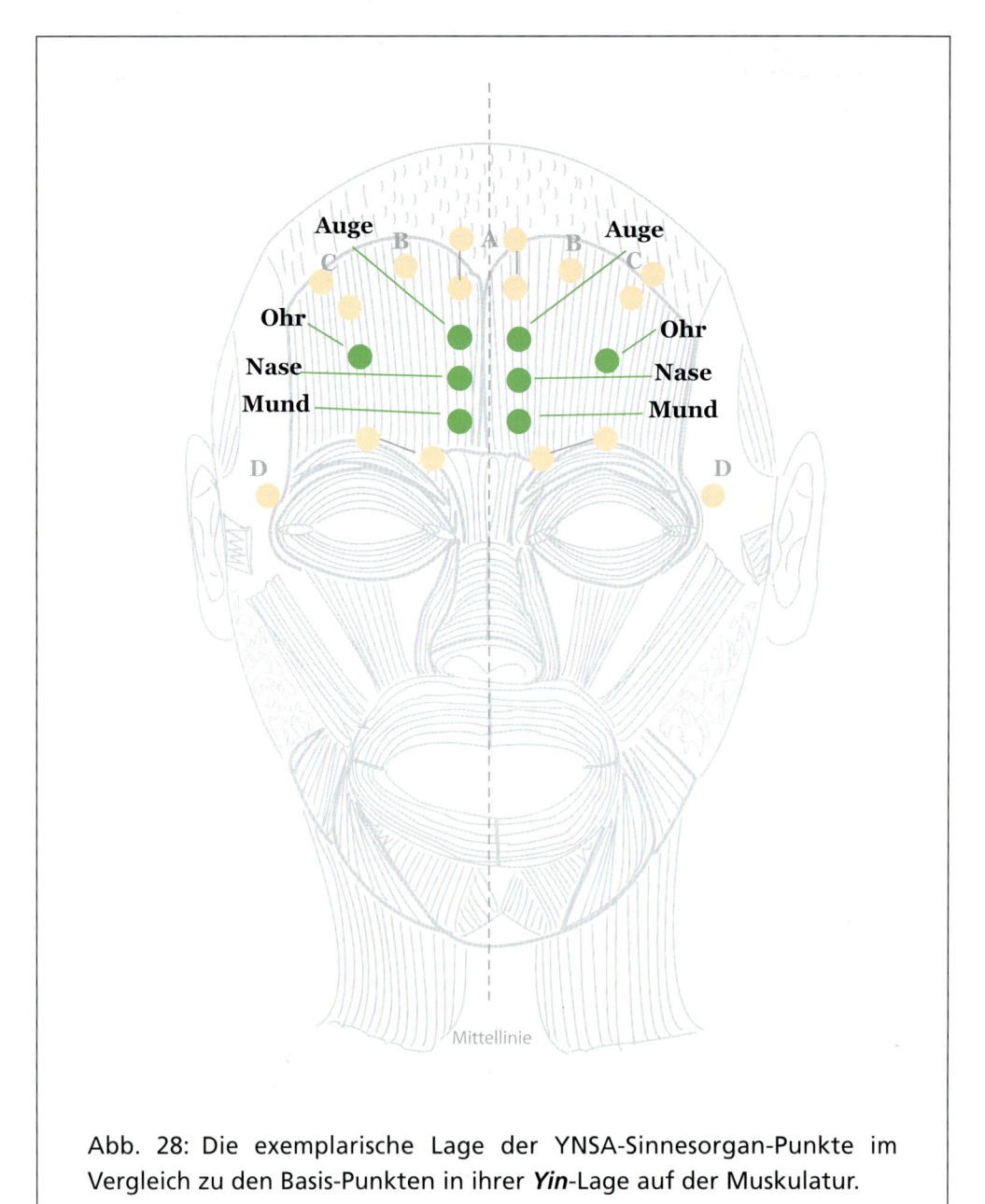

Abb. 28: Die exemplarische Lage der YNSA-Sinnesorgan-Punkte im Vergleich zu den Basis-Punkten in ihrer *Yin*-Lage auf der Muskulatur.

YNSA-Sinnesorgan-Punkte

Diese drei Sinnesorgan-Punkte liegen in einer senkrechten Linie ca. 1 cm lateral von der Mittellinie entfernt, entsprechend der anatomischen Anordnung der Sinnesorgane.

Der Ohr-Punkt liegt ca. 1.5 cm von dem Basic-C-Punkt entfernt in einer 15 Grad schrägen Linie nach unten, zwischen C-Punkt und Nasenwurzel.

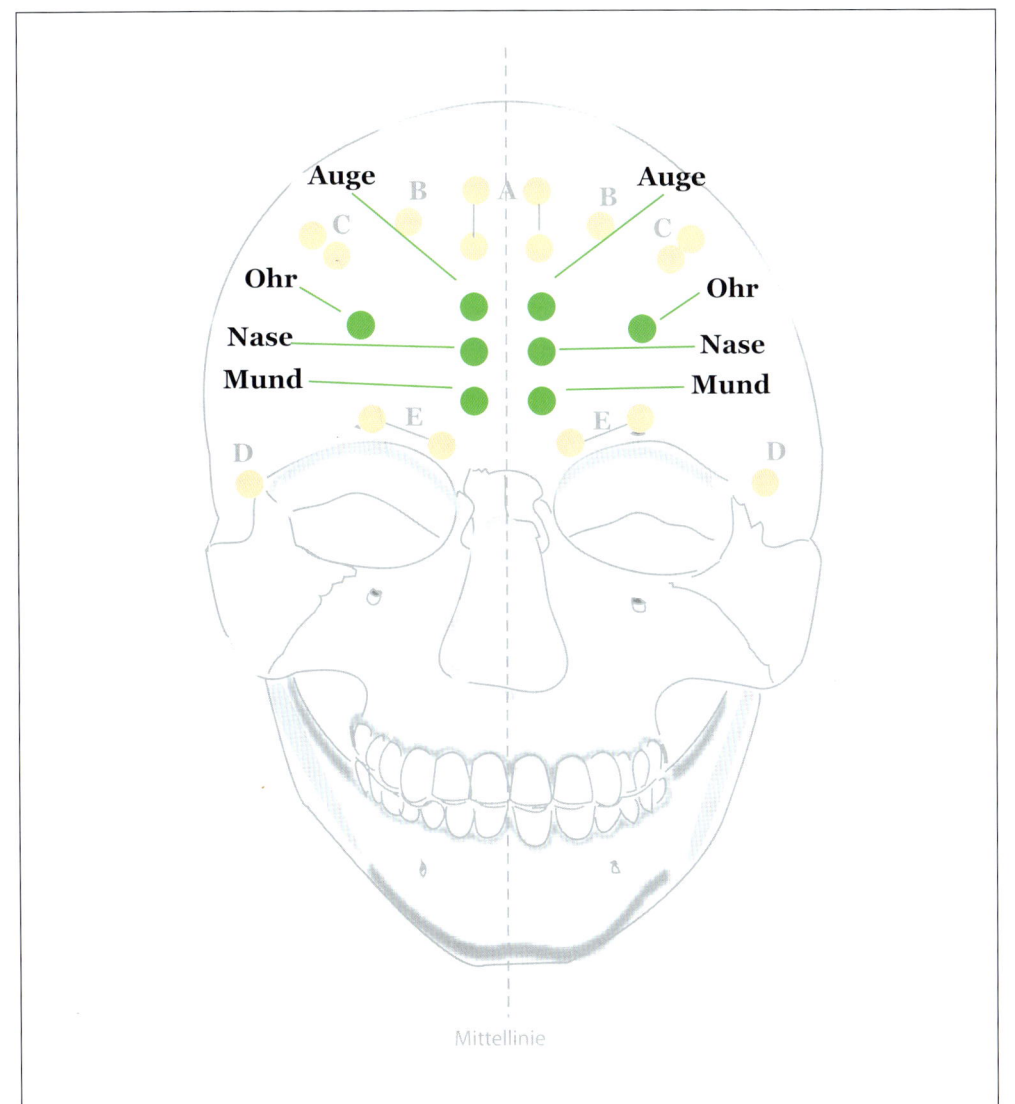

Abb. 29: Die ungefähre Lage der YNSA-Sinnesorgan-Punkte im Vergleich zu den Basis-Punkten in ihrer *Yin*-Lage auf dem Schädel.

Kapitel 3

Auge — A A — Auge
Ohr — B B — Ohr
       C C
Nase —   — Nase
       D D
Mund — E E — Mund

Mittellinie

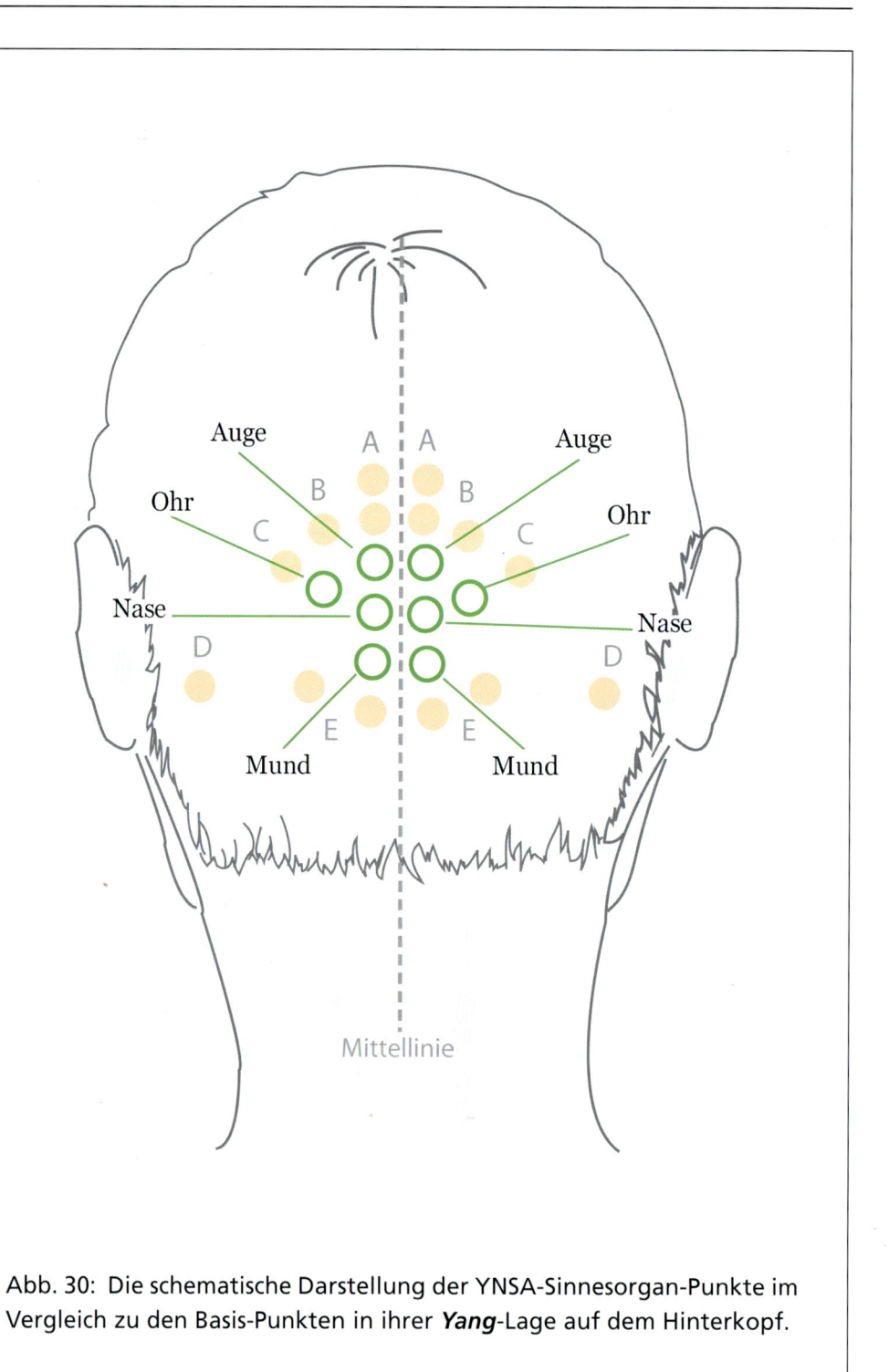

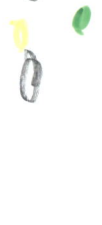

Abb. 30: Die schematische Darstellung der YNSA-Sinnesorgan-Punkte im Vergleich zu den Basis-Punkten in ihrer *Yang*-Lage auf dem Hinterkopf.

YNSA-Sinnesorgan-Punkte

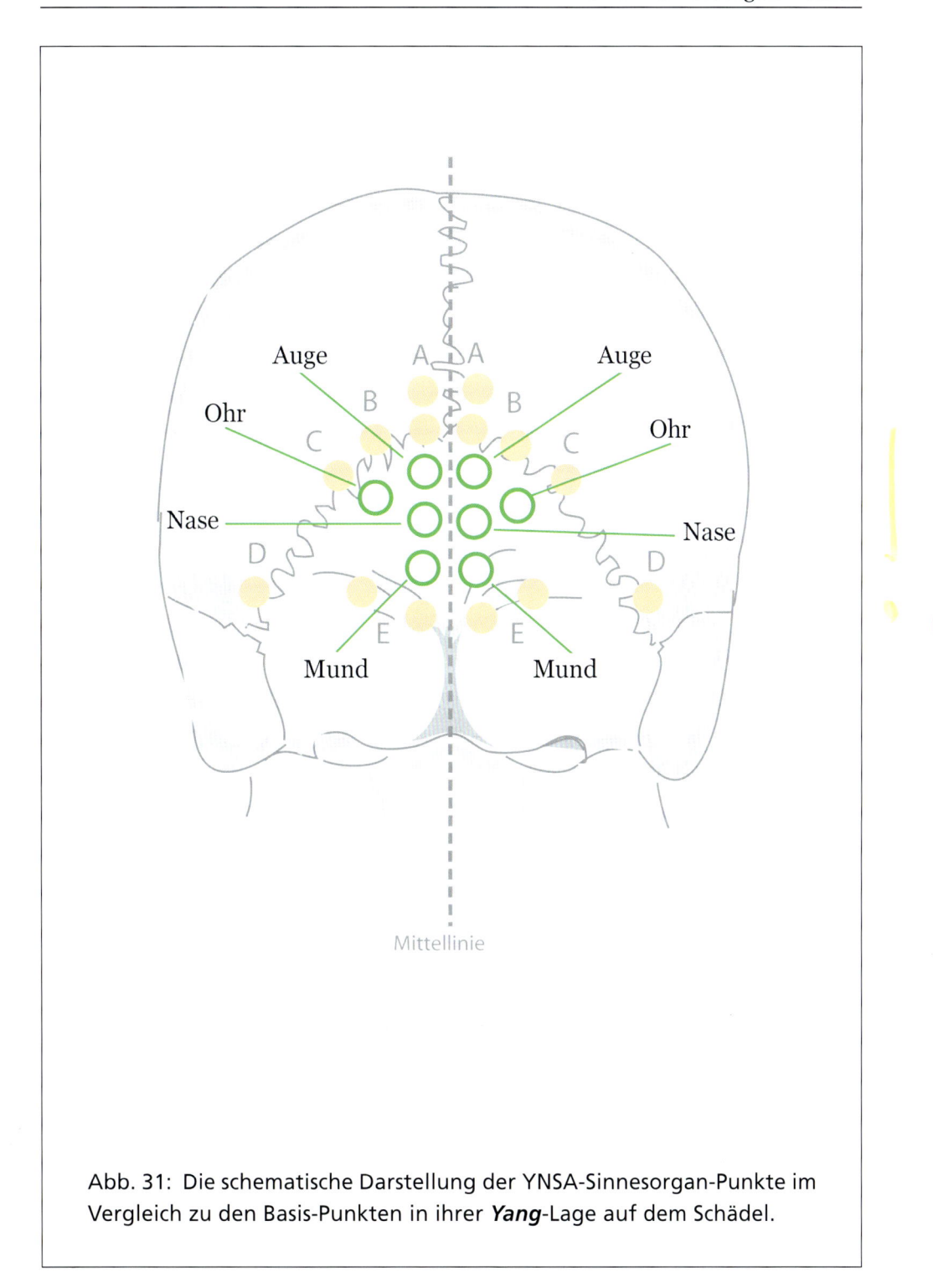

Abb. 31: Die schematische Darstellung der YNSA-Sinnesorgan-Punkte im Vergleich zu den Basis-Punkten in ihrer *Yang*-Lage auf dem Schädel.

Kapitel 3

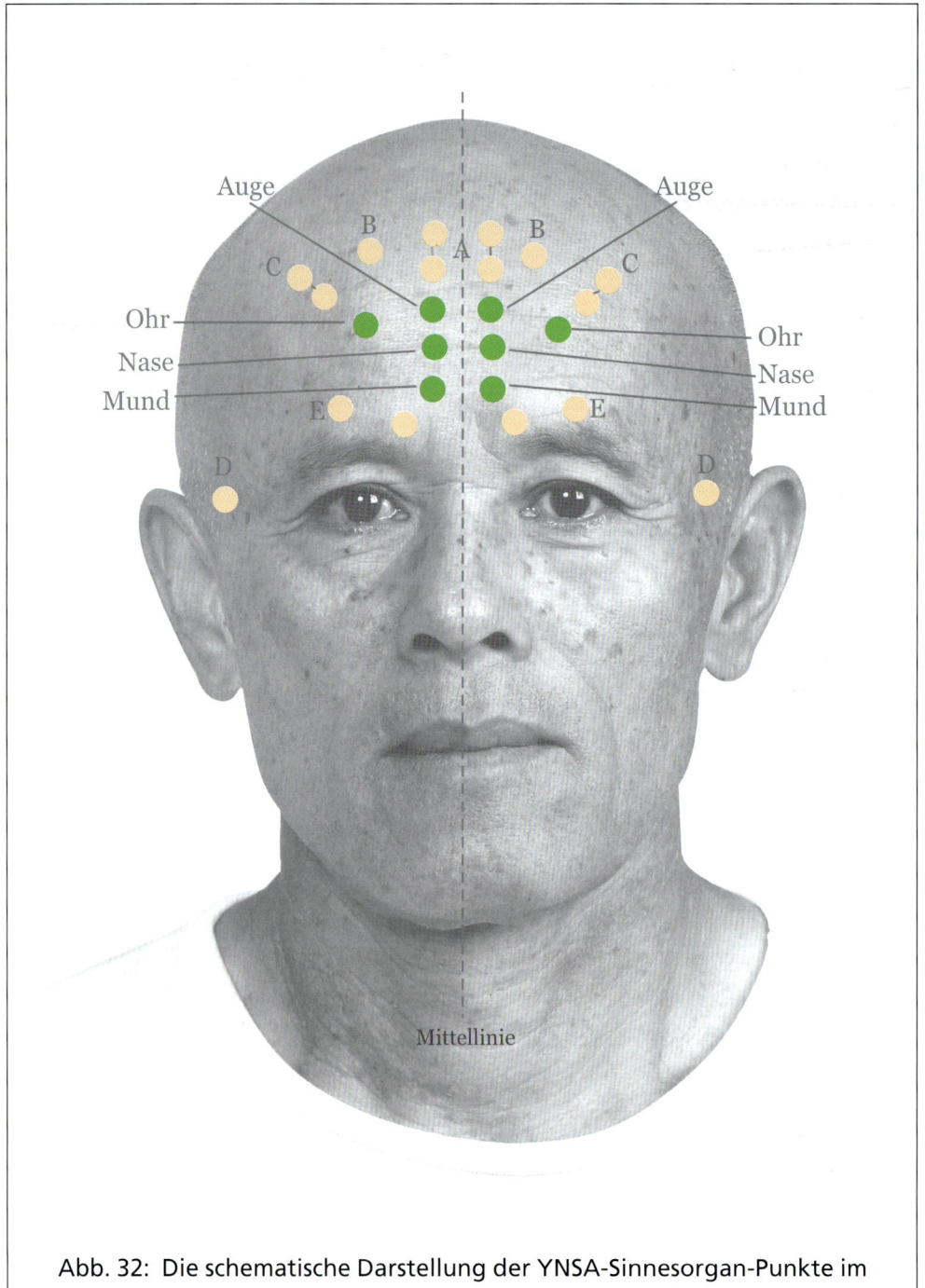

Abb. 32: Die schematische Darstellung der YNSA-Sinnesorgan-Punkte im Vergleich zu den Basis-Punkten in ihrer *Yin*-Lage auf der Stirn.

Indikationen:

Augen-Punkt: alle Augenstörungen und Schmerzen, z. B.:
- Verminderte Sehkraft
- Glaukom
- Bindehautentzündung
- Schielen
- Epiphora
- posttraumatische oder postoperative Schmerzen und Beschwerden
- Makuladegeneration

Nasen-Punkt: alle Schmerzen und Beschwerden im Naseraum:
- Allergien
- Rhinitis
- Sinusitis
- Nasenverstopfung
- posttraumatische oder postoperative Schmerzen und Beschwerden

Mund-Punkt: Schmerzen und Beschwerden in und um den Mund, z. B:
- Mundhöhlenentzündung
- Halsschmerzen
- Herpes simplex
- Zahnschmerzen
- Schmerzen nach Zahnextraktion
- Aphasie
- posttraumatische oder postoperative Schmerzen und Beschwerden

Ohr-Punkt: jegliche Schmerzen und Beschwerden am Ohr:
- Hörstörungen
- Otitis externa
- Otitis media
- Tinnitus
- posttraumatische oder postoperative Schmerzen und Beschwerden

Kapitel 3

Tinnitusbehandlung

Zur Behandlung von Tinnitus verwendet man eine Kombination von Punkten, die *Yin*- und *Yang*-Ohrpunkte plus zwei dazwischen liegende unbenannte Punkte. (siehe Abb. 34). Man fängt mit dem *Yang*-Ohrpunkt an und addiert der Reihe nach die davor liegenden Punkte. Es ist nicht immer notwendig, alle vier Punkte zu nadeln. Der Patient wird während der einzelnen Behandlungen nach dem Erfolg befragt. Manchmal müssen jedoch auch noch Y-Punkte, entsprechend der Hals- oder Bauchdiagnose, dazu genommen werden. In Ausnahmefällen finden sich auch mehrere druckempfindliche Punkte, die dann auf der sogenannten Tinnituslinie genadelt werden können.

Im Durchschnitt wird mit dieser Tinnitus-Punktkombination allein eine Besserung von bis zu 70 % erreicht.

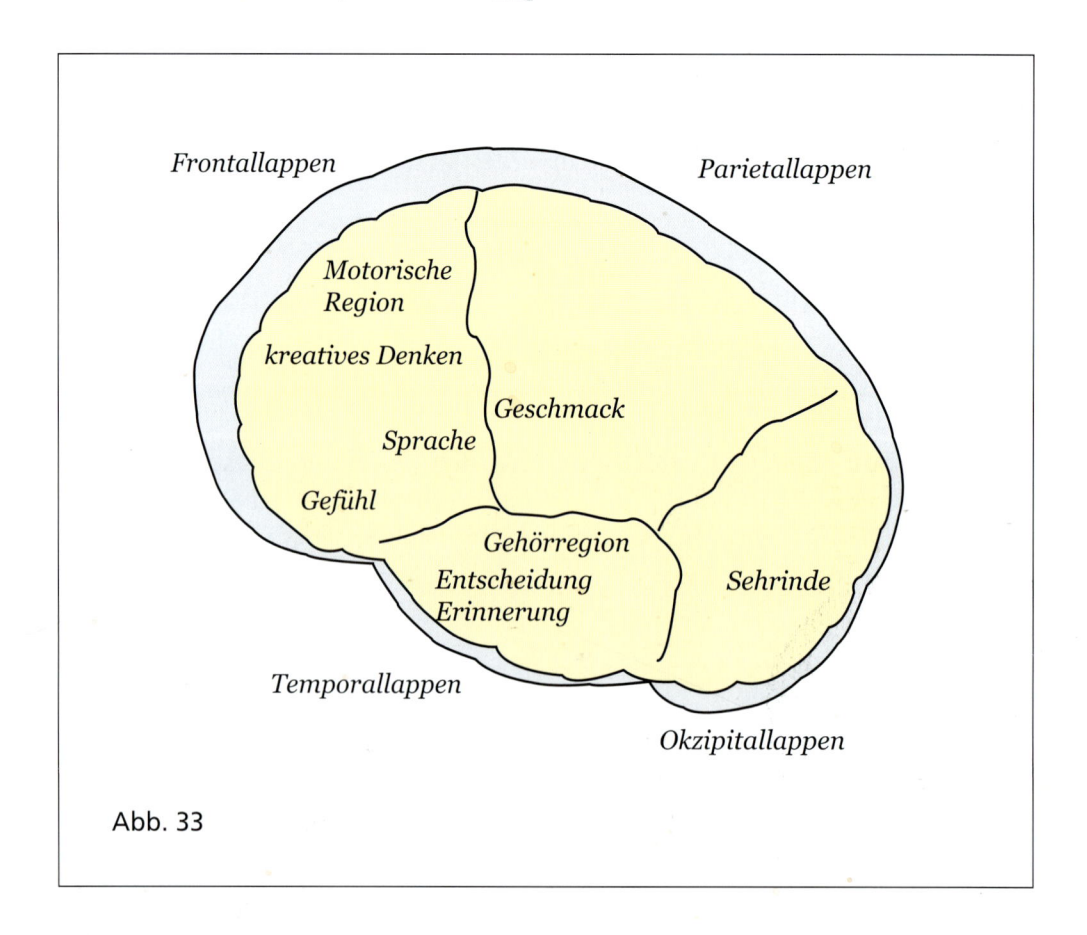

Frontallappen — *Parietallappen*

Motorische Region
kreatives Denken
Geschmack
Sprache
Gefühl
Gehörregion
Entscheidung
Erinnerung
Sehrinde

Temporallappen

Okzipitallappen

Abb. 33

YNSA-Sinnesorgan-Punkte

Nicht geklärt werden konnte bisher die Tatsache, dass mit dem *Yang*-Ohrpunkt auch eine Verbesserung der Sehkraft erzielt werden kann. Eine mögliche Rolle spielt dabei vielleicht, dass der *Yang*-Ohrpunkt über der Sehsphäre des Gehirns liegt.

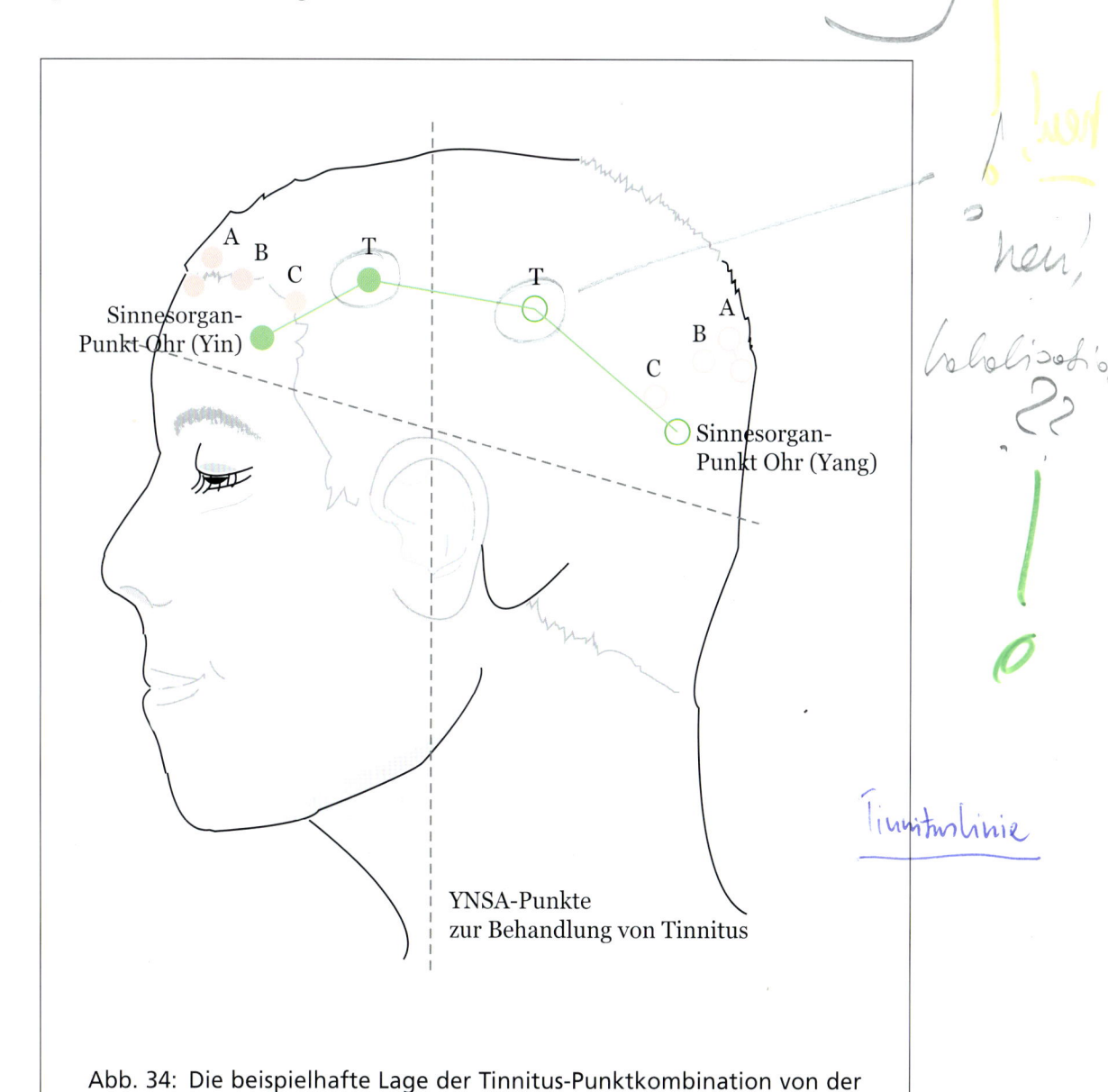

Abb. 34: Die beispielhafte Lage der Tinnitus-Punktkombination von der Seite in **Yin** anterior und **Yang** posterior Position T = Tinnitus-Punkt.

3.3 Die YNSA-Gehirn-Punkte

Es gibt der groben Einteilung nach drei YNSA-Gehirn-Punkte:

- Cerebrum
- Cerebellum
- Basalganglion

Zur Behandlung stellt man sich jedoch am besten die Anatomie des Gehirns vor und tastet entsprechend der Diagnosezonen nach empfindlichen Punkten.

Die Gehirn-Punkte sind auch in der okzipitalen *Yang*-Lage vorhanden, in der üblichen, etwas niedrigeren Position.

Der **Cerebrum-Punkt** liegt beiderseits der Mittellinie etwa 1 cm über dem obersten A-Punkt.

Der **Cerebellum**-Punkt folgt gleich posterior.

Der **Basalganglien-Punkt** liegt etwas lang gestreckt zwischen dem Cerebrum und dem Cerebellum-Punkt auf der Mittellinie.

Das ganze Gehirnareal erstreckt sich über ca. 4-5 cm, von einem Gebiet etwa 1 cm hinter dem ersten A-Punkt bis zum Fonticulus anterior.

Die Einteilungen ergeben sich entsprechend dem Aufbau des anatomischen Gehirns. Es ist kaum möglich, jeden Punkt genau zu benennen. Man muss sich das anatomische Gehirn verkleinert vorstellen und nach dem „very point" suchen.

YNSA-Gehirn-Punkte

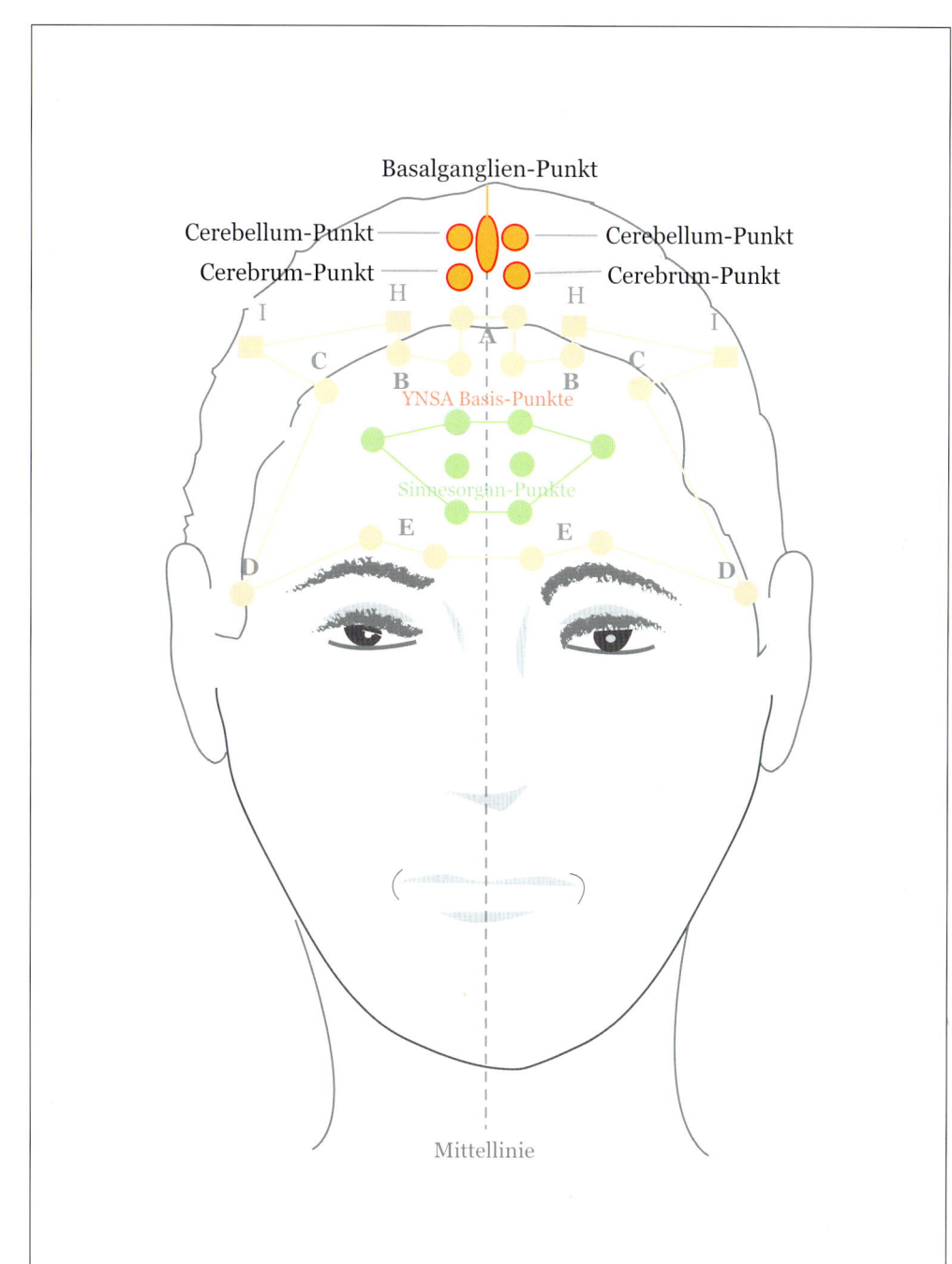

Abb. 35: Die YNSA-Gehirn-Punkte (orange) in ihrer *Yin*-Lage im Vergleich zu den YNSA-Basis-Punkten und YNSA-Sinnesorgan-Punkten.

Kapitel 3

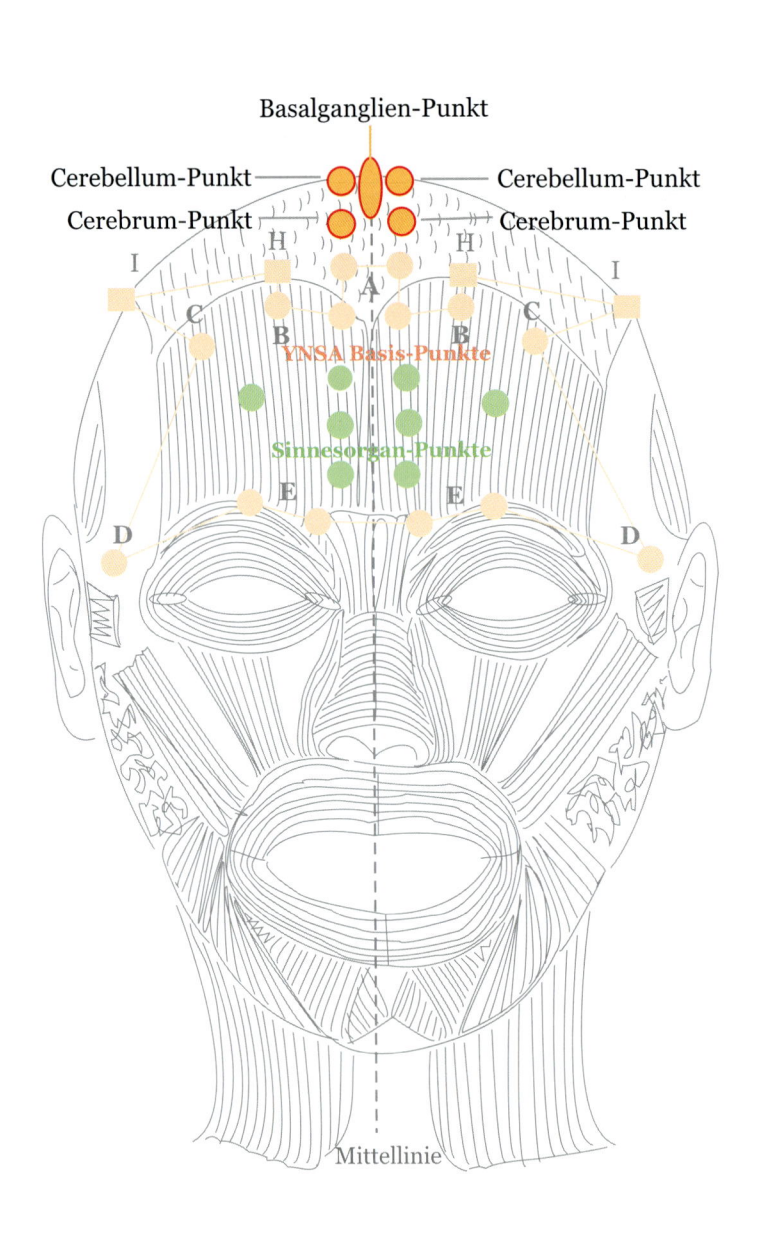

Abb. 36: Die YNSA-Gehirn-Punkte (orange) in ihrer *Yin*-Lage im Vergleich zu den YNSA-Basis-Punkten und YNSA-Sinnesorgan-Punkten auf der Muskulatur.

YNSA-Gehirn-Punkte

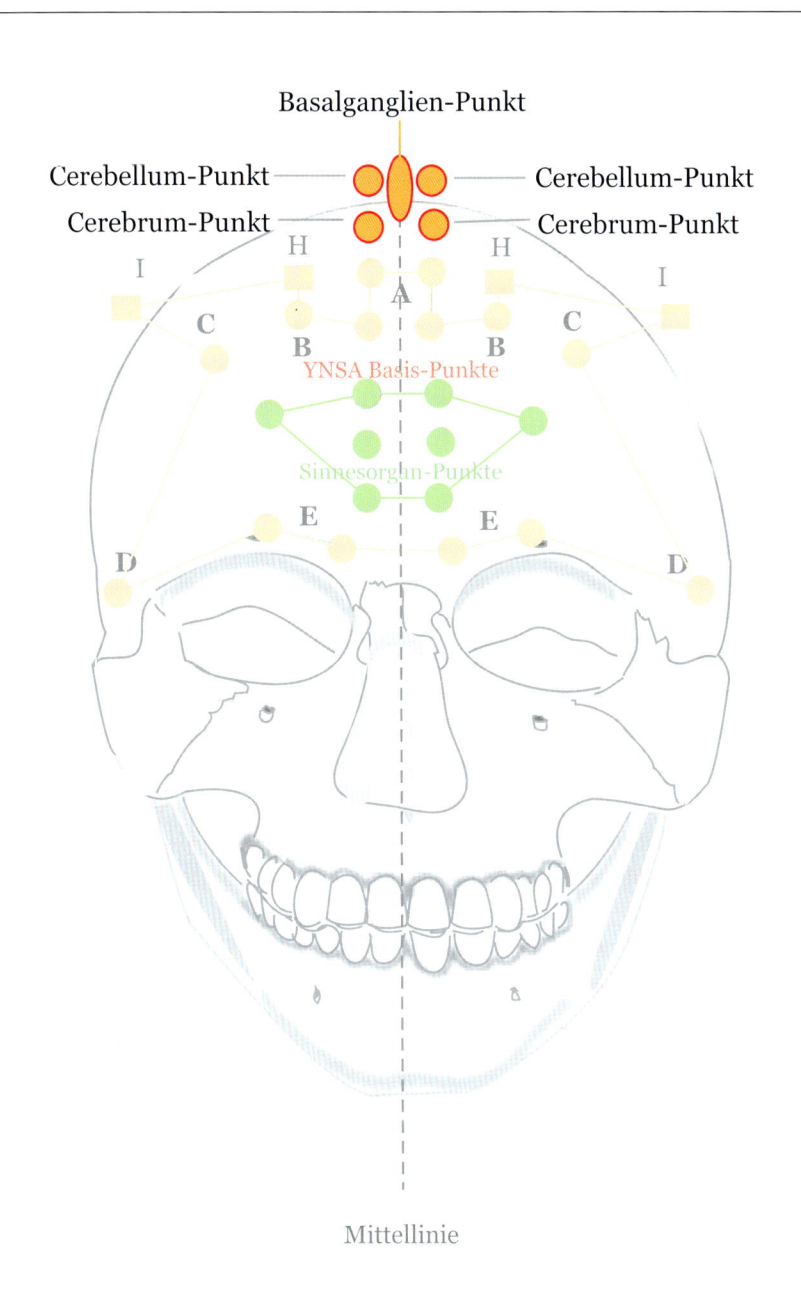

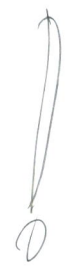

Abb. 37: Die YNSA-Gehirn-Punkte (orange) in ihrer *Yin*-Lage im Vergleich zu den YNSA-Basis-Punkten und YNSA-Sinnesorgan-Punkten auf dem Schädel.

Kapitel 3

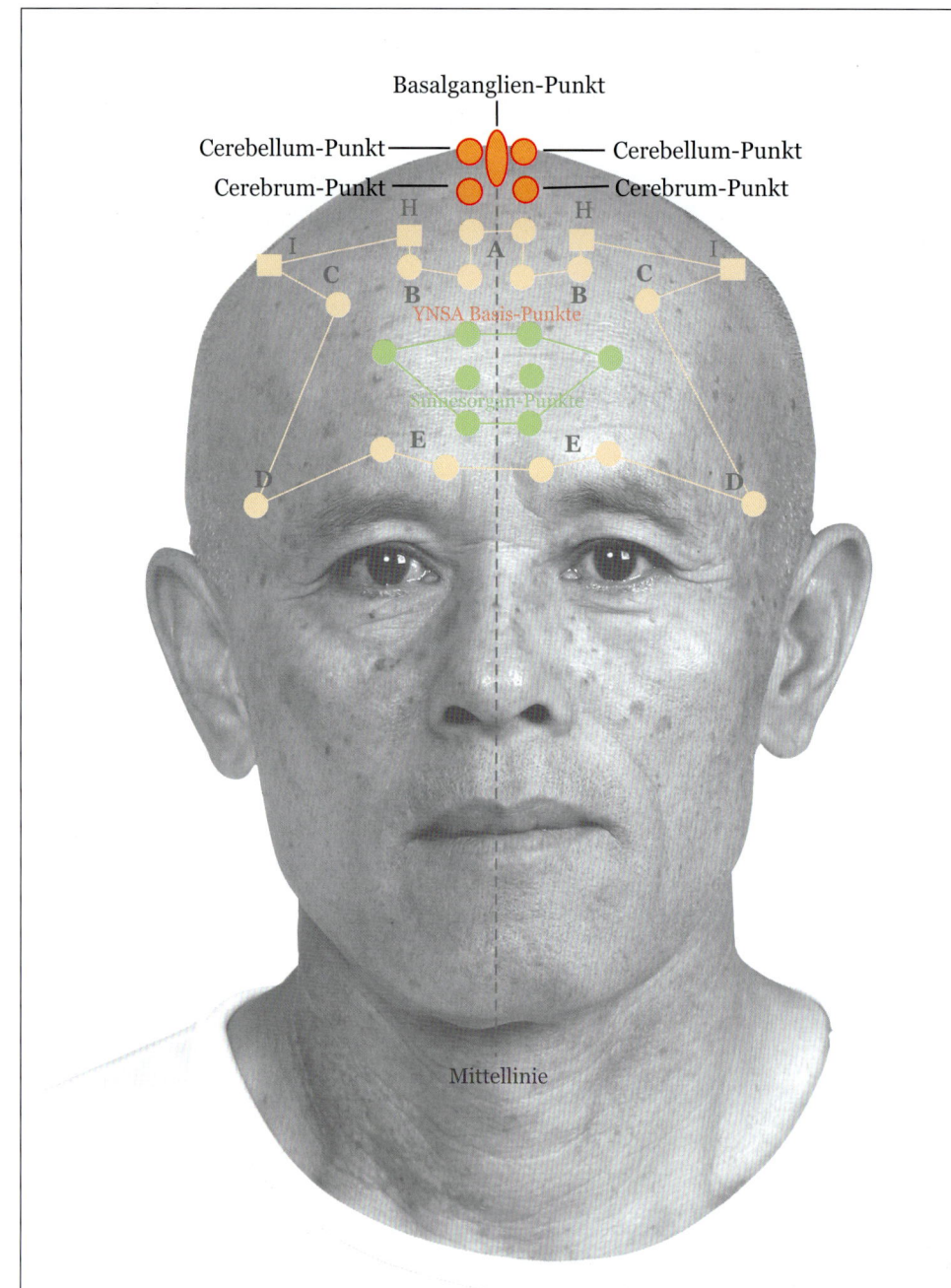

Abb. 38: Die YNSA-Gehirn-Punkte (orange) in ihrer *Yin*-Lage im Vergleich zu den YNSA-Basis-Punkten und YNSA-Sinnesorgan-Punkten auf einer Fotografie.

YNSA-Gehirn-Punkte

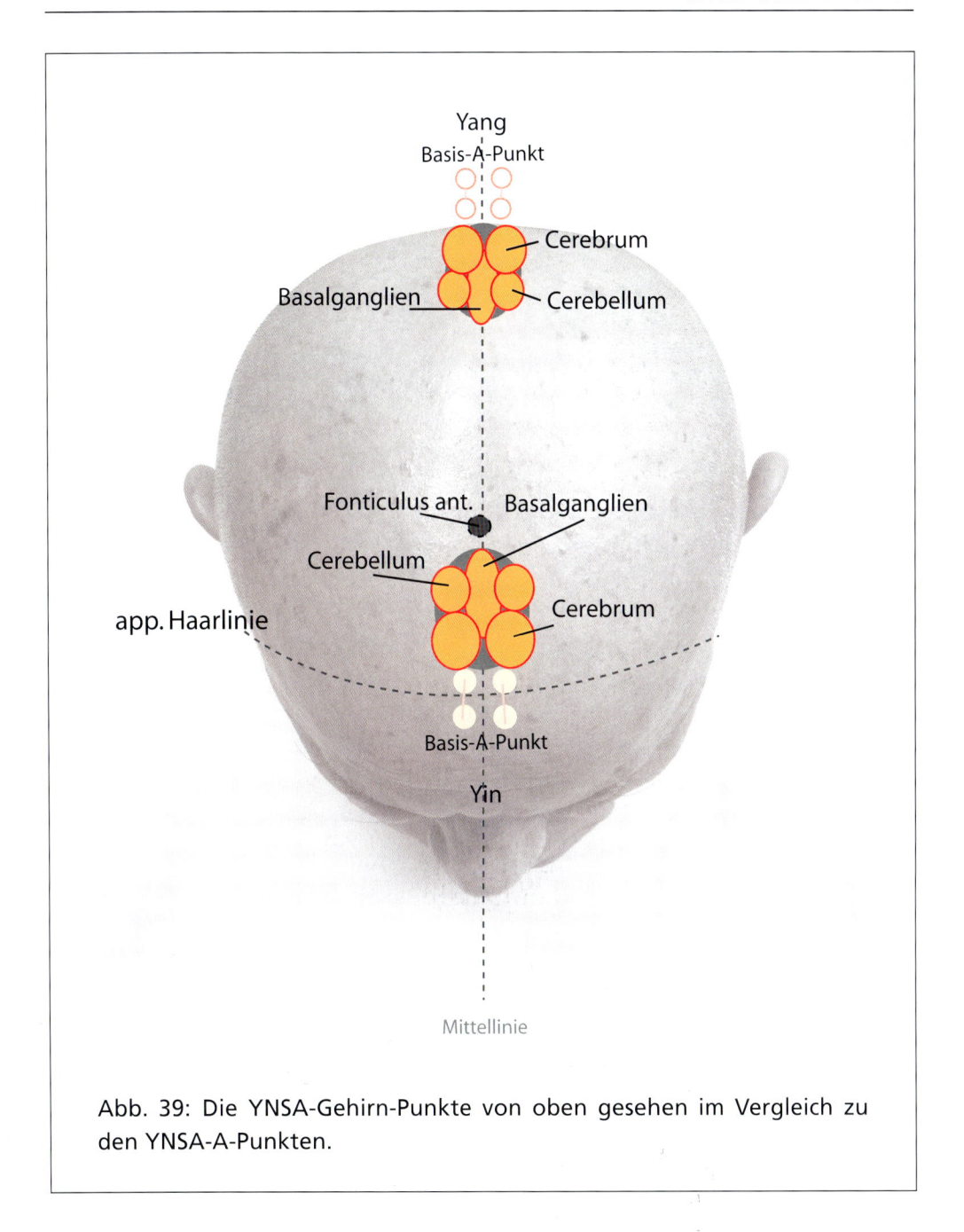

Abb. 39: Die YNSA-Gehirn-Punkte von oben gesehen im Vergleich zu den YNSA-A-Punkten.

Die YNSA-Gehirn-Punkte sind besonders für Neurologen von sehr großem Wert, denn sie können zur Behandlung einer Vielzahl von neurologischen Krankheiten und Störungen verwendet werden.

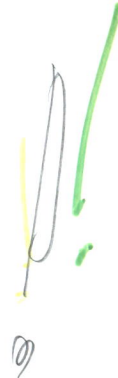

Kapitel 3

Indikationen:

- Alle motorischen Störungen
- Hemiplegie und Paraplegie
- Migräne und Trigeminusneuralgie
- Parkinson'sche Krankheit
- Multiple Sklerose
- Endokrine Störungen
- Schwindelgefühl
- gestörtes Sehvermögen, Tinnitus, Aphasie
- Demenz und Alzheimer
- Epilepsie
- Schlafstörungen
- Depressionen und psychische Störungen
- aber auch langwierige chronische Schmerzen

Parkinson' sche Patienten werden immer ipsilateral behandelt.

Multiple Sklerose Patienten werden fast immer mit *Yang*-Gehirn-Punkten behandelt. Trotzdem müssen in jeden Fall die Diagnosezonen vor der Behandlung untersucht werden.

Die YNSA-Gehirn-Punkte zeigen sich auch auf den diagnostischen Zonen der Bauchdecke und des Halses, wie später noch beschrieben wird.

Erfahrungsgemäß ist eine Hemiplegiebehandlung nicht vom Alter des Patienten abhängig, sondern von der Zeit, die seit Infarkt oder Blutung vergangen ist.

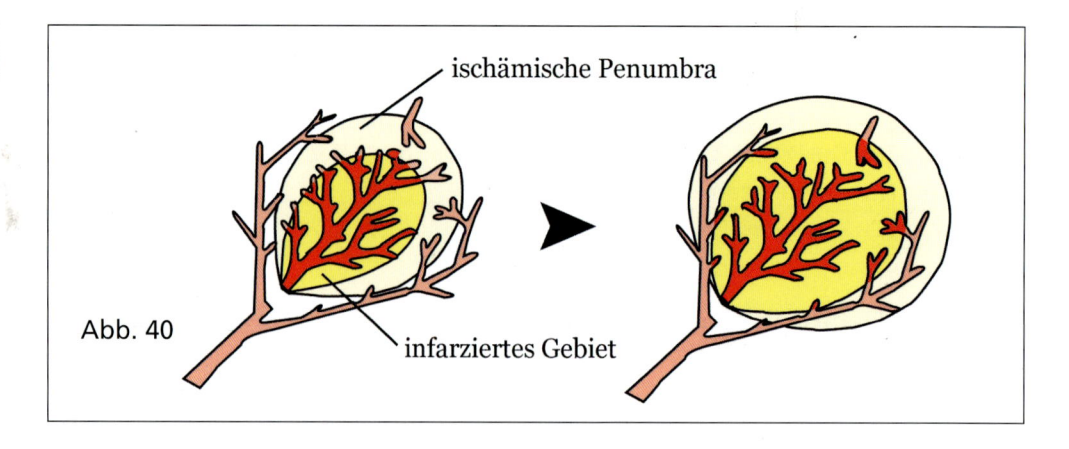

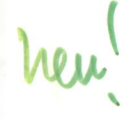

Abb. 40 — ischämische Penumbra / infarziertes Gebiet

YNSA-Gehirn-Punkte

Zerebraler ischämischer Infarkt   Zerebrale Hämorrhagie

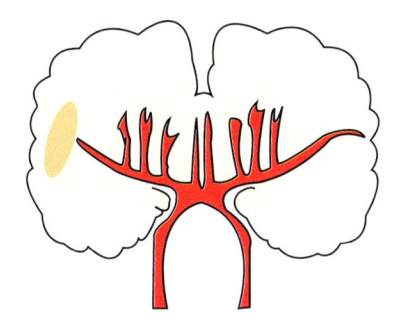

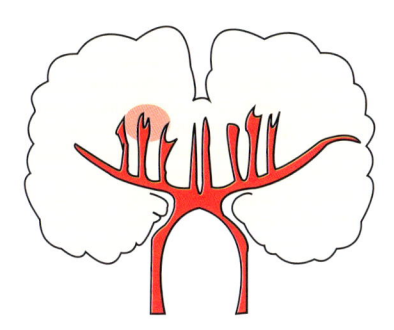

nach 3 Stunden

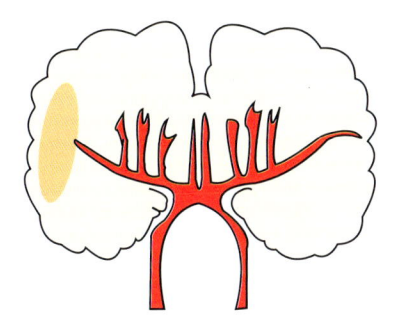

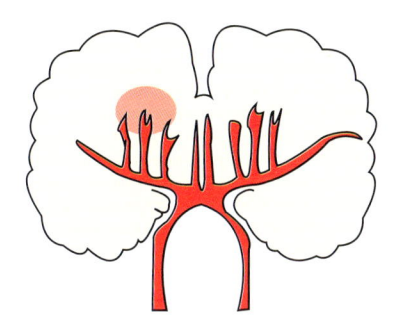

nach 6 Stunden

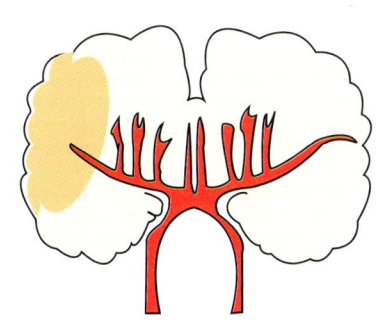

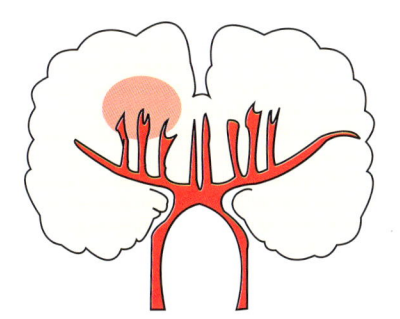

nach 24 Stunden

Abb. 41: Diese Grafik zeigt den ungefähren zeitlichen Verlauf bei einer Gehirnthrombose oder Hirnblutung.

Kapitel 3

frontal
Versorgungsgebiet der Arteria cerebri anterior

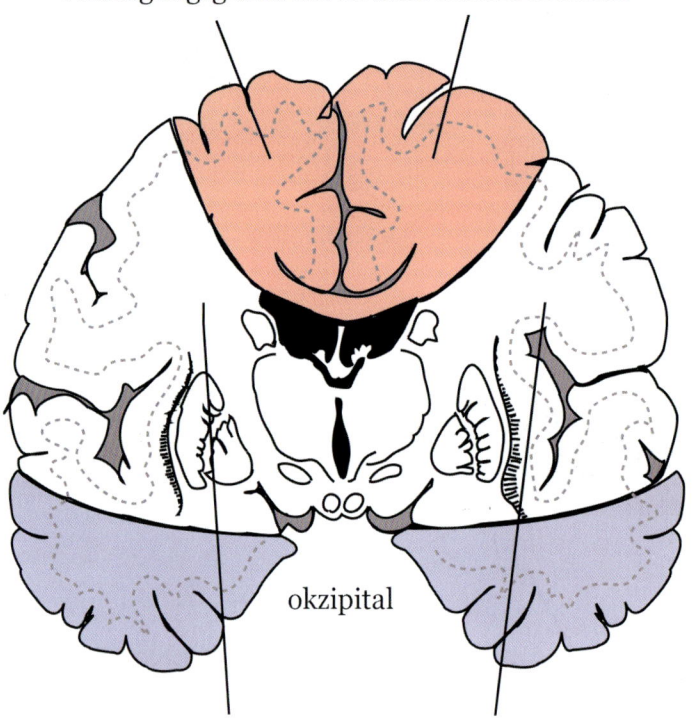

okzipital

Versorgungsgebiet der Arteria cerebri media

Abb. 42: Zur Behandlung von Beschwerden und Schmerzen in den Extremitäten oder auch bei Hemiplegie ist es angezeigt, für die unteren Extremitäten im frontalen Bereich des Gehirnsomatotopes (rosa) und für die oberen Extremitäten in der Mittelregion (weiß) nach dem „very point" zu suchen.

YNSA-Gehirn-Punkte

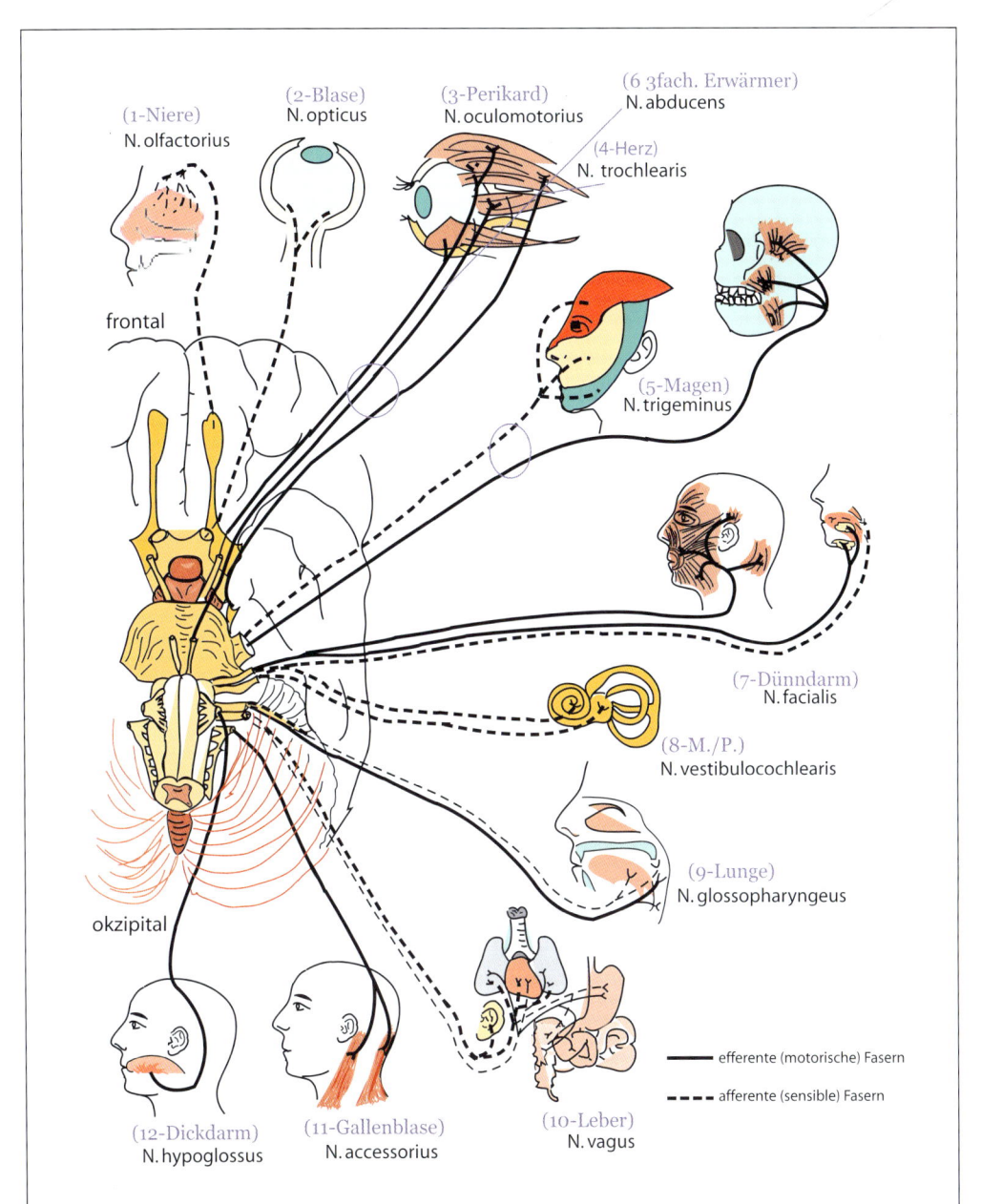

(1-Niere) N. olfactorius
(2-Blase) N. opticus
(3-Perikard) N. oculomotorius
(6 3fach. Erwärmer) N. abducens
(4-Herz) N. trochlearis
frontal
(5-Magen) N. trigeminus
(7-Dünndarm) N. facialis
(8-M./P.) N. vestibulocochlearis
(9-Lunge) N. glossopharyngeus
okzipital
(12-Dickdarm) N. hypoglossus
(11-Gallenblase) N. accessorius
(10-Leber) N. vagus

— efferente (motorische) Fasern
--- afferente (sensible) Fasern

Abb. 43: Die 12 Hirnnerven sind gleichfalls innerhalb der Position des jeweiligen Somatotopes zu suchen, um mögliche Störungen in deren Verlauf zu den assoziierten Organen zu bestimmen. Die 12 Hirnnerven könnten eventuell eine Erklärung für die 12 Meridiane sein, die bisher anatomisch noch nicht nachgewiesen worden sind.

Kapitel 3

Die Akupunkturbehandlung sollte so früh wie möglich begonnen werden. Solange die Penumbra reversibel ist, wird das Ödem durch die YNSA reduziert und eine Verbesserung der Durchblutung erzielt.

Bei der Behandlung tastet man zuerst die Diagnosezonen ab. Hemiplegie Patienten werden fast immer kontralateral akupunktiert und sehr selten ipsilateral. Die diagnostischen Zonen sind maßgebend für die Entscheidung, auf welcher Seite die Behandlung beginnt.

Dabei stellt man sich die Anatomie des Gehirns vor. Im ausgewählten Areal wird daraufhin mit der Fingerspitze, beziehungsweise dem Fingernagel oder dem stumpfen Ende der Akupunkturnadel nach der empfindlichsten Stelle gesucht und diese behandelt. Da der Patient auch häufig nach einem Schlaganfall bewusstlos ist, muss der Akupunkteur sich auf sein Fingerspitzengefühl verlassen. Man kann den Punkt mit einiger Erfahrung als Delle oder Knötchen ertasten, ebenso wie bei allen anderen YNSA-Punkten auch.

Eine gute Patientenselbsthilfe für chronische Krankheitszustände wie Schmerzen, Hemiplegie, Demenz, Schlafstörungen usw. ist ein kleines Instrument „Shumoshin" (Nadeln so dünn wie Haare) genannt, womit sich der Patient selbst am angewiesenen YNSA-Punkt dreimal täglich für zwei Minuten behandeln kann, wenn er aus irgendeinem Grund den Arzt nicht häufig aufsuchen kann.

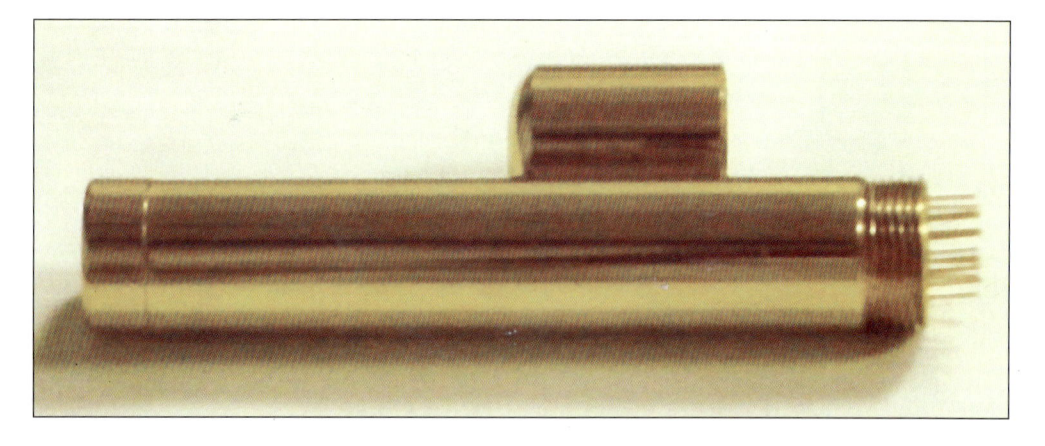

Abb. 44: Shumoshin

YNSA-Gehirn-Punkte

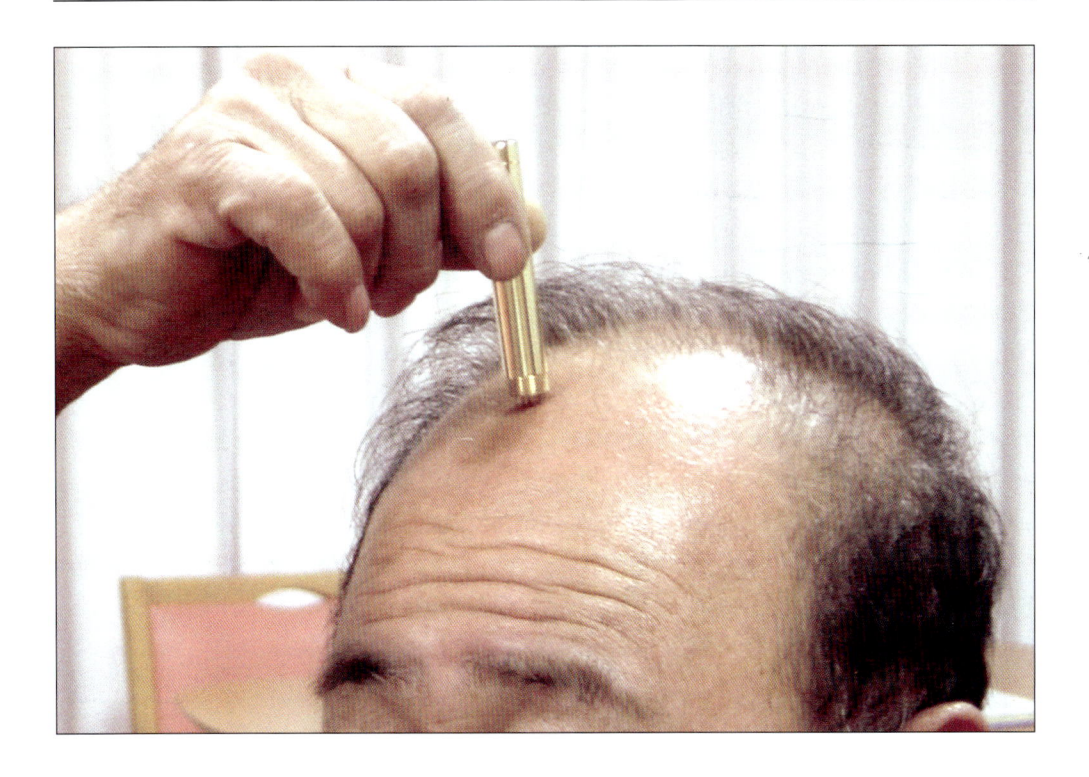

Abb. 45: Shumoshin: Das Instrument reizt den Punkt, ist aber schmerzlos, da sich die Nadeln durch einen Federmechanismus zurückschieben und die Haut nur kurz berühren.

3.4 Zusammenfassung der YNSA-Basis-Punkte, -Sinnesorgan-Punkte und -Gehirn-Punkte

Die 11 YNSA-Basis-Punkte werden vorwiegend benutzt, um motorische Nervenfunktionsstörungen wie bei Paralyse, Hemiplegie und Paraplegie zu behandeln, sowie Funktionsstörungen und Schmerzen im Bereich des Bewegungsapparates, hervorgerufen durch Verletzungen, Operationen oder pathologische Veränderungen wie z. B. Tumoren oder einen Bandscheibenvorfall. Die Behandlung von Störungen der inneren Organe über die Basis-Punkte ist seltener, aber nicht ausgeschlossen.

Die vier Sinnesorgan-Punkte werden benutzt, um alle Funktionsstörungen, Schmerzen und allergische Zustände zu behandeln.

Es gibt viele weitere Indikationen für YNSA-Basis- und -Sinnesorgan-Punkte als die hier angegebenen, jedoch bleiben diese den Einschätzungen der jeweiligen Fachärzte überlassen.

Gehirn-Punkte besitzen eine Unmenge von Anwendungsmöglichkeiten, was alleine schon durch die vielfältigen Funktionen des Gehirns vorgegeben ist. Jedoch ist es schwierig, die kleine Fläche der YNSA-Gehirn-Punkte in einzelne Zentren zu unterteilen. Darum ist es wichtig, sich immer die Anatomie des Gehirns vor Augen zu halten und demgemäß in der ungefähren Region nach dem richtigen Punkt zu suchen.

Gehirn- und Wirbelsäulenpunkte sind die YNSA-Punktgruppen, die eine entsprechende Zone sowohl in der Bauch- als auch in der Halsdiagnose aufweisen. Alle anderen Basis-Punkte und Sinnesorgan-Punkte sind nicht in den Diagnosezonen nachweisbar.

4

Die YNSA-Ypsilon-Punkte (Y-Punkte)

Kapitel 4

Es gibt **12 Ypsilon-Punkte**, die die inneren Organe repräsentieren und demgemäß zur Behandlung der inneren Organe benutzt werden. Sie sind aber ebenso wichtig in der Behandlung von kinetischen oder motorischen Störungen und Behinderungen. Oft können stressbezogene Schmerzen und unklare Schmerzregionen sehr erfolgreich mit Y-Punkten behandelt werden ebenso wie psychosomatische Beschwerden.

- 1 = Niere (NI) — N. olfactorius
- 2 = Blase (Bl) — N. opticus
- 3 = Perikard (PE) — N. oculomotorius
- 4 = Herz (HE) — N. trochlearis
- 5 = Magen (MA) — N. trigeminus
- 6 = 3-Erwärmer (DE) — N. abducens
- 7 = Dünndarm (DÜ) — N. facialis
- 8 = Milz und Pankreas (M/P) — N. vestibulo-cochlearis
- 9 = Lunge (LU) — N. glossopharyngeus
- 10 = Leber (LE) — N. vagus
- 11 = Gallenblase (GA) — N. accesorius
- 12 = Dickdarm (DI) — N. hypoglossus

Die Nummerierung der Y-Punkte lehnt sich – jetzt neu – an die Hirnnervenpunkte an (s. S. 140, Kapitel 7).

Die *Yin*-Y-Punkte sind sehr klein und befinden sich in einer dichten Ansammlung in der Schläfenregion über der Fossa temporalis.

Die *Yang*-Y-Punkte liegen ungefähr spiegelbildlich fortlaufend von der coronalen Trennlinie nach okzipital. Der *Yang*-Nieren-Punkt und der Blasen-Punkt liegen jedoch weiter unten.

Die Y-Punkte haben außer der *Yin*- und *Yang*-Zone eine weitere Spiegelung nach oben, ein schwaches *Yin* und ein schwaches *Yang*. Von diesen genannten vier Gruppen bilden die vier Herz-Punkte das Zentrum.

Diese beiden schwachen Y-Punkt-Zonen werden jedoch sehr selten behandelt und es gibt keine zufriedenstellende Regel die angibt, wann sie zur Behandlung benutzt werden können. Diese schwachen Y-Punkte können jedoch dann ertastet und behandelt werden, wenn Behandlungen in den anderen Regionen ungenügende Behandlungserfolge erzielen.

Die YNSA-Ypsilon-Punkte

YNSA-Ypsilon-Punkte sind nicht nur Akupunkturpunkte, sondern jeder Y-Punkt verkörpert in seinem winzigen Umfang die komplette Länge eines jeden Meridians. Dieser Tatsache ist vielleicht die schnelle Wirkung der YNSA-Punkte zuzuschreiben.

Schließlich ist es viel einfacher, weniger zeitraubend und schneller wirkend, einen YNSA-Y-Punkt zu behandeln, als mehrere Akupunkturpunkte entlang eines Meridians. Damit soll jedoch keineswegs behauptet werden, dass man keine anderen Akupunkturpunkte benutzen kann oder sollte.

Die Funktionsweise der Y-Punkte ist in gewisser Weise komplexer als die der Basis-Punkte. Einige Kenntnisse und etwas Verständnis der Theorie der asiatischen Medizin sind unumgänglich.

Damit eine wirksame und genaue Behandlung mit Y-Punkten gewährleistet ist, müssen obligatorisch gleichzeitig entweder die Bauchdecken- oder die Halsdiagnose oder beide verwendet werden.

Der Behandlungserfolg durch die Y-Punkte hängt stark von dieser Diagnose ab. Tief verwurzelte und innere Störungen oder ein gestörtes Gleichgewicht des Körpers und des Geistes werden immer mit Y-Punkten behandelt.

Oft können stressbezogene Schmerzen oder unbestimmte Schmerzregionen, wie z. B. Nacken oder Rückenschmerzen, besser mit Y-Punkten behandelt werden als mit Basis-Punkten, auch wenn Basis-Punkte zunächst indiziert waren.

Wenn die Behandlung eines Patienten mit Basis-Punkten nicht erfolgreich verlaufen ist, kann man vermuten, dass die Wurzel der Funktionsstörungen oder des Ungleichgewichtes tiefer liegt. In solchen Fällen werden die Y-Punkte benutzt. Dies kommt häufig bei Patienten mit Hemiplegie oder Paraplegie vor.

Um z. B. die Beweglichkeit der betroffenen Gliedmaßen bei einem Hemiplegiepatienten zu verbessern, kann es völlig ausreichend sein, nur den Basis-C-Punkt (obere Extremitäten) und den Basis-D-Punkt (untere Extremitäten) zu behandeln, um ein gutes Ergebnis zu erzielen. Gelegentlich sind die Ergebnisse jedoch nicht ausreichend oder die erzielten Ergebnisse sind minimal. Dann wäre der nächste Schritt die Bauchdecken- oder Halsregionen diagnostisch zu überprüfen, um zum Beispiel eine aktive, d. h. druckdolente diagnostische Nierenzone zu finden.

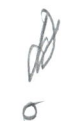

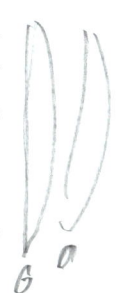

Kapitel 4

Die Akupunktur des Y-Nieren-Punktes sollte die gewünschten Ergebnisse liefern, nicht weil die Niere erkrankt ist, sondern weil bei diesem Patienten eine Störung des Gleichgewichtes der Niere vorliegt.

Die Behandlung des aktiven Y-Nieren-Punktes kann zur Wiederherstellung des Energiegleichgewichtes des Körpers führen. Dieses Phänomen kann natürlich auch bei anderen Beschwerden auftreten und an anderen Y-Punkten. Ebenso können mehrere Y-Punkte betroffen sein. Aus diesem Grund muss immer wieder darauf hingewiesen werden, wie wichtig es ist, die diagnostischen Regionen vor, während und nach der Behandlung abzutasten.

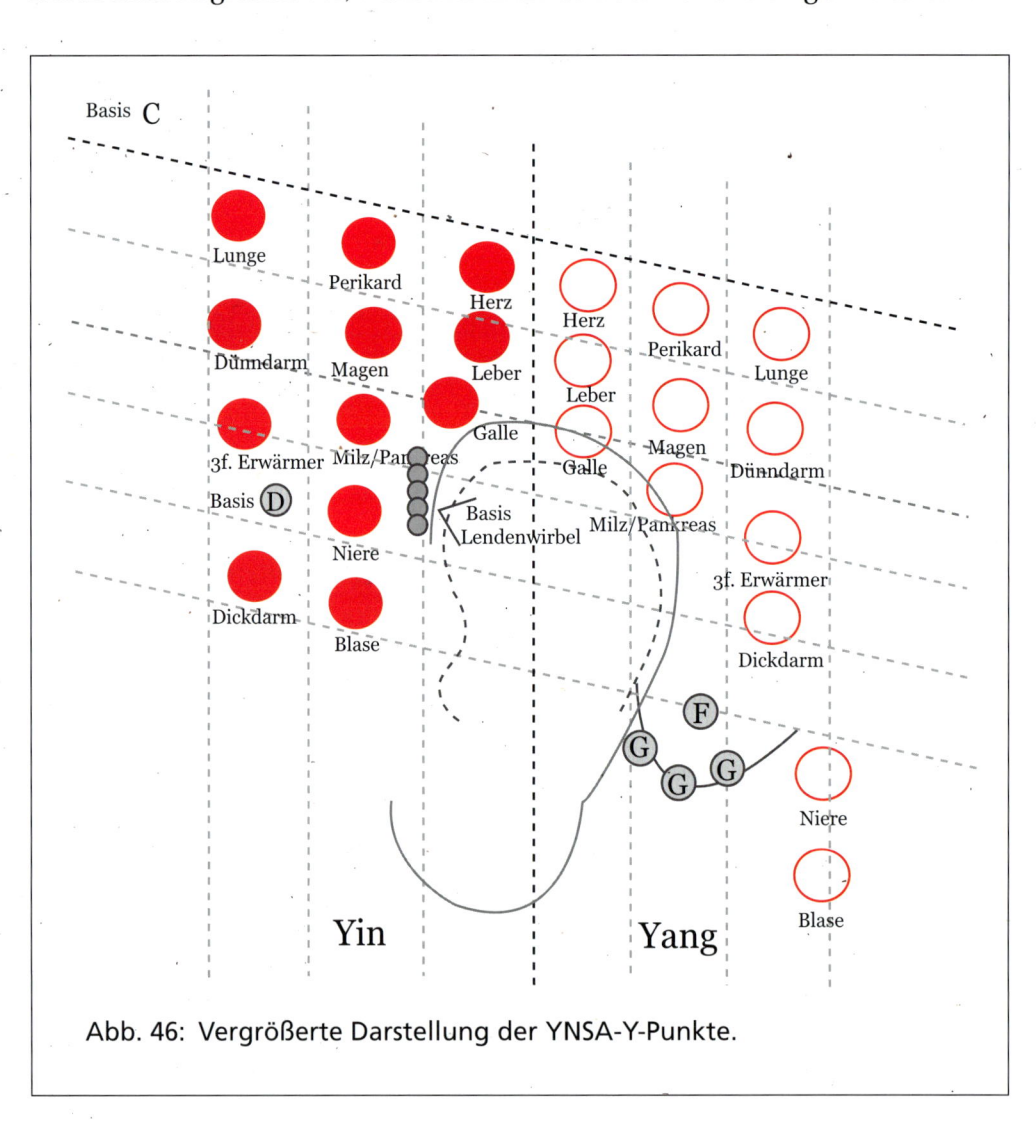

Abb. 46: Vergrößerte Darstellung der YNSA-Y-Punkte.

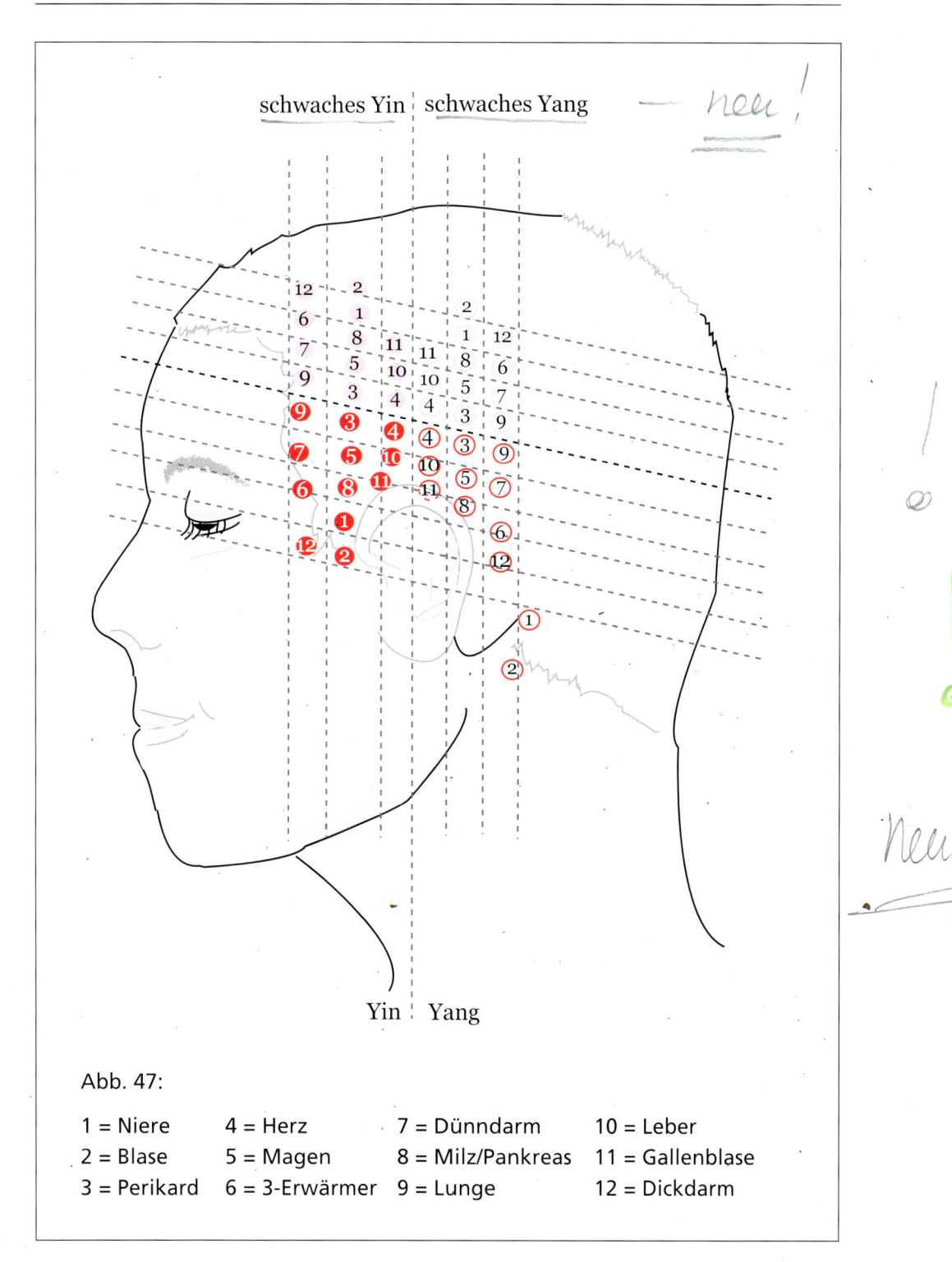

Die YNSA-Ypsilon-Punkte

schwaches Yin | schwaches Yang

Yin | Yang

Abb. 47:

1 = Niere	4 = Herz	7 = Dünndarm	10 = Leber
2 = Blase	5 = Magen	8 = Milz/Pankreas	11 = Gallenblase
3 = Perikard	6 = 3-Erwärmer	9 = Lunge	12 = Dickdarm

Kapitel 4

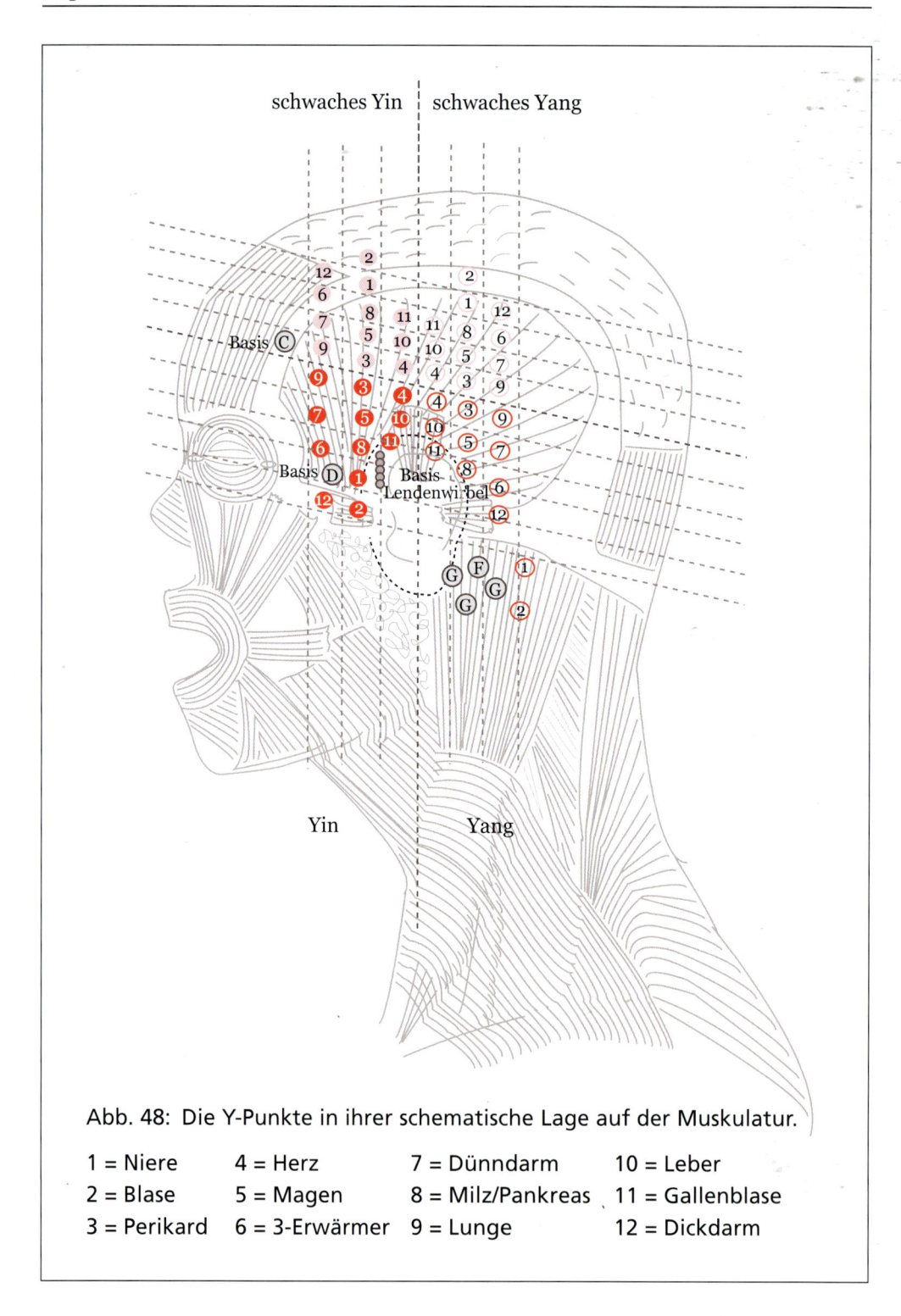

schwaches Yin | schwaches Yang

Abb. 48: Die Y-Punkte in ihrer schematische Lage auf der Muskulatur.

1 = Niere	4 = Herz	7 = Dünndarm	10 = Leber
2 = Blase	5 = Magen	8 = Milz/Pankreas	11 = Gallenblase
3 = Perikard	6 = 3-Erwärmer	9 = Lunge	12 = Dickdarm

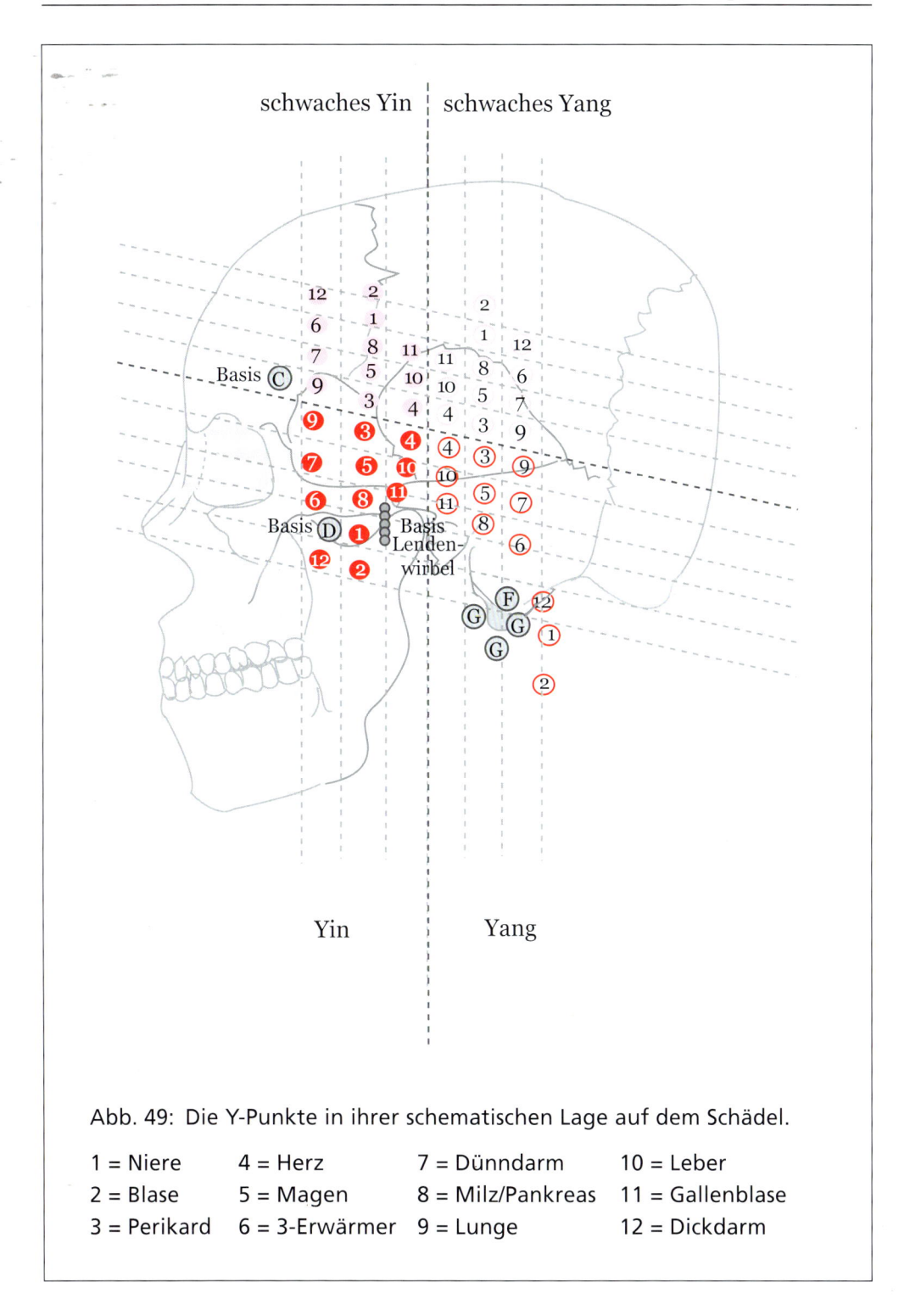

Die YNSA-Ypsilon-Punkte

Abb. 49: Die Y-Punkte in ihrer schematischen Lage auf dem Schädel.

1 = Niere   4 = Herz   7 = Dünndarm   10 = Leber
2 = Blase   5 = Magen   8 = Milz/Pankreas 11 = Gallenblase
3 = Perikard   6 = 3-Erwärmer   9 = Lunge   12 = Dickdarm

Kapitel 4

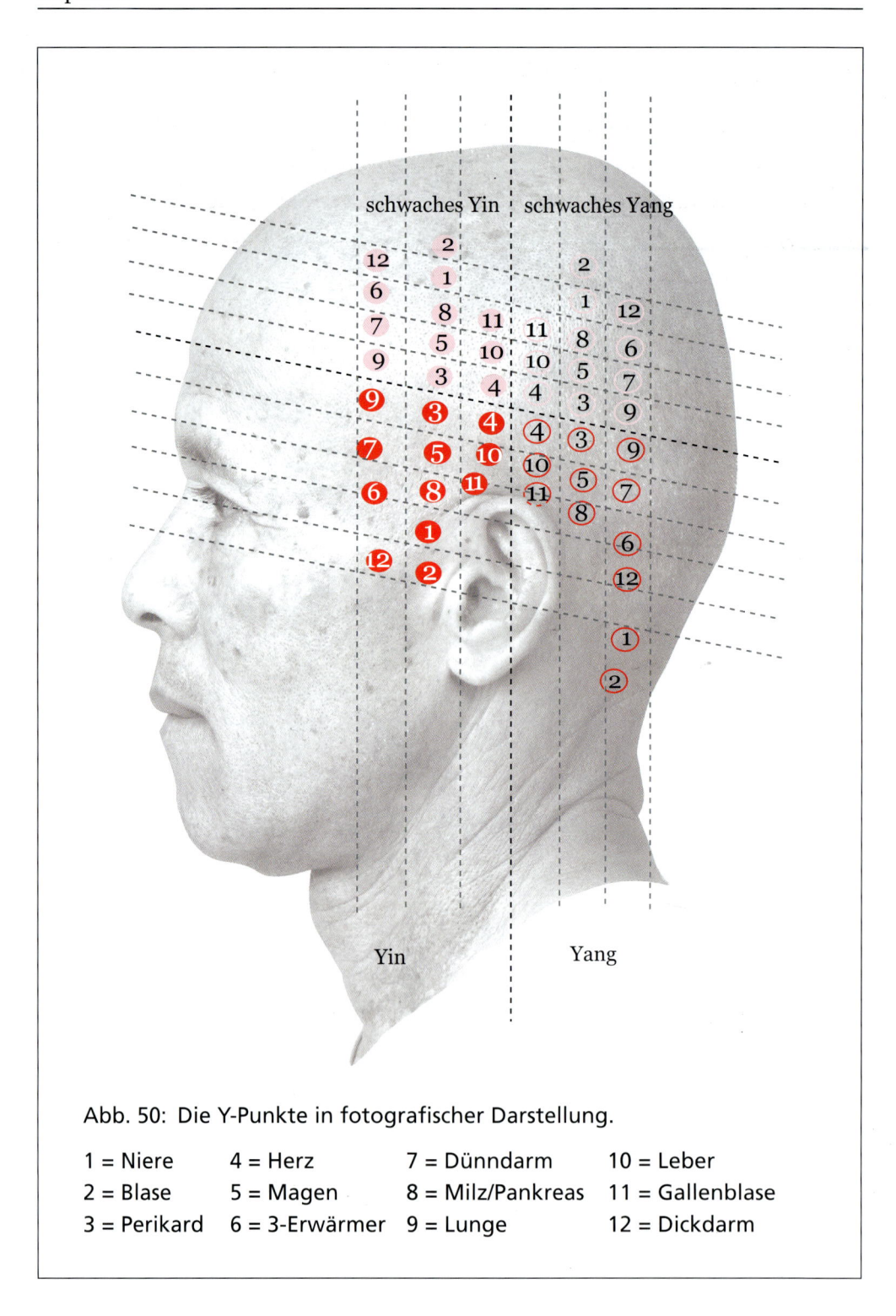

schwaches Yin | schwaches Yang

Yin | Yang

Abb. 50: Die Y-Punkte in fotografischer Darstellung.

1 = Niere	4 = Herz	7 = Dünndarm	10 = Leber
2 = Blase	5 = Magen	8 = Milz/Pankreas	11 = Gallenblase
3 = Perikard	6 = 3-Erwärmer	9 = Lunge	12 = Dickdarm

Indikationen für die Y-Punkte

Die Indikationen der Y-Punkte schließen Funktionsstörungen aller inneren Organe ein. Alle Indikationen die auf YNSA-Basis-Punkte, Sinnesorgan-Punkte und Gehirn-Punkte zutreffen, gelten auch für Ypsilon-Punkte. Darüber hinaus kann auch jede motorische, funktionelle oder psychische Störung über diese Punkte behandelt werden.

Es gibt fast unbegrenzte Behandlungsmöglichkeiten bei jedem reversiblen Zustand und in jedem medizinischen Spezialbereich.

Hier nur einige Beispiele:
- Darmunregelmäßigkeiten wie Diarrhö, Obstipation
- Magenulkus, Divertikulitis
- Brustschmerzen, Atemnot, Hyperventilation, Asthma, Angina Pectoris, Herzrhythmusstörungen, Tachykardie
- Nierenstörungen, Nierensteine, Polyurie, Hypertrophie der Prostata
- Hepatitis, Pankreatitis, Diabetes, Cholezystitis und Cholelithiasis
- Kopfschmerzen, Migräne, Trigeminusschmerzen und Gesichtslähmungen
- zerebrale Störungen wie Hemiplegie, Paralyse, zerebrale Lähmungen und Multiple Sklerose
- viele Arten von kinetischen Störungen, zervikale Schmerzen, Lendenschmerzen, Steißbeinschmerzen verschiedener Ursachen, Osteoporose

Abgesehen von diesen eher allgemeinen Erscheinungen, ist die Behandlung mit der YNSA in jedem medizinischem Spezialgebiet angebracht.

Kapitel 4

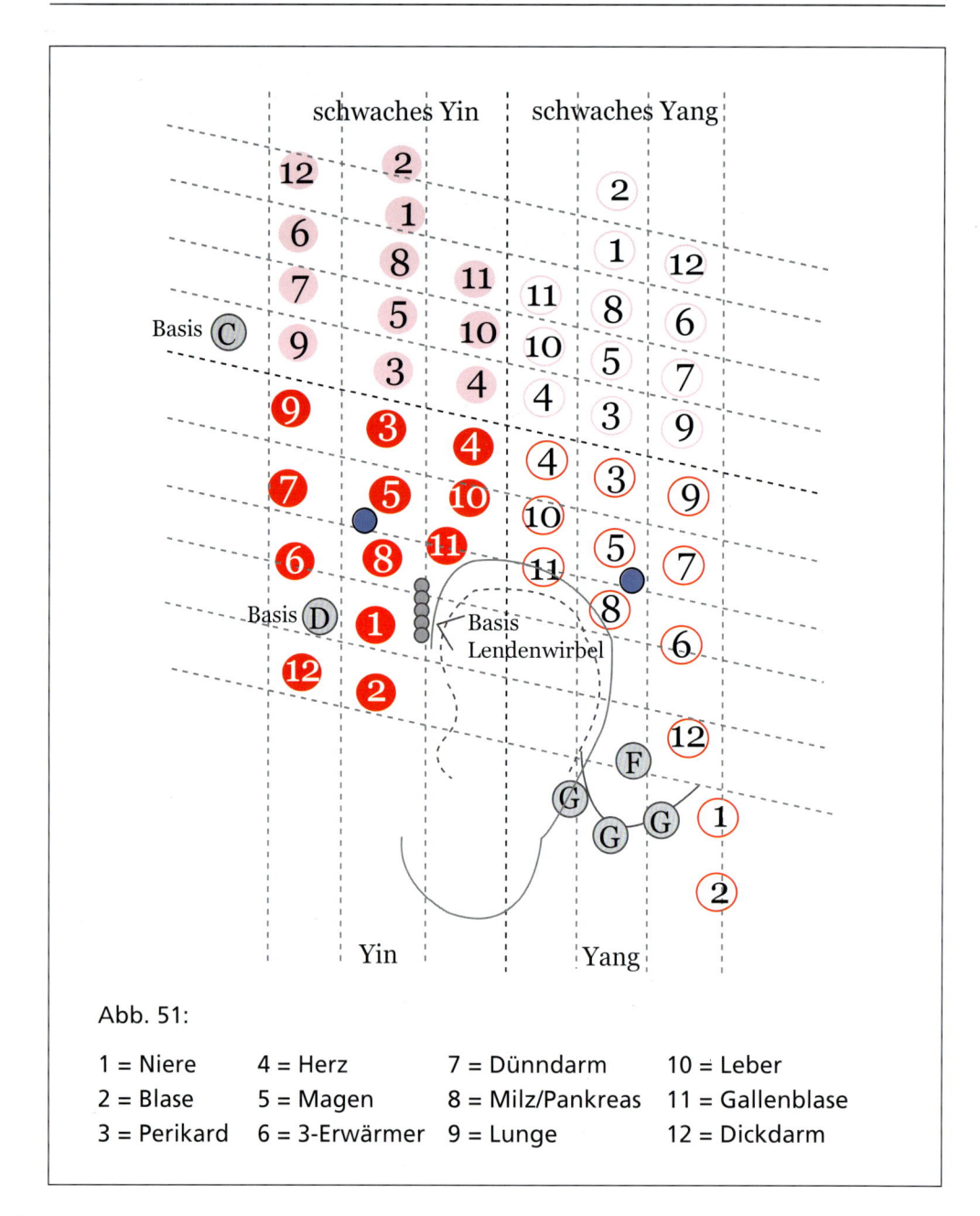

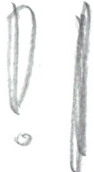

Abb. 51:

schwaches Yin | schwaches Yang

Basis C
Basis D
Basis Lendenwirbel

Yin | Yang

1 = Niere   4 = Herz   7 = Dünndarm   10 = Leber
2 = Blase   5 = Magen   8 = Milz/Pankreas 11 = Gallenblase
3 = Perikard 6 = 3-Erwärmer 9 = Lunge   12 = Dickdarm

Zwischen den YNSA-Y-Punkten für Milz und Magen befinden sich noch zwei **Aphasie-Extrapunkte** (nur wegen ihrer Lage hier aufgeführt). Im vorderen *Yin*-Areal liegt der **Broca-Aphasiepunkt** und im *Yang*-Areal der **Wernicke-Aphasie-Punkt.**

5

Wie man in der Praxis vorgeht

Kapitel 5

Denjenigen, die YNSA anwenden, wird geraten, zunächst den Gebrauch der YNSA-Basis-Punkte, Sinnesorgan-Punkte und Gehirn-Punkte zu üben und sich mit ihnen gründlich vertraut zu machen, bevor sie zu den komplizierteren Y-Punkten übergehen.

Die YNSA-Basis-Punkte, Sinnesorgan-Punkte und Gehirn-Punkte sind insofern einfacher einzusetzen, weil jeder Punkt einen bestimmten Körperteil repräsentiert. Es ist nicht nötig, dazu die Hals- oder Bauchdecken-Diagnose zu beherrschen, obwohl auch einige Basis-Punkte und Gehirn-Punkte in den Diagnose-Arealen vertreten sind.

Sie sollten sich unbedingt der korrekten Diagnose sicher sein. Es ist außerordentlich wichtig, eine korrekte medizinische Diagnose zu stellen, bevor man die Akupunkturbehandlung beginnt. Wenn irgendwelche Zweifel bestehen, sollte man bei Bedarf von herkömmlichen Labortests, Röntgenaufnahmen, MRI (Magnet Resonanz Tomographie) oder dergleichen Gebrauch machen.

Bei bakteriellen Entzündungen zum Beispiel können die Schmerzen mit YNSA sehr wohl gelindert werden, aber Antibiotika werden wahrscheinlich unentbehrlich sein, wenn auch die Menge an Medikamenten weitaus geringer ist als ohne eine Akupunkturbehandlung.

Das Risiko von Nebenwirkungen ist offensichtlich geringer, wenn weniger Medikamente eingesetzt werden. Diese Tatsache ist nicht nur ein Vorteil der YNSA, sondern jeglicher Akupunktur.

Ein weiterer Behandlungsbereich ist die adjuvante Krebstherapie. Auch hier spricht der Schmerz wiederum sehr gut auf eine YNSA Behandlung an, aber auch die YNSA heilt oder verlangsamt das Krebswachstum nicht. Die YNSA kann das subjektive Wohlbefinden des Patienten steigern. Ein zu spätes Erkennen und verzögerte Operationen oder Spezialbehandlungen können außerordentlich schädlich für den Patienten sein.

Es gibt keine direkten Kontraindikationen für eine Behandlung mit YNSA als solche, aber Vorsicht ist bei Patienten mit hohem Fieber und äußerst schwachen Patienten geboten!

Wie man die YNSA-Basis-Punkte, Sinnesorgan-Punkte und Gehirn-Punkte findet

YNSA-Punkte können mit einem Punktdetektorstift oder -instrument gefunden werden, aber aufgrund der hohen Elektropermeabilität des Schädels scheint diese Methode nicht so gut zu funktionieren. Das gut geübte Fingerspitzengefühl scheint in diesem Falle zuverlässiger.

Wenn die Beschwerden oberhalb des Zwerchfells lokalisiert sind, sollten Sie zunächst den Punkt Di 4 (*Hegu*) ertasten, um die empfindliche Seite zu bestimmen. Die empfindliche Seite wird immer zuerst behandelt. Nachdem man die ungefähre Lage der YNSA-Punkte kennt, kann die genaue Position aller Basis-Punkte, Sinnesorgan-Punkte, Gehirn-Punkte und auch der Y-Punkte am besten identifiziert werden, wenn mit der Fingerspitze oder dem Daumen kreisend getastet wird. Der Punkt wird dann gekennzeichnet, indem man mit dem Fingernagel etwas Druck ausübt oder mit dem stumpfen Ende der Akupunkturnadel eine Markierung macht. Es erfordert einige Übung, aber mit wachsender Erfahrung wird es schneller und genauer gehen.

Beim Tasten mit dem Finger lässt sich eine deutliche Veränderung der Festigkeit des betroffenen YNSA-Punktes feststellen. Diese Veränderung kann unterschiedlich erfühlt werden. Zum Beispiel als eine Kerbe oder in Form eines Knotens, Fadens oder einer Perlenkette. Auch der Patient wird bestätigen können, dass er einen leichten Schmerz oder leichtes Unbehagen an diesem Punkt empfindet, wenn dieser palpiert wird.

Falls es sich um Patienten handelt, die nicht verstehen können, warum der Arzt andauernd am Kopf herumdrückt, wenn doch der Rücken oder eine andere entfernte Körperregion schmerzt, ist es ratsam, auch um den Schmerzpunkt herum zu palpieren. Ggf. sollte aber auch an einem anderen Punkt oder auf der gegenüberliegenden Seite getastet werden. Auf diese Weise lassen sich sowohl vom Arzt als auch vom Patienten die Unterschiede besser feststellen.

Nach einiger Übung ist das Tasten die sicherste und schnellste Methode, um YNSA-Punkte zu lokalisieren.

Kapitel 5

Die Behandlungsseite

Normalerweise werden die Basis- und Sinnesorgan-Punkte auf der erkrankten Seite behandelt, mit Ausnahme von Hemiplegie, bei der die Behandlung meistens auf der Gegenseite erforderlich ist.

Die Behandlung auf der Gegenseite ist auch bei den Gehirn-Punkten notwendig, obwohl es bei Patienten mit Beschwerden oder Behinderungen oberhalb des Zwergfells ratsam ist, Di 4 (*Hegu*) beidseits auf jede Empfindlichkeit oder Härte hin abzutasten. Die empfindlichste Seite muss immer zuerst behandelt werden. Danach werden wiederum beide Di 4 Punkte überprüft, weil sich die Reaktion auf die gegenüberliegende Seite verlagert haben kann. In diesem Fall wird die weitere Behandlung ebenfalls auf der anderen Seite fortgesetzt. Dieses Phänomen kann bei etwa 15-20 % der Patienten auftreten.

Zur Behandlung von Y-Punkten werden zuerst entweder die Diagnosezonen von Bauch oder Hals auf beiden Seiten untersucht und getastet. Für jede empfindliche diagnostische Zone wird der entsprechende Y-Punkt dann ebenfalls genau ertastet und behandelt. Danach wird die diagnostische Zone erneut abgetastet, um die Wirkung der Akupunktur zu beurteilen. Diese Zonen sollten nach der richtigen Positionierung der Nadel im Y-Punkt nicht mehr empfindlich sein. Dieser Vorgang wird so oft wiederholt, bis keine empfindliche Zone mehr getastet werden kann.

Die Bauch- oder Halsdiagnose sind unerlässlich zur Bestimmung des zu behandelnden Y-Punktes. Sind von Anfang an mehr als eine diagnostische Zone empfindlich, darunter auch Niere oder Leber, muss zuerst der YNSA-Nieren-Punkt oder der -Leber-Punkt behandelt werden. Die Behandlung dieser beiden sehr wichtigen Punkte kann oft das Verschwinden der übrigen positiven Zonen verursachen. Weitere Nadeln sind damit nicht nur unnötig, sondern werden vom Körper sogar abgelehnt.

Unnötige Nadeln können mitunter sogar einen negativen Effekt auslösen!

Das Einführen der Nadel

Während sich der tastende Finger noch immer an der Stelle über dem YNSA-Punkt befindet, wird mit der anderen Hand die Nadel kurz vor dem tastenden Finger in einem Winkel von ca. 15 Grad eingestochen und unter dem Finger zum eigentlichen Punkt weiter vor geschoben.

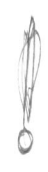

Wenn die Nadel im richtigen Punkt ankommt, wird dies der Patient spüren und z. B. sagen:. „Es fühlt sich an wie ein kleiner elektrischer Schlag", oder nur „Jetzt!", oder „Es tut weh."

Aber auch der Therapeut wird mit einiger Erfahrung spüren, wann die Nadel den genauen Punkt erreicht hat. Man hat das Gefühl, die Nadel erreicht ein kleines Loch, vielleicht aber auch wie gegen einen kleinen Widerstand zu stoßen, den man als Kapsel beschreiben kann. Man muss durch diesen Widerstand hindurch, um den richtigen Punkt in der Kapsel zu erreichen.

Bei Patienten mit chronischen Leiden, kann es sich anfühlen, als ob die Nadel in eine kleine Sandbank sticht. Der Patient berichtet manchmal, er könnte dies hören.

Es spielt keine Rolle, in welcher Richtung die Nadel eingeführt wird, von oben oder unten oder seitlich. Die Hauptsache ist, die Nadel erreicht den richtigen Punkt.

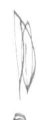

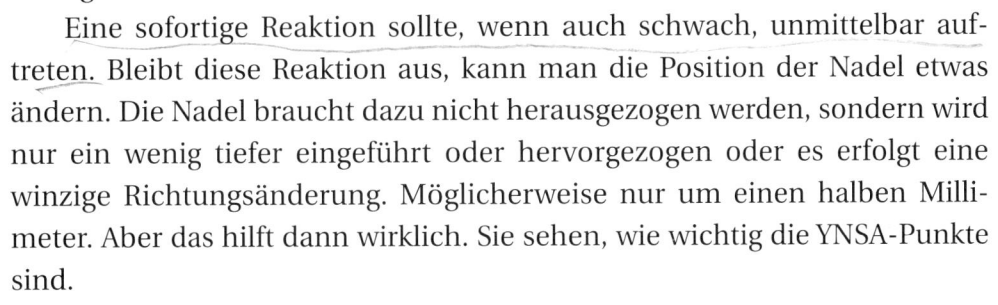

Eine sofortige Reaktion sollte, wenn auch schwach, unmittelbar auftreten. Bleibt diese Reaktion aus, kann man die Position der Nadel etwas ändern. Die Nadel braucht dazu nicht herausgezogen werden, sondern wird nur ein wenig tiefer eingeführt oder hervorgezogen oder es erfolgt eine winzige Richtungsänderung. Möglicherweise nur um einen halben Millimeter. Aber das hilft dann wirklich. Sie sehen, wie wichtig die YNSA-Punkte sind.

Kapitel 5

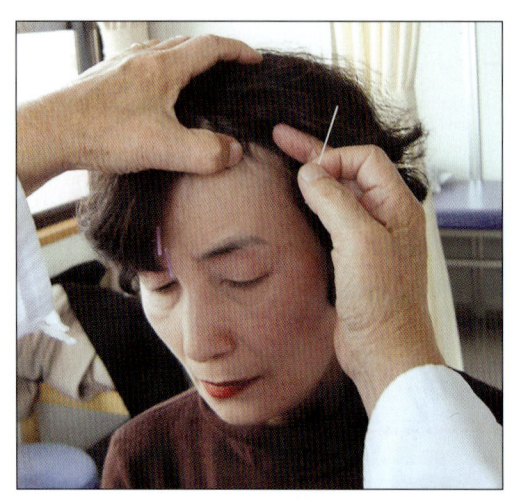

Abb. 52:

Die Lage des YNSA-Basis-C-Punktes wird mit einer rotierenden Bewegung des Daumens von oben nach unten ertastet (Abb. 52-53), um die empfindlichste Stelle zu bestimmen.

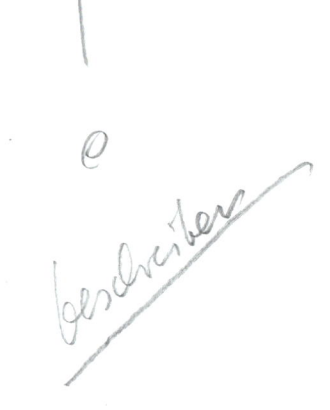

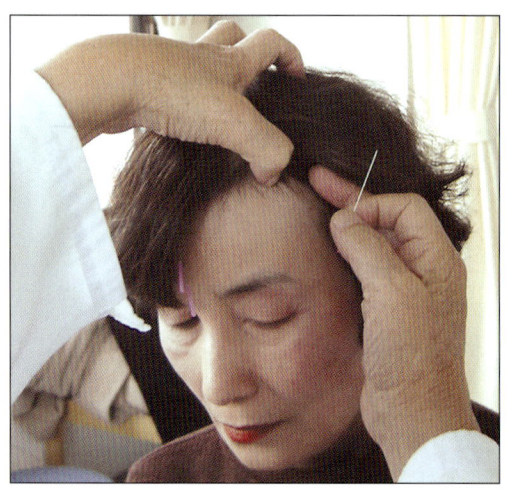

Abb. 53

Abb. 54:

Nachdem die empfindlichste Stelle gefunden ist, wird sie mit dem Daumen fixiert. Die Nadel wird kurz vor dem Daumen eingeführt und unter dem Daumen bis zum richtigen YNSA-Punkt vorgeschoben.

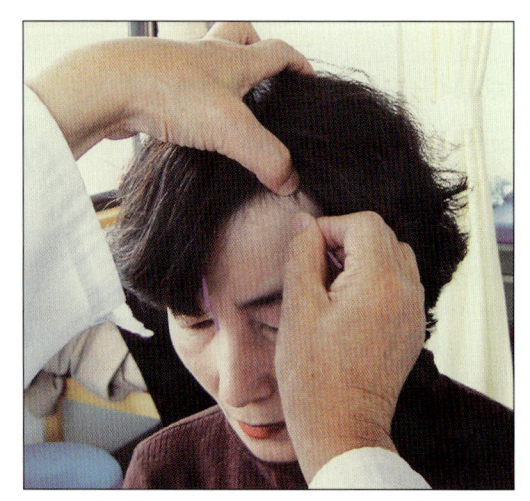

Die Nadelart

Die Art der Nadel ist nicht ausschlaggebend. Vorgeschlagen wird eine mittellange sterile Einmalstahlnadel der Nr. 5 (z. B. 0,25 x 40 mm).

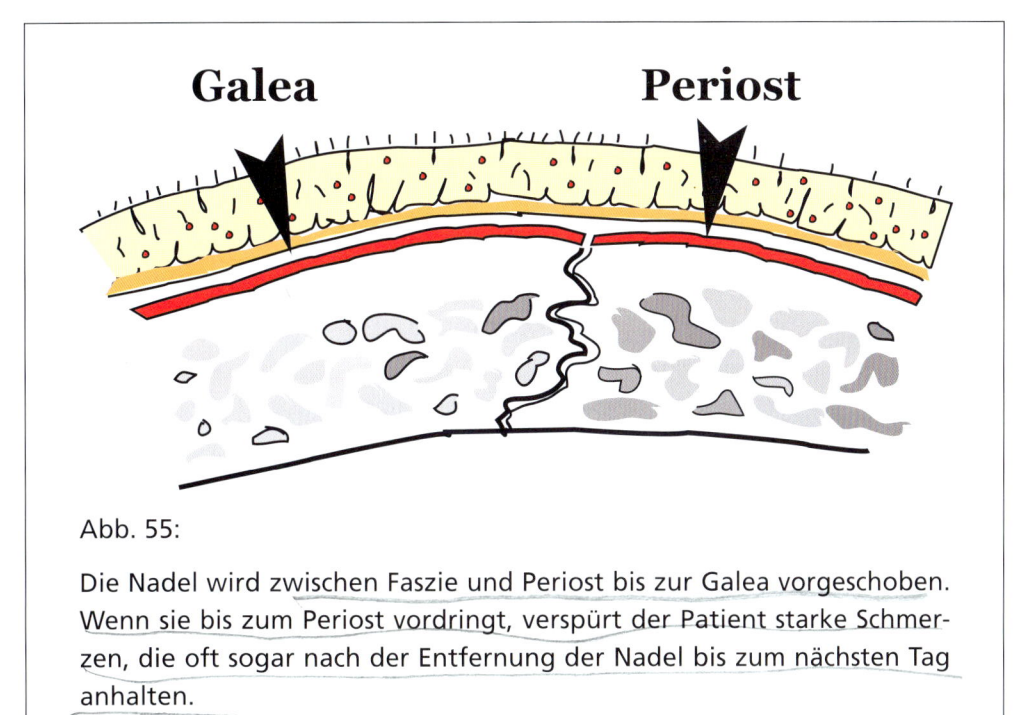

Abb. 55:

Die Nadel wird zwischen Faszie und Periost bis zur Galea vorgeschoben. Wenn sie bis zum Periost vordringt, verspürt der Patient starke Schmerzen, die oft sogar nach der Entfernung der Nadel bis zum nächsten Tag anhalten.

Anzahl und Dauer der Behandlungen

Die Anzahl und Dauer der Behandlungen hängt ganz von dem Fortschritt des Patienten ab.

Akute Beschwerden erfordern kürzere Behandlungen und eine geringere Anzahl von Behandlungen, die im Durchschnitt bis zu 20 oder 30 Minuten dauern – mit oder ohne elektrische Reizung. Der Patient kann auch im Wartezimmer sitzen, bis die veranschlagte Zeit vorüber ist.

Bei chronischen Beschwerden wie Hemiplegie oder Paraplegie können die Nadeln auch eine Stunde oder länger in Situ bleiben – mit oder ohne elektrische Reizung. Eine Physiotherapie spricht besser an, wenn die Nadeln noch in Situ sind.

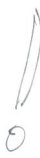

Kapitel 5

Art der Behandlungen

1. Elektrische Reizung

An den YNSA-Punkten kann eine elektrische Reizung eingesetzt werden. Die empfohlene Einstellung liegt bei 5-15 Hertz, 1000 bis 1500 mA oder wird auf das Wohlbefinden des Patienten abgestimmt.

2. Laser- oder Lichtbehandlung, Super Lizer

Bei YNSA kann anstelle von Nadeln auch eine Laser- oder Lichtbehandlung vorgenommen werden. Diese Behandlung ist mehr bei Kindern, sehr nervösen und alten Patienten angezeigt. Jedoch, ausgenommen von einigen akuten Fällen, ist die Laser Behandlung nicht ganz so wirksam und schnell wirkend wie die Akupunktur. Der Lichtstrahl sollte immer in einem Winkel ausgerichtet sein, um das Risiko einer zu starken, plötzlichen Reaktion zu vermindern.

3. TENS

Die Transkutane Elektrische Nervenstimulierung (TENS) kann auch eingesetzt werden. Der elektrische Impuls wird an das Toleranzniveau des Patienten angepasst und 20 Minuten lang verabreicht.

4. Shiatsu und Massage

Shiatsu und Massage können entweder direkt auf dem YNSA-Punkt oder auf dem betroffenen Körperareal angewendet werden.

5. Injektionen

Die YNSA-Punkte können mit kleinen Mengen eines Lokalanästhetikums oder Homöopathikums infiltriert werden. Dies ruft eine länger anhaltende Wirkung hervor, verursacht jedoch manchmal Druckschmerz oder leichtes Bluten und einen Bluterguss. Eine andere Möglichkeit bietet auch die Durchführung einer magnetischen Behandlung.

Die Dauer der Störung, das heißt die Zeit, die seit ihrem Auftreten vergangen ist und ihre Intensität sind irrelevant. In der Regel führt eine

frühere Behandlung zu schnelleren und besseren Ergebnissen. Chronische Krankheiten oder Beschwerden erfordern eine länger dauernde Behandlung.

Akute Fälle werden oft nur in einer Sitzung mit einer einzigen Nadel wirksam behandelt.

Wenn die Behandlung mit einem YNSA-Basis-Punkt nicht wirksam gewesen ist, sollte zunächst die Position der Nadel überprüft werden.

Der Bruchteil eines Millimeters kann einen großen Unterschied verursachen. Die Nadel kann dann leicht manipuliert werden, um die Position zu korrigieren, ohne dass sie herausgezogen werden muss. Die Nadel sollte nicht bis zum Periosteum vordringen. Wenn sich dadurch immer noch keine zufrieden stellende Verbesserung ergibt, sollte die Behandlung der YNSA-Y-Punkte erwogen werden.

6. Magnetische Behandlung

Diese Behandlungsweise ist in unkomplizierten Fällen ebenfalls wirksam, insbesondere wenn YNSA zusammen mit Ohrakupunktur angewendet wird.

YNSA kann mit jeder anderen Behandlungsform verbunden werden, sollte dies erforderlich sein.

Vorsicht ist bei der ersten Akupunkturbehandlung angeraten. Der Patient sollte liegend behandelt werden, weil eine starke Reaktion hervorgerufen werden könnte, wobei Schwindel oder Ohnmacht auftreten könnten.

Falls der Patient stehend oder sitzend behandelt wird und Schwindel auftritt, ist die Nadel schnell herauszuziehen und der Patient hinzulegen.

Sobald der Patient die erste Reaktion oder ersten Schreck überwunden hat, kann er sich für nachfolgende Behandlungen wieder aufrecht setzen. Manche Patienten spazieren mit den Nadeln in Situ herum, warten im Wartezimmer oder erhalten eine Physiotherapiebehandlung.

Kontraindiziert ist die Nadelung bei hohem Fieber und extremer Schwäche.

Kapitel 5

7. Dauernadel

Die Akupunktur-Dauernadel wird zur Therapie von Paresen und Spastiken in die Grundgelenksfalte des zweiten Zehs gestochen und verbleibt so lange, bis der Spike von selbst herausfällt oder der gewünschte Effekt eingetreten ist.

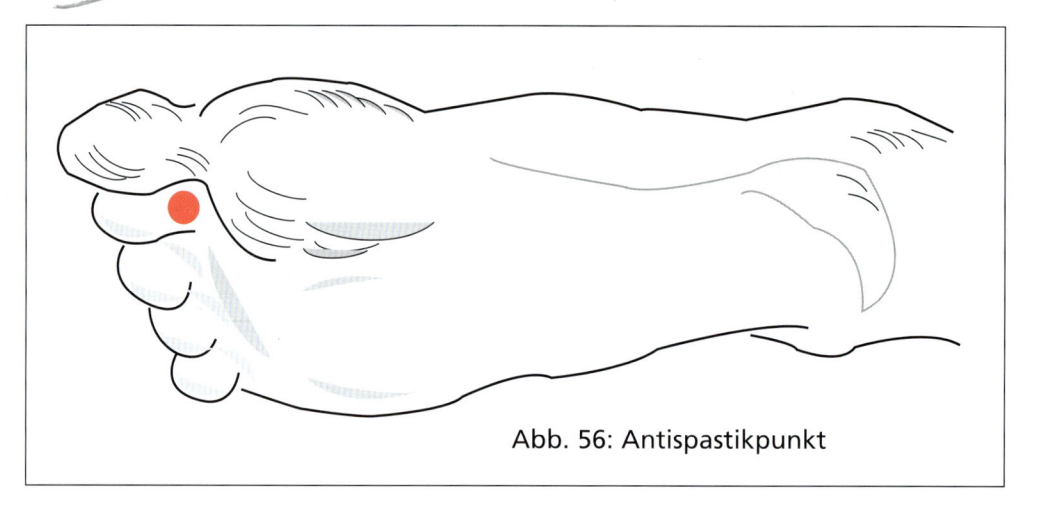

Abb. 56: Antispastikpunkt

Bei geringsten Anzeichen einer Rötung oder Entzündung muss die Dauernadel umgehend entfernt, die Einstichstelle gereinigt und versorgt werden.

Dauernadel

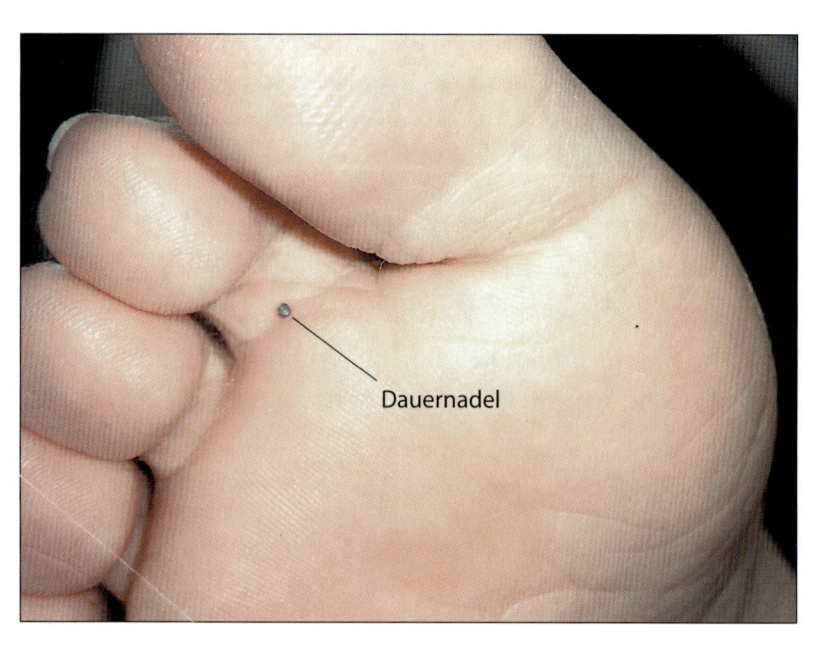

Abb. 57

6

Die YNSA-Bauchdeckendiagnose und YNSA-Halsdiagnose

6.1 Die YNSA-Bauchdeckendiagnose

Sowohl die Bauchdecken- als auch die Halsdiagnose sind wesentlich, um zu entscheiden, welcher YNSA-Punkt behandelt werden soll.

Die Bauchdeckendiagnose ist in der traditionellen Medizin in China, sowie in Japan über lange Zeit hinweg benutzt worden.

Der Bauch weist feste diagnostische Areale oder Zonen auf, die die inneren Organe widerspiegeln. Die Zonen sind funktional und die meisten von ihnen sind anatomisch nicht auf die Lage der Organe bezogen.

Die diagnostischen Zonen der YNSA-Bauchdiagnose wurden modifiziert und neue Regionen sind für den Gebrauch mit YNSA-Punkten hinzugefügt worden.

Es gibt 12 Testzonen in der Bauchregion, eine für jeden der 12 YNSA-Y-Punkte. Vor einiger Zeit sind auch noch diagnostische Zonen für einige der Basis-Punkte und Gehirn-Punkte identifiziert worden. Die Testzonen der Basis-Punkte repräsentieren die Halswirbelsäule, die Brustwirbelsäule, die Lendenwirbelsäule, das Sacrum und das Steißbein. Diese Zonen befinden sich bilateral zur Mittellinie und um den Nabel. Die Testzonen für die Gehirn-Punkte befinden sich um den Processus Xiphoideus.

Die Testzonen des Bauches sind alle recht groß und gut definiert. Sie können bei Krankheiten, Funktionsstörungen oder Ungleichgewichten leicht identifiziert werden. Es gibt eine feste, jedoch unsichtbare Verbindung zwischen den diagnostischen Regionen des Bauches und den diagnostischen Regionen des Halses und auch dem entsprechenden Meridian und den YNSA-Punkten.

Wenn bei der Bauchdiagnose eine Empfindlichkeit festgestellt wird, lässt sich diese mit Sicherheit auch bei der Halsdiagnose feststellen. Vom diagnostischen Standpunkt betrachtet ist es unwesentlich, welche Region abgetastet wird, jedoch nimmt die Untersuchung des Halses weniger Zeit in Anspruch und ist vielleicht für die Patienten angenehmer, weil sie sich nicht freimachen müssen.

Vom Standpunkt des Arztes ist es sicher einfacher, zuerst die Bauchdiagnose auszuführen, da die Zonen größer sind.

Die Gesamtlänge eines jeden Meridians ist in dem entsprechenden Y-Punkt eingeschlossen. Jeder klassische Akupunkturpunkt auf irgendeinem Meridian kann über Y-Punkte behandelt werden.

Nach der Akupunkturbehandlung eines Y-Punktes sollten die empfindlichen diagnostischen Zonen neutralisiert sein, d. h. keine Empfindlichkeit oder Härte aufweisen, wenn die Nadel den exakten Punkt erreicht hat.

Ist das nicht der Fall, so muss man – wie zuvor beschrieben – die Nadel leicht bewegen, ohne sie herauszuziehen, bis sie in der richtigen Position angelangt ist.

Die YNSA-Bauchdecken- und -Halsdiagnose kann ebenso wirksam bei Traditioneller Chinesischer Akupunktur oder Ohrakupunktur angewendet werden. Sie kann sogar angewandt werden, um die Verträglichkeit von Medikamenten für Patienten zu prüfen.

Kapitel 6

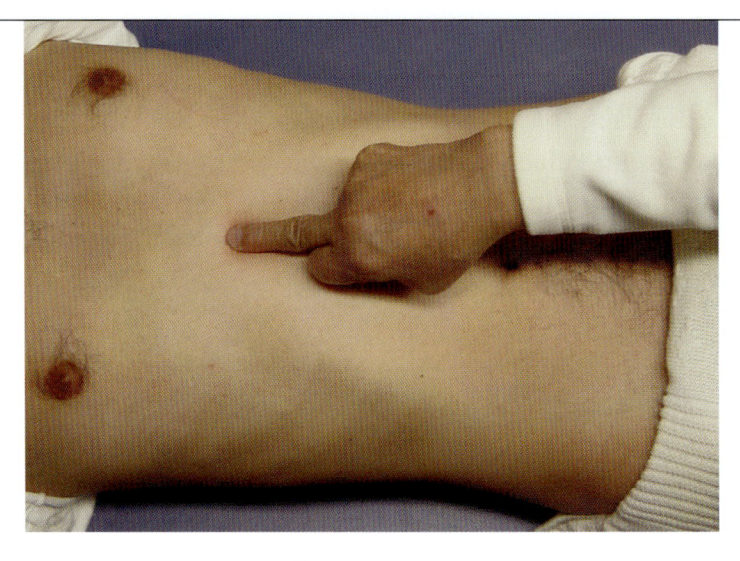

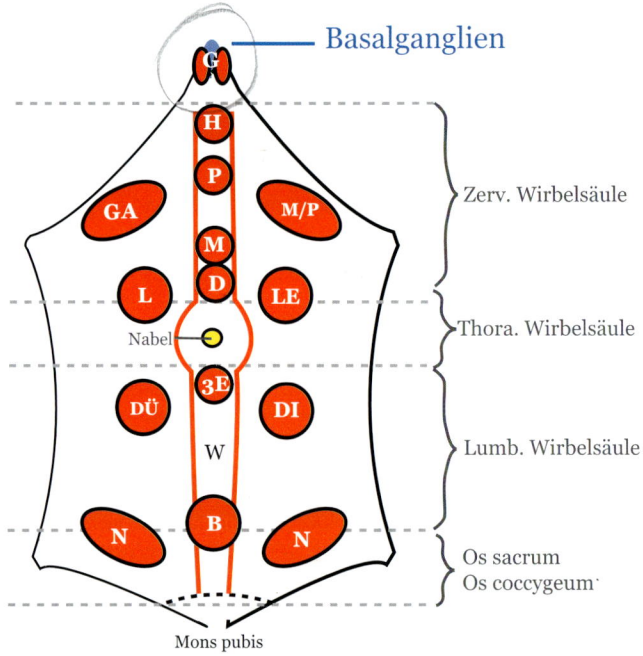

Abb. 58: YNSA-Bauchdiagnose

Der Basalganglien-Punkt (blau) der Bauchdiagnose liegt genau auf dem Processus xiphoideus, zwischen den Diagnosearealen von Cerebrum und Cerebellum.

Basalganglien

Die YNSA-Bauchdeckendiagnose

Linkes Cerebrum/Cerebellum

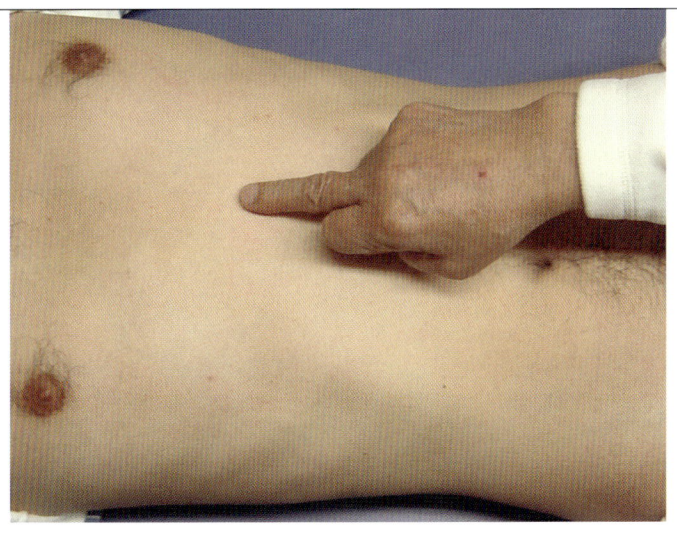

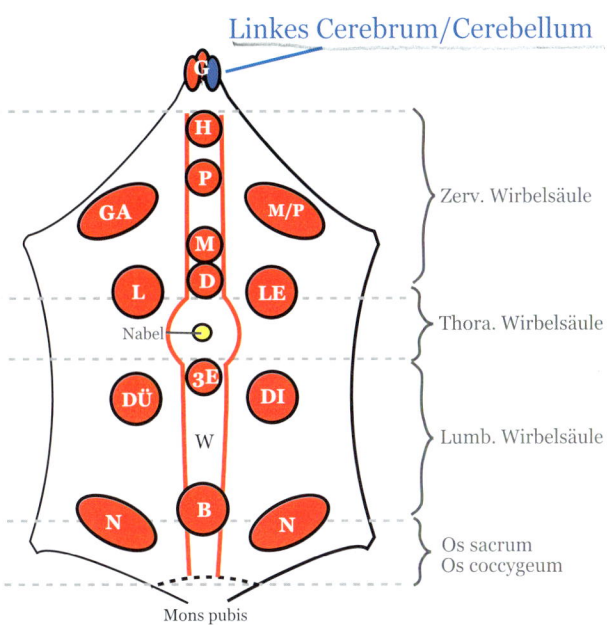

Zerv. Wirbelsäule
Thora. Wirbelsäule
Lumb. Wirbelsäule
Os sacrum
Os coccygeum

Nabel
Mons pubis

Abb. 59: YNSA-Bauchdiagnose

Das Diagnoseareal für Cerebrum und Cerebellum (blau) liegt ipsilateral zum Gehirn. Die Cerebrum- und Cerebellumareale werden hier nicht getrennt dargestellt, da der Unterschied auf dem Foto kaum zu erkennen ist. Das Cerebrum ist im unteren Teil des Areals, das Cerebellum im oberen Teil vertreten.

Kapitel 6

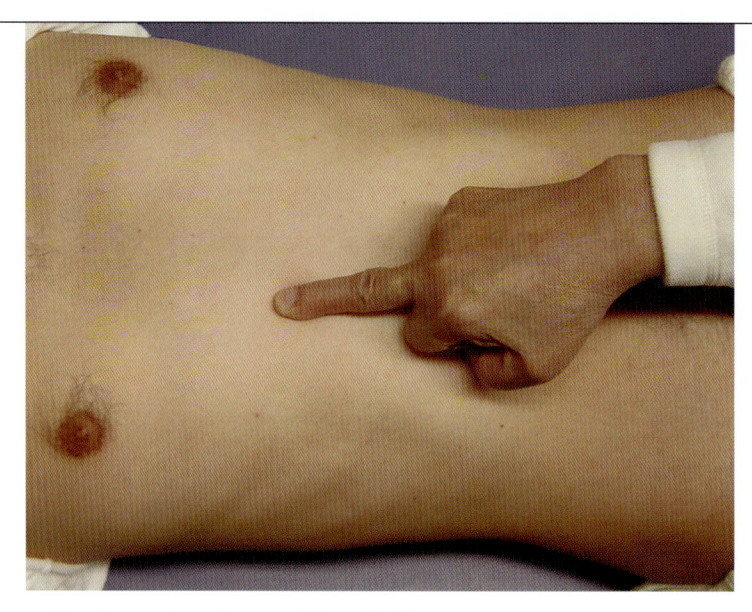

Rechtes Cerebrum/Cerebellum

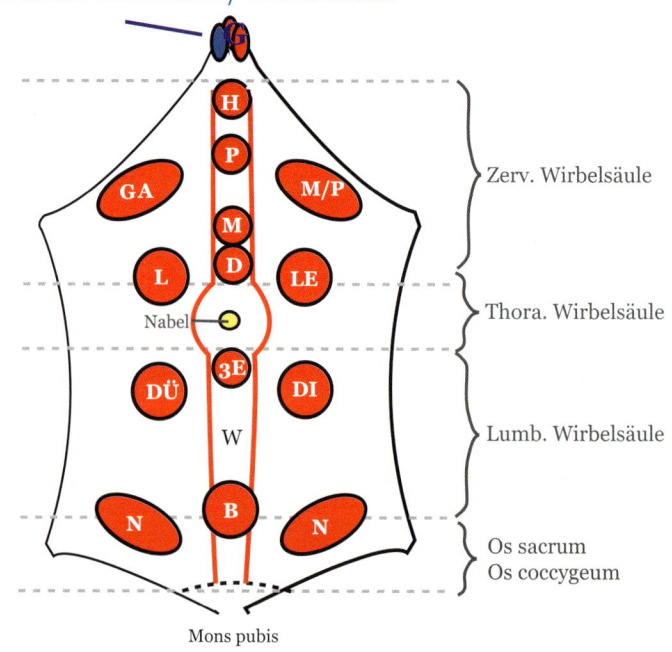

Abb. 60: YNSA-Bauchdiagnose

Das rechte Cerebrum-/Cerebellum-Diagnoseareal (blau) liegt neben dem Xiphoid, gleich unter dem Rippenbogen.

Die YNSA-Bauchdeckendiagnose

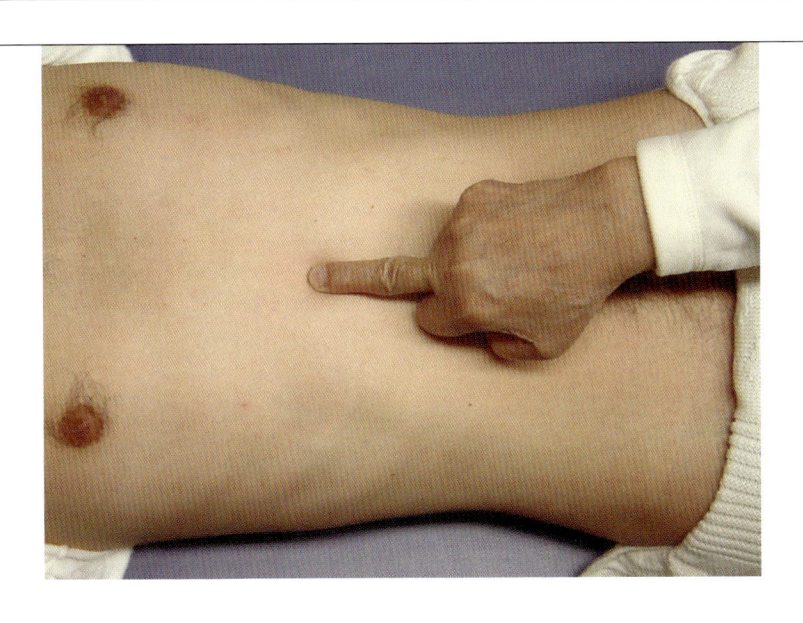

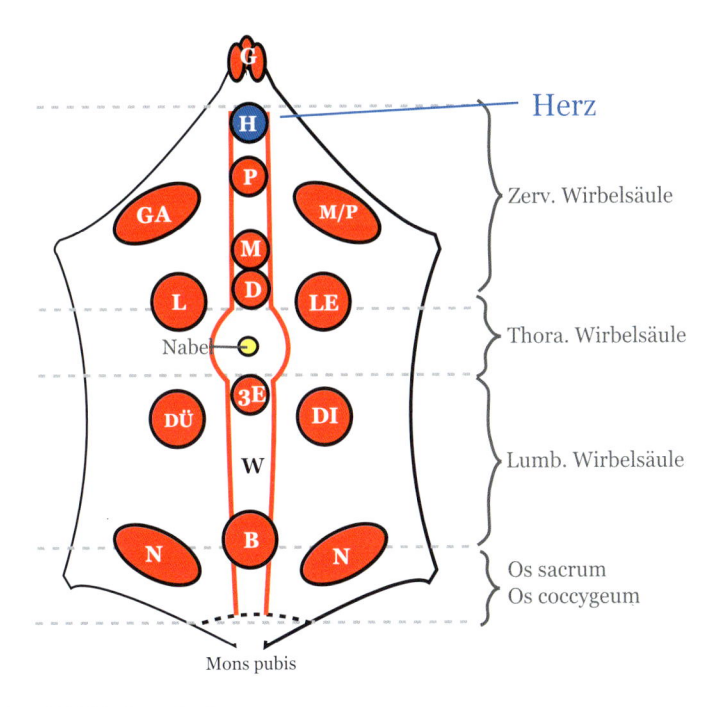

Abb. 61: YNSA-Bauchdiagnose

Das Diagnoseareal für das Herz (blau) liegt ungefähr im oberen Viertel, zwischen dem Hirnareal und dem Nabel.

Kapitel 6

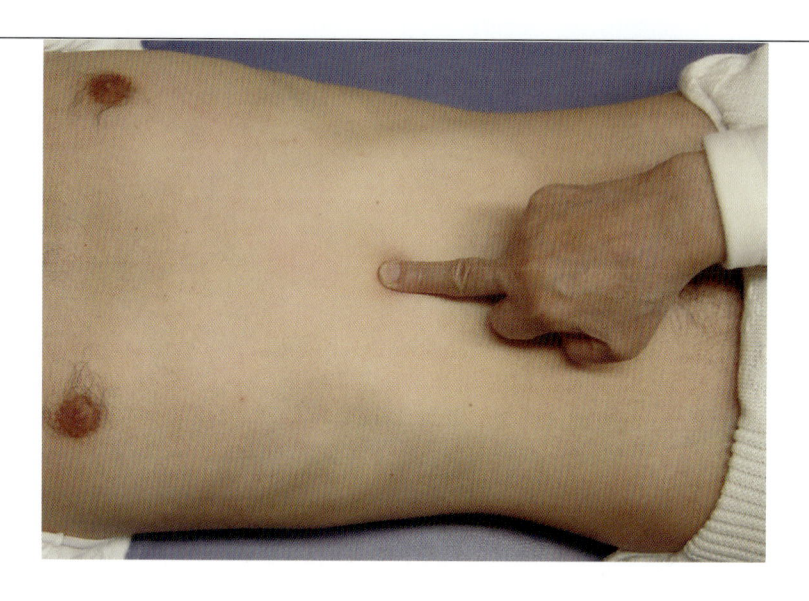

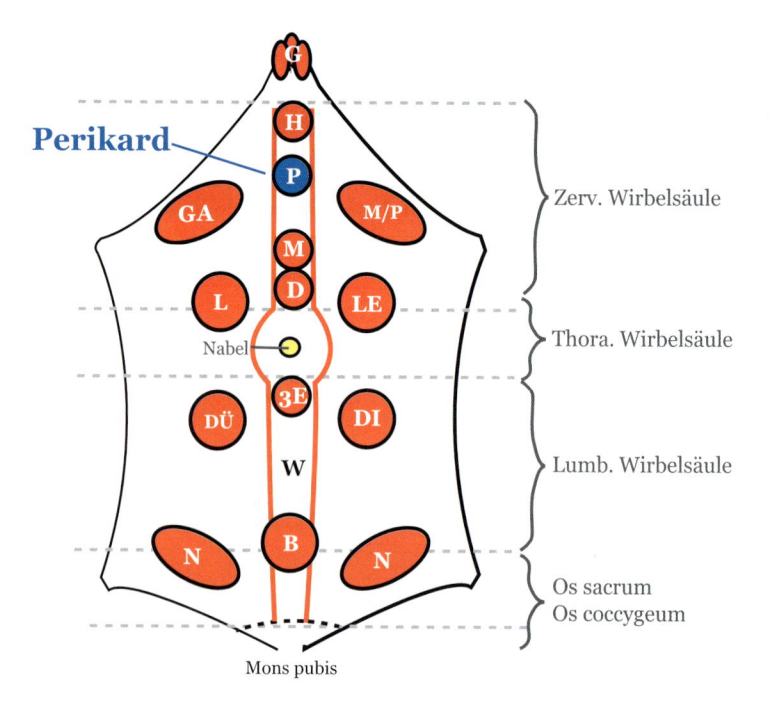

Abb. 62: YNSA-Bauchdiagnose

Das Diagnoseareal für das Perikard (blau) befindet sich etwa 1 cm unter dem Herzareal.

Die YNSA-Bauchdeckendiagnose

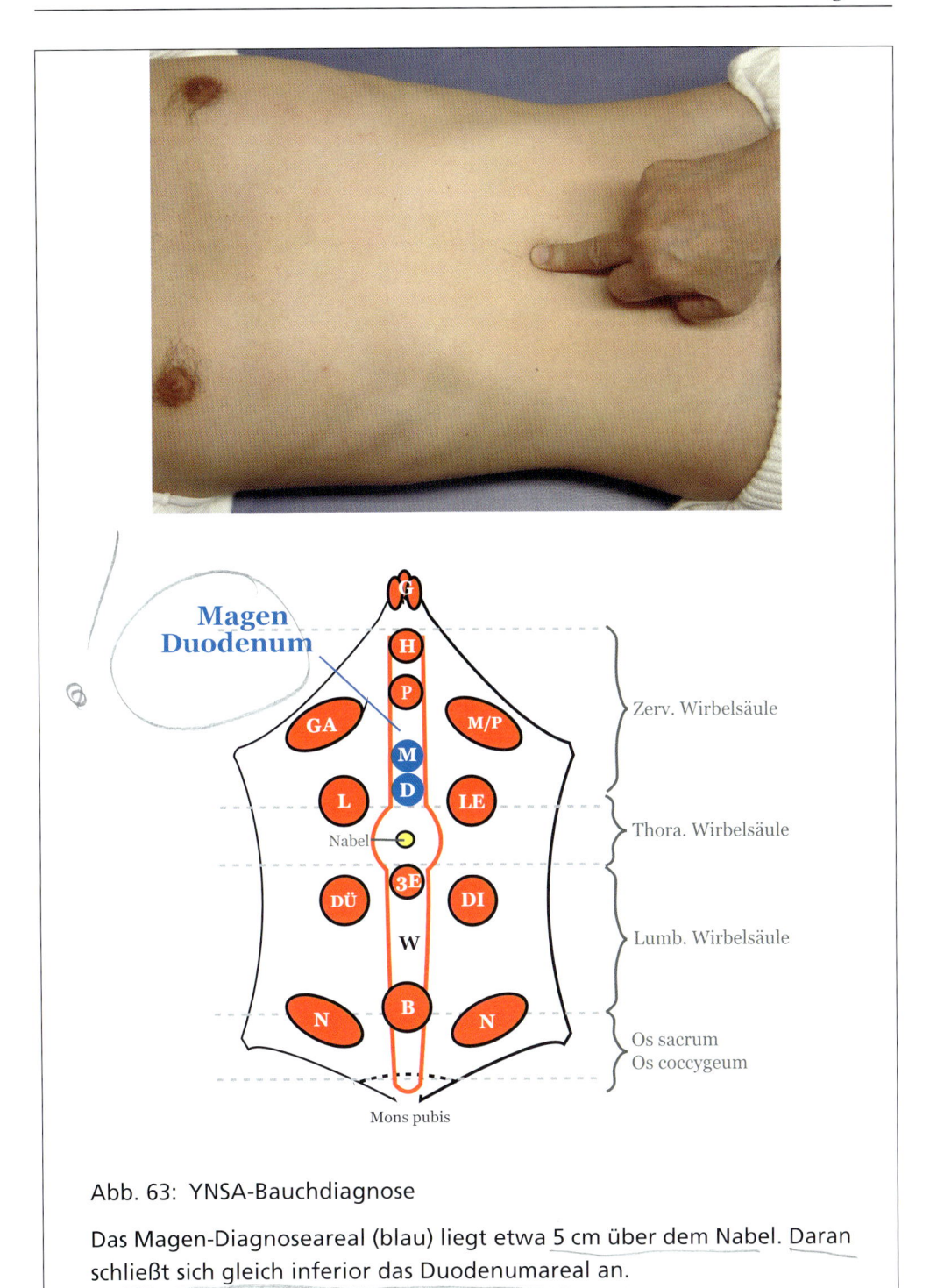

Abb. 63: YNSA-Bauchdiagnose

Das Magen-Diagnoseareal (blau) liegt etwa 5 cm über dem Nabel. Daran schließt sich gleich inferior das Duodenumareal an.

Kapitel 6

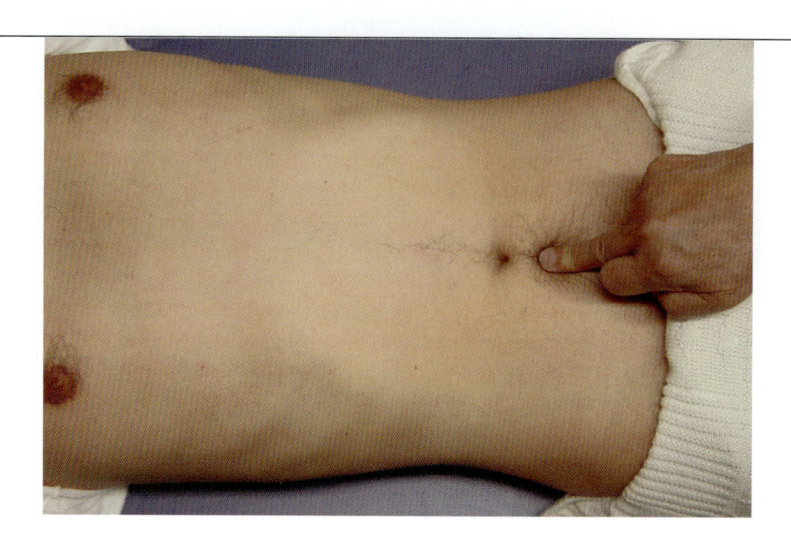

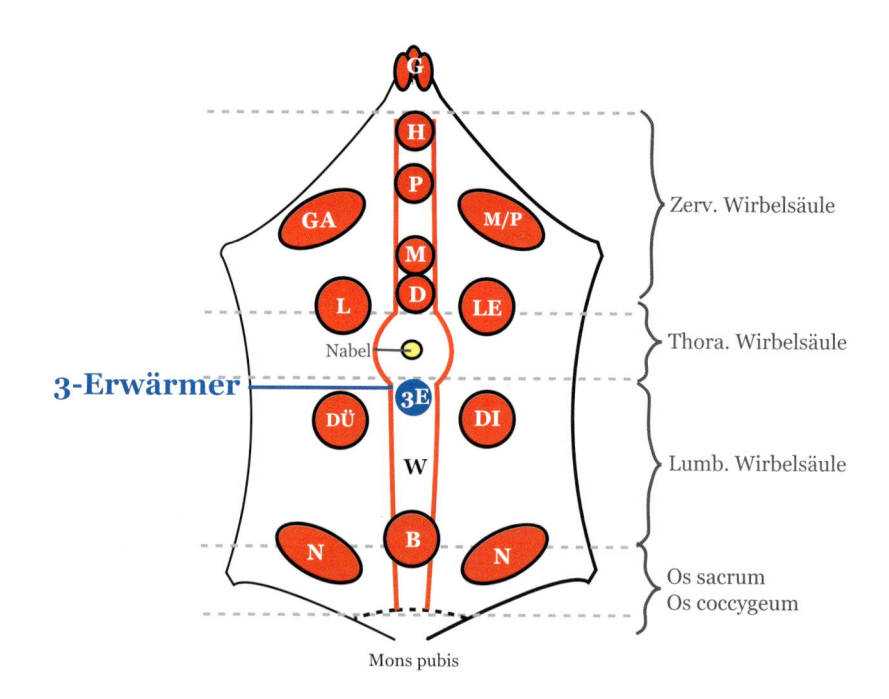

Abb. 64: YNSA-Bauchdiagnose

Das Diagnoseareal für den 3-Erwärmer (blau) liegt etwa 1-2 cm unterhalb des Nabels.

Die YNSA-Bauchdeckendiagnose

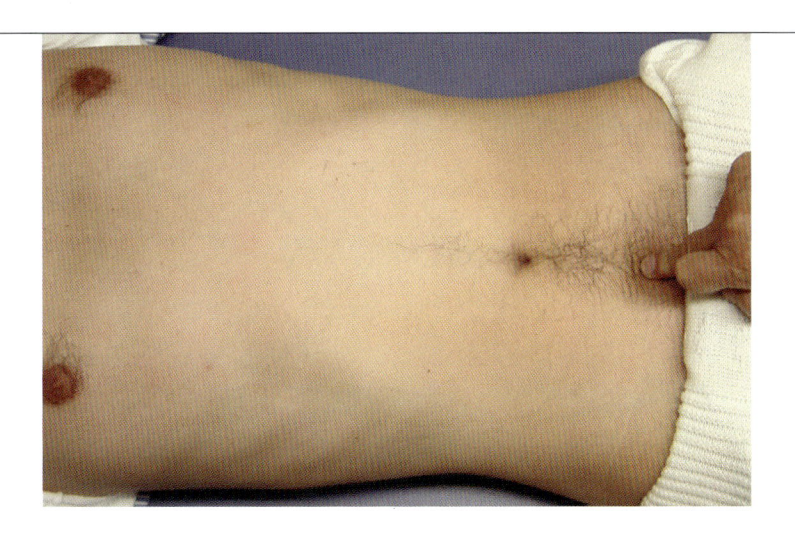

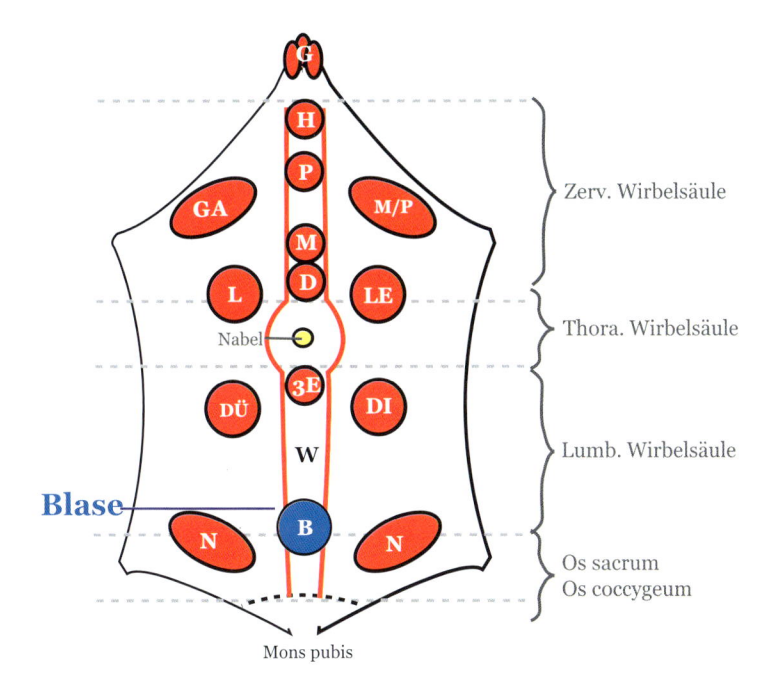

Abb. 65: YNSA-Bauchdiagnose

Das Diagnoseareal der Blase (blau) liegt etwa 2-3 cm superior des Mons pubis.

Kapitel 6

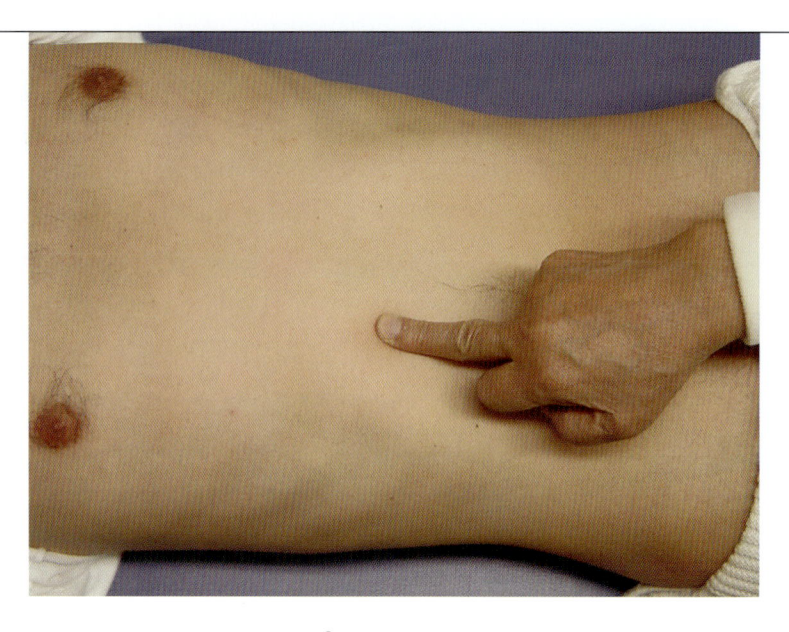

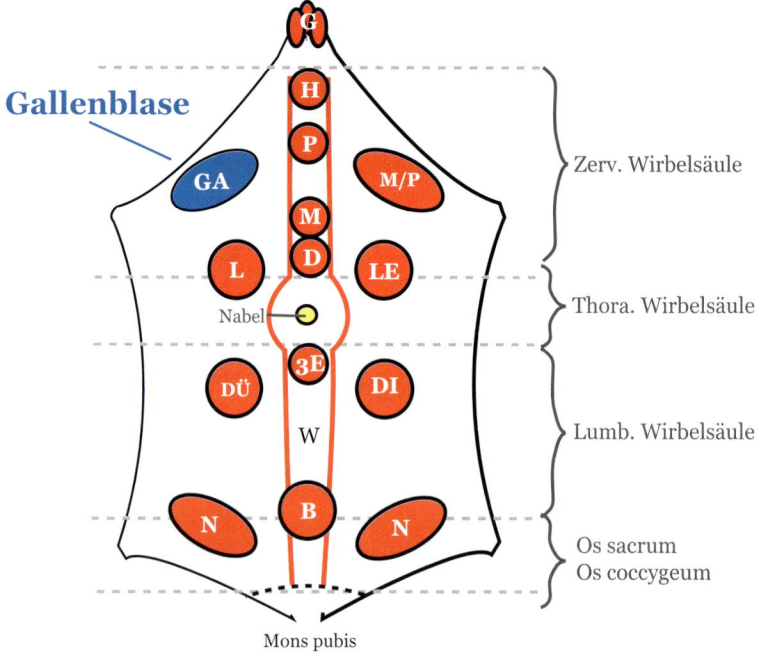

Abb. 66: YNSA-Bauchdiagnose

Das Diagnoseareal der Gallenblase (blau) liegt etwas inferior zum rechten Rippenbogen des Patienten.

Die YNSA-Bauchdeckendiagnose

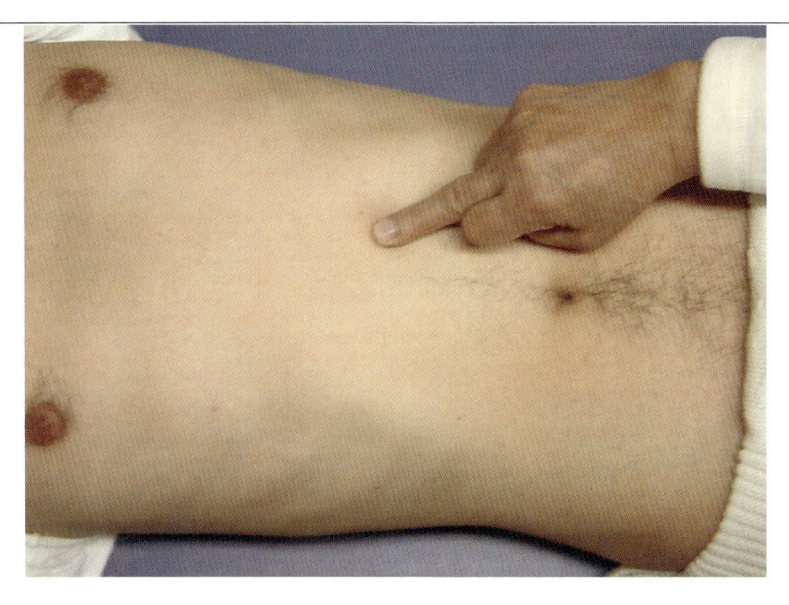

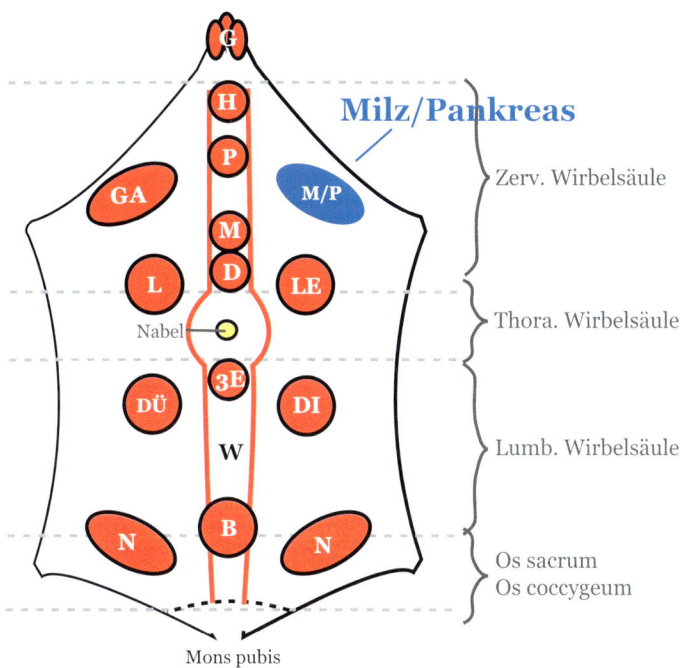

Abb. 67: YNSA-Bauchdiagnose

Das Diagnoseareal von Milz/Pankreas (blau) befindet sich auf der linken Körperseite des Patienten, etwas inferior zum Rippenbogen.

111

Kapitel 6

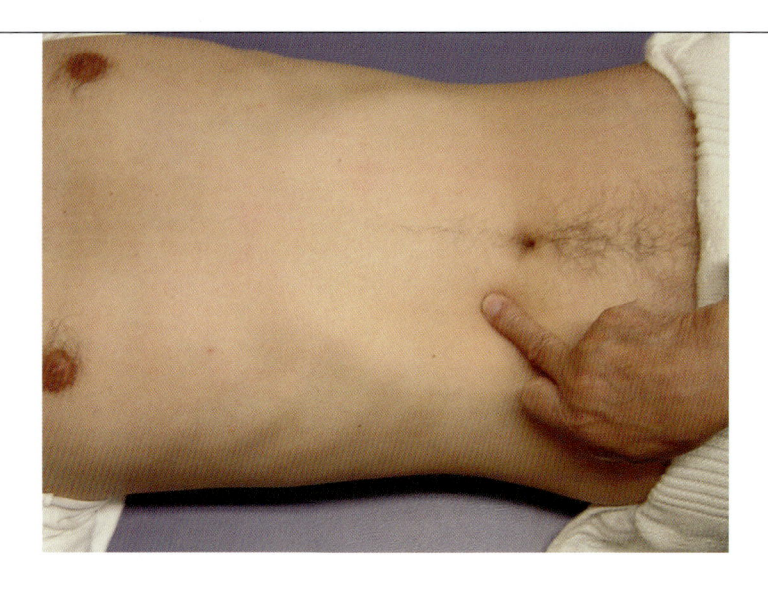

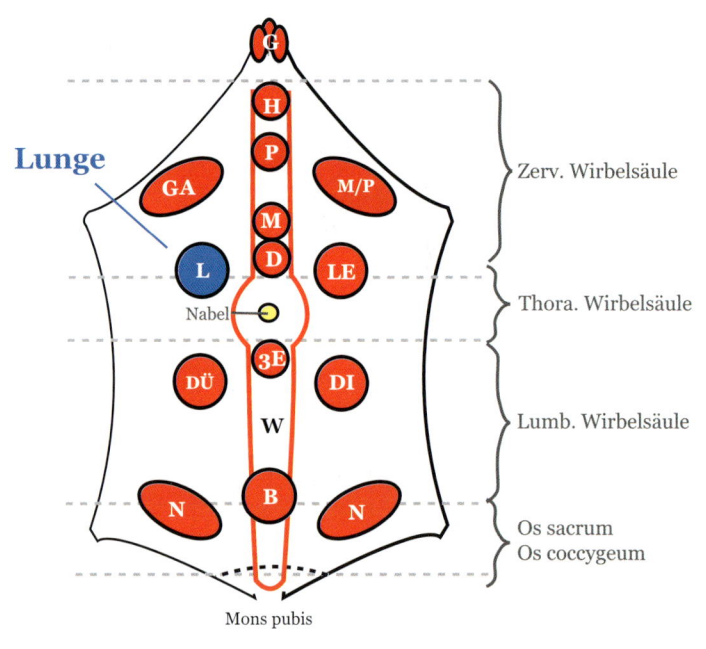

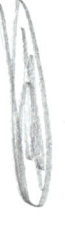

Abb. 68: YNSA-Bauchdiagnose

Das Diagnoseareal der Lunge (blau) befindet sich auf der rechten Seite des Patienten, im unteren Drittel einer 40 Grad schrägen Linie zwischen Nabel und rechtem Rippenbogen (es gibt nur ein Diagnoseareal für beide Lungenflügel).

Die YNSA-Bauchdeckendiagnose

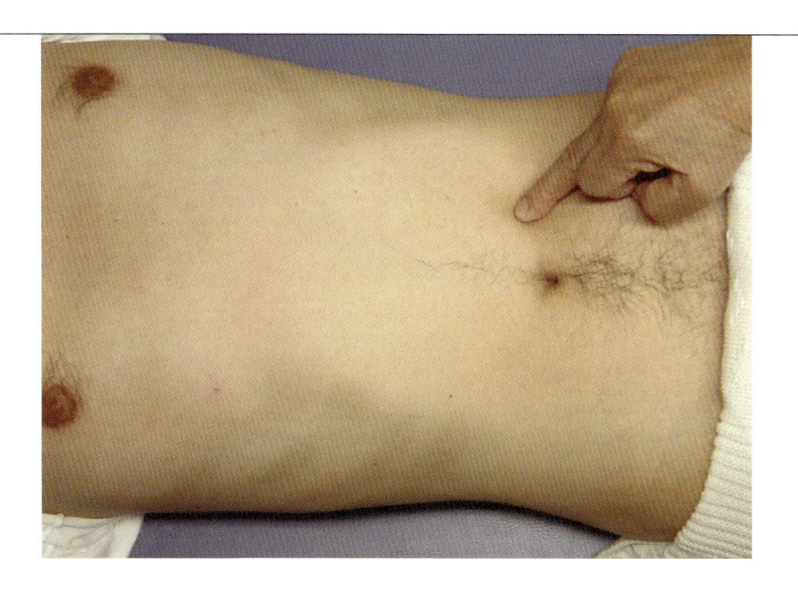

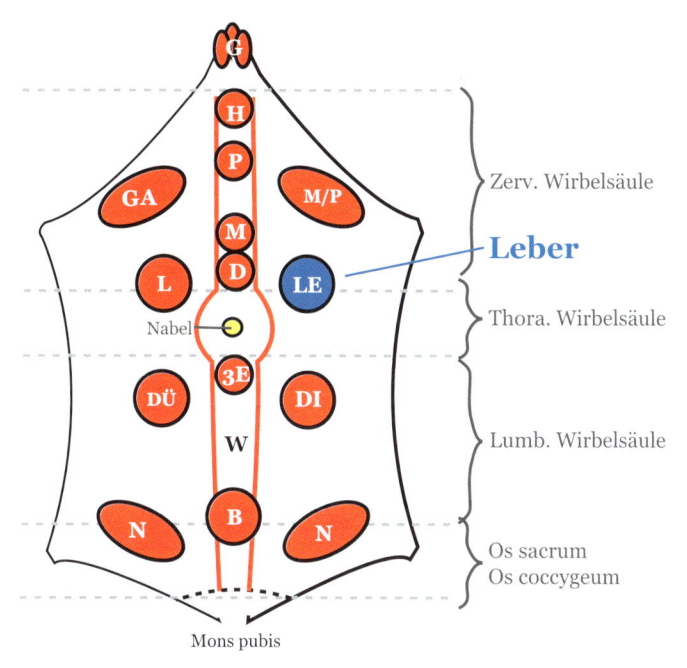

Abb. 69: YNSA-Bauchdiagnose

Das Diagnoseareal der Leber (blau) liegt auf der linken Bauchseite, dem Lungenareal direkt parallel.

Kapitel 6

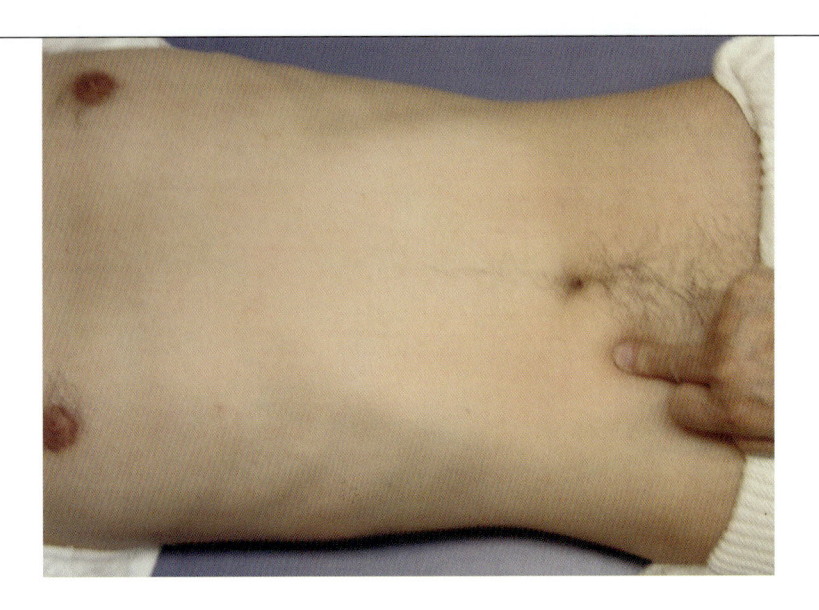

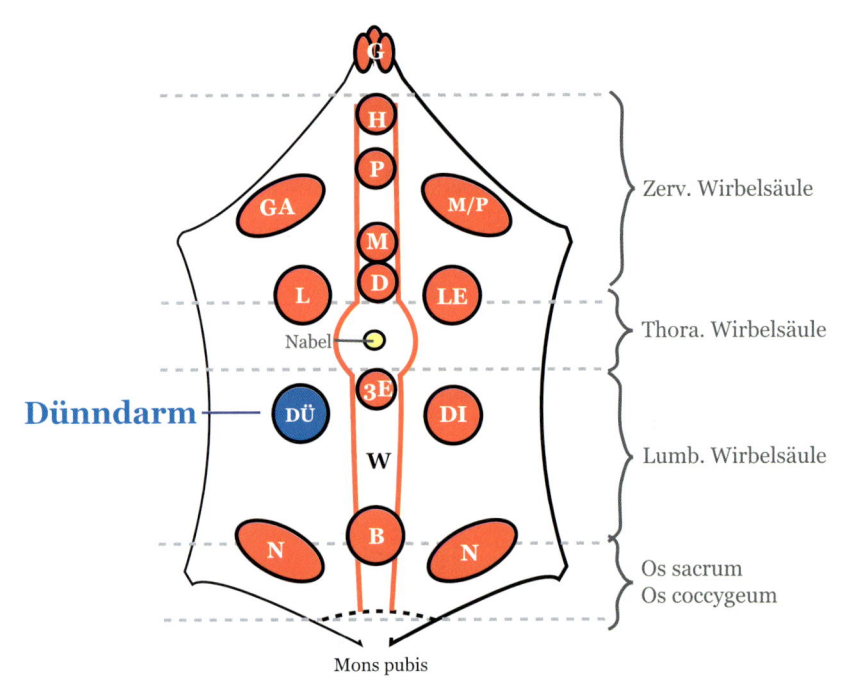

Abb. 70: YNSA-Bauchdiagnose

Das Diagnoseareal des Dünndarms (blau) liegt auf einer 40 Grad schrägen Linie, seitlich unterhalb des Nabels auf der rechten Seite des Patienten.

Die YNSA-Bauchdeckendiagnose

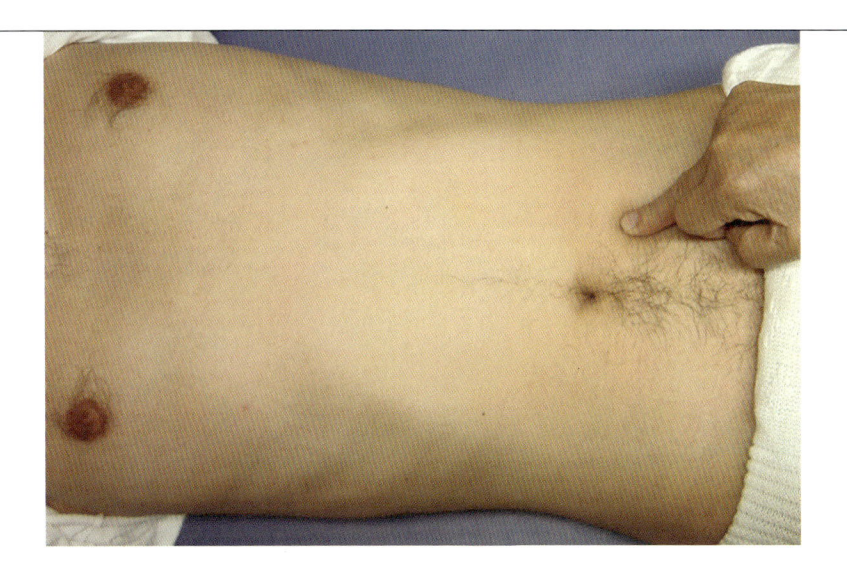

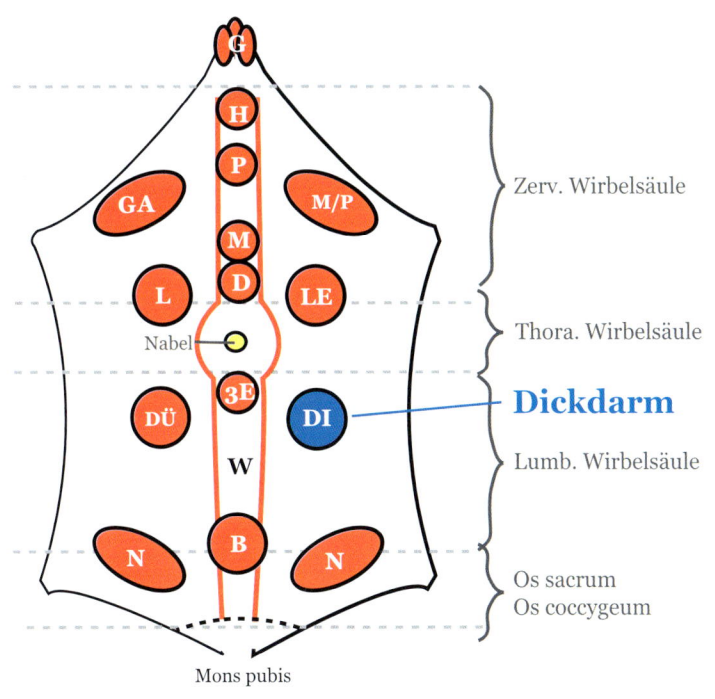

Abb. 71: YNSA-Bauchdiagnose

Das Diagnoseareal des Dickdarms (blau) liegt parallel zum Dünndarmareal auf der linken Seite des Patienten.

Kapitel 6

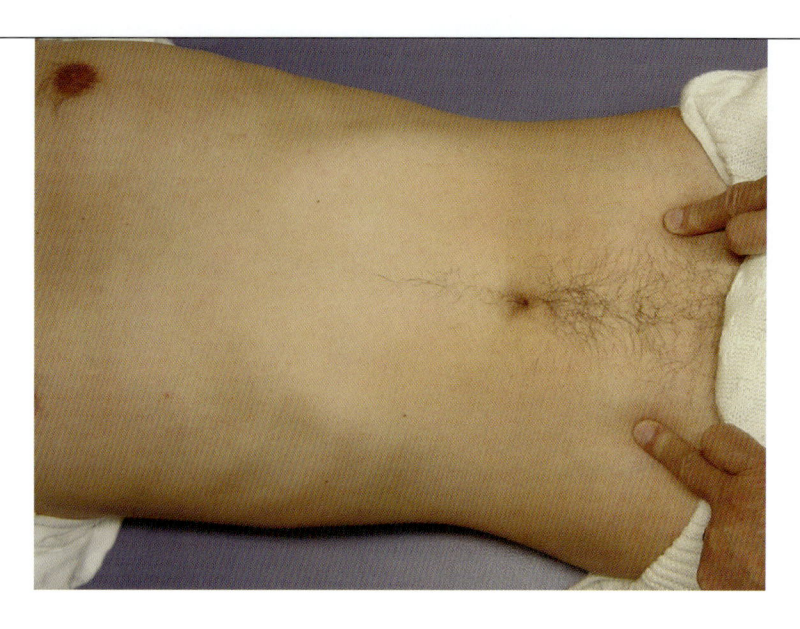

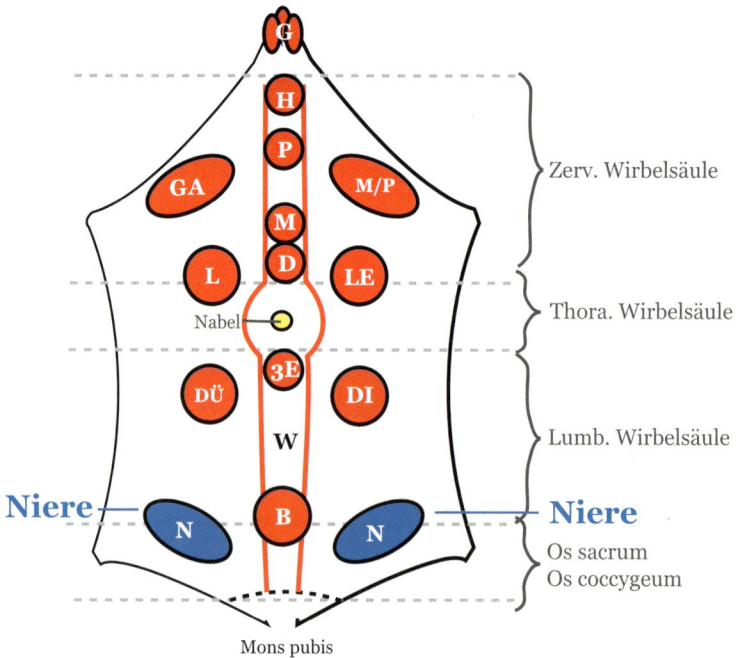

Abb. 72: YNSA-Bauchdiagnose

Die Diagnoseareale der Nieren (blau) befinden sich beidseits des Blasenareals, in der Regio inguinalis.

Die YNSA-Bauchdeckendiagnose

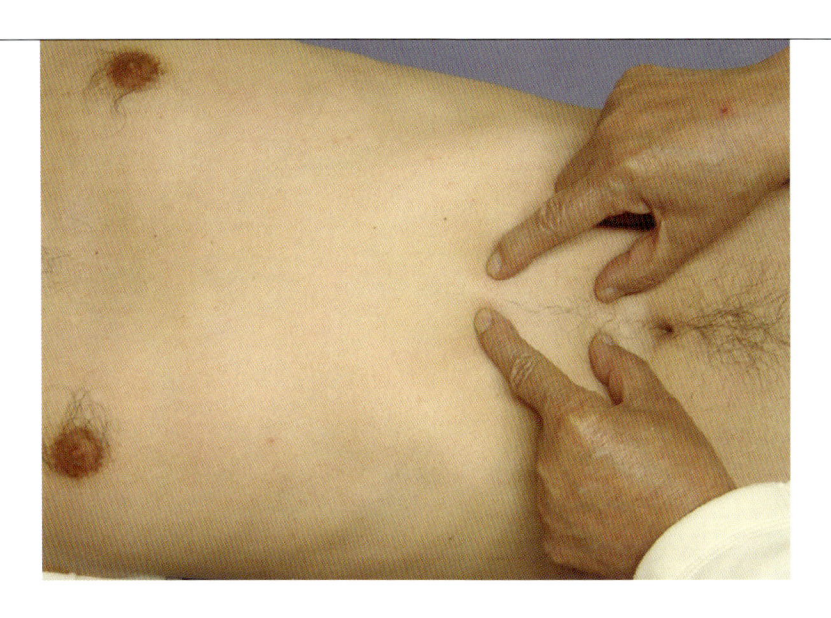

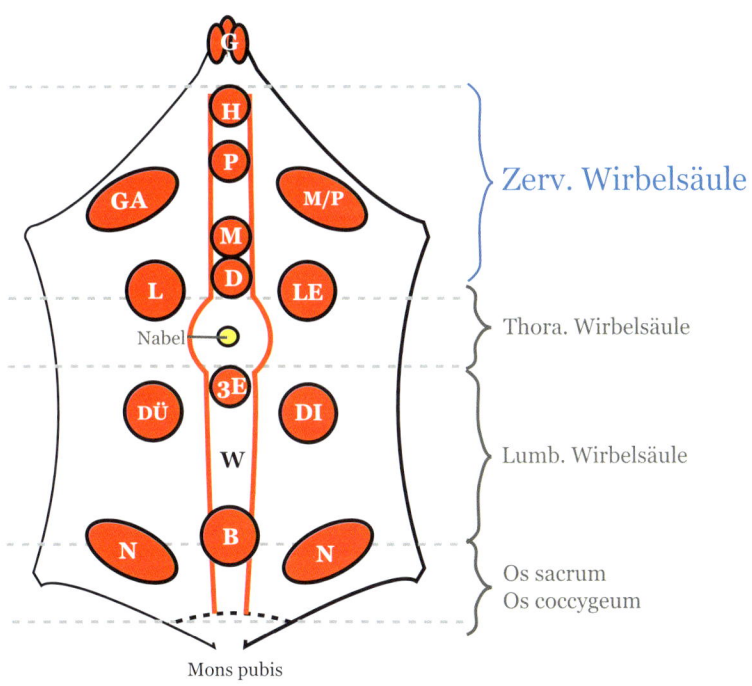

Abb. 73: YNSA-Bauchdiagnose

Das Diagnoseareal der Halswirbelsäule (blau) erstreckt sich bilateral entlang der Mittellinie vom Herzareal bis zur Regio epigastrica.

Kapitel 6

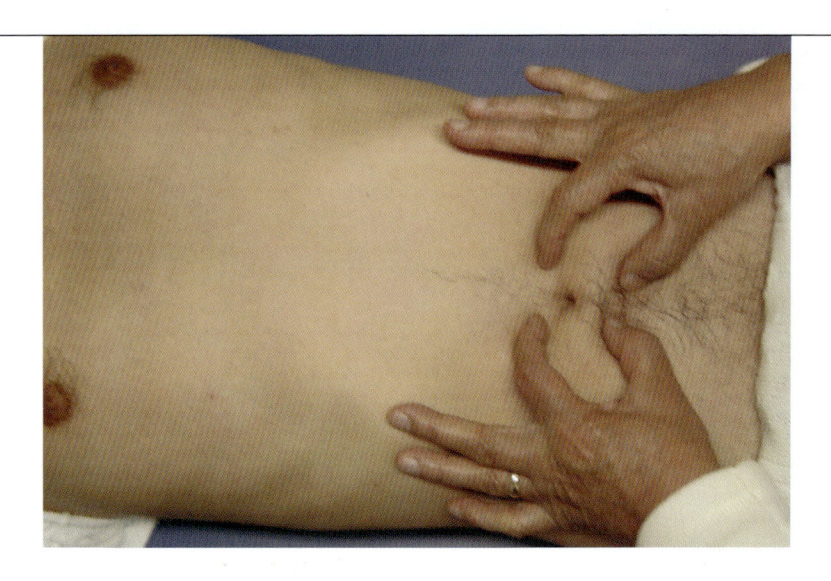

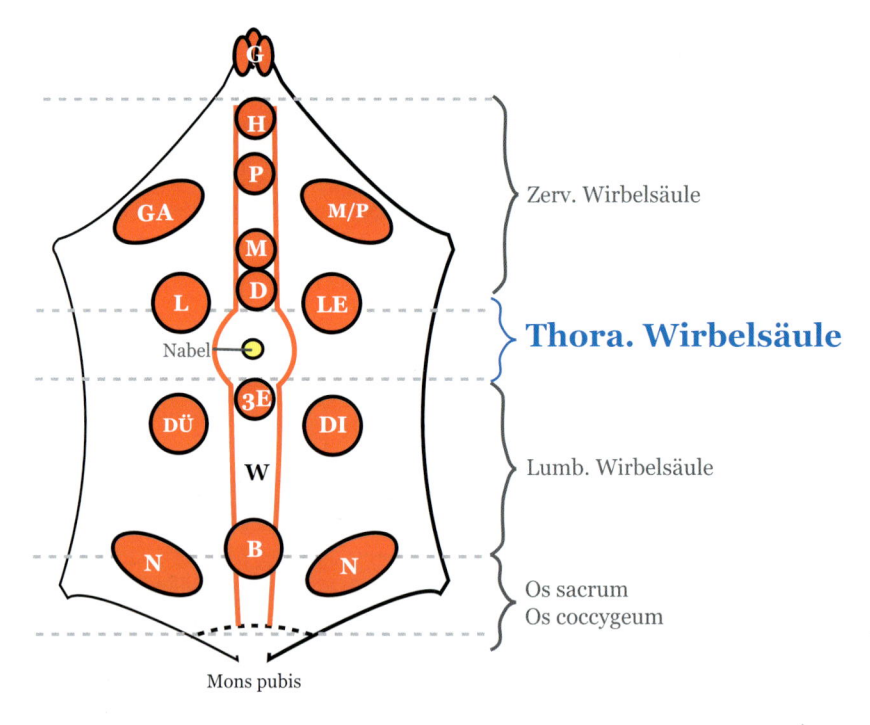

Abb. 74: YNSA-Bauchdiagnose

Das Diagnoseareal der Brustwirbelsäule (blau) liegt kreisförmig um den Nabel herum, zwischen Duodenum und 3-Erwärmer.

Die YNSA-Bauchdeckendiagnose

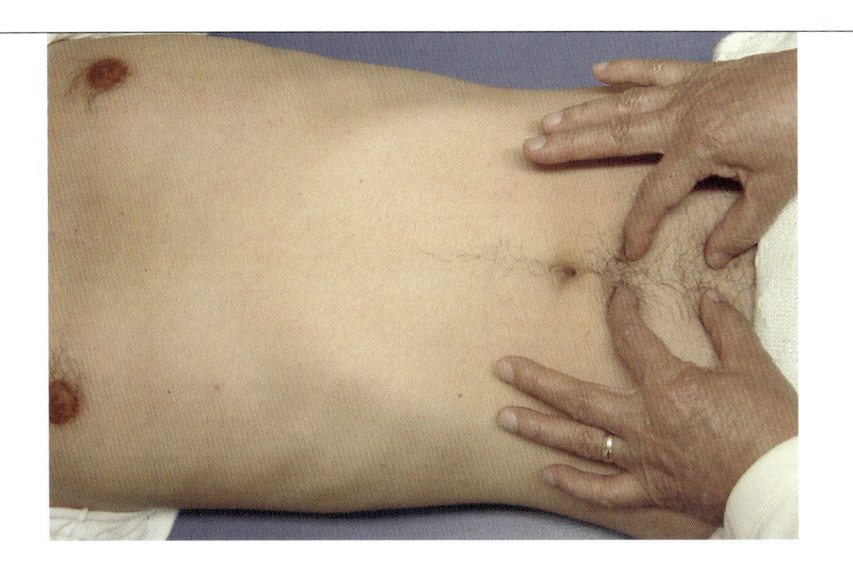

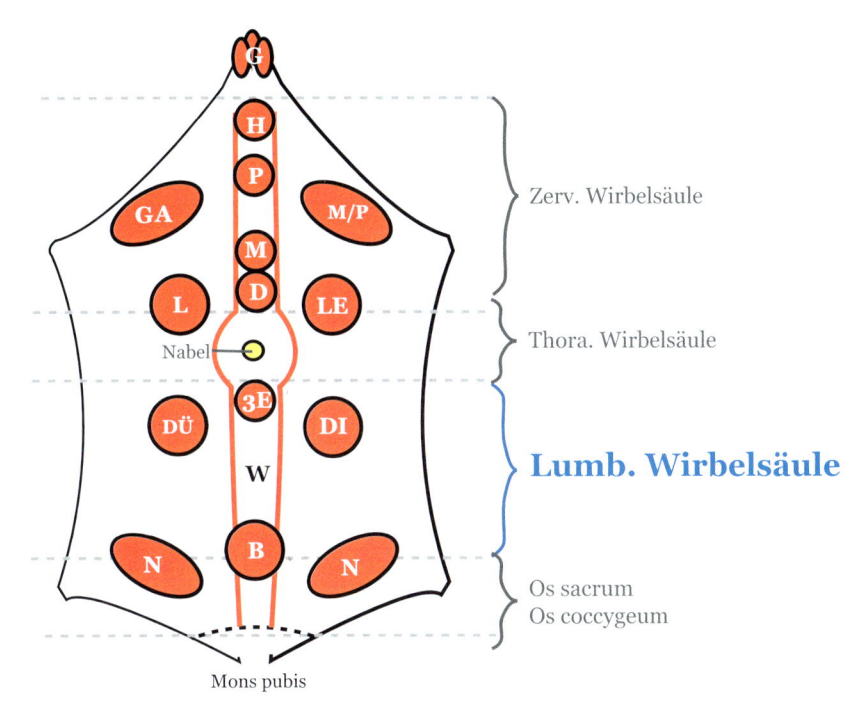

Abb. 75: YNSA-Bauchdiagnose

Das Diagnoseareal der Lendenwirbelsäule (blau) verläuft beidseits der Mittellinie, etwa vom Areal des 3-Erwärmers bis zum Blasenareal hinunter.

Kapitel 6

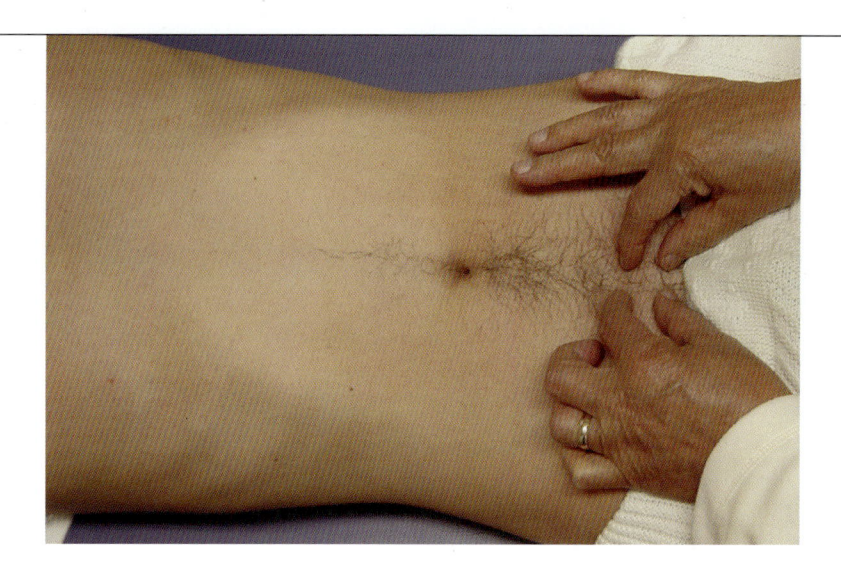

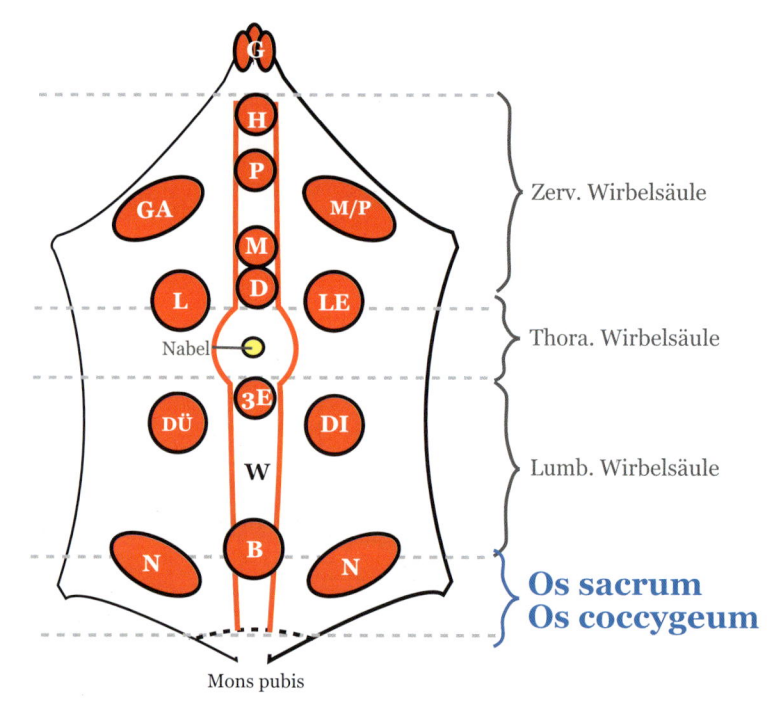

Abb. 76: YNSA-Bauchdiagnose

Das Diagnoseareal von Os sacrum/Os coccygeum (blau) bildet die Fortsetzung des Lumbalareals in der Regio pubica.

Die YNSA-Bauchdeckendiagnose

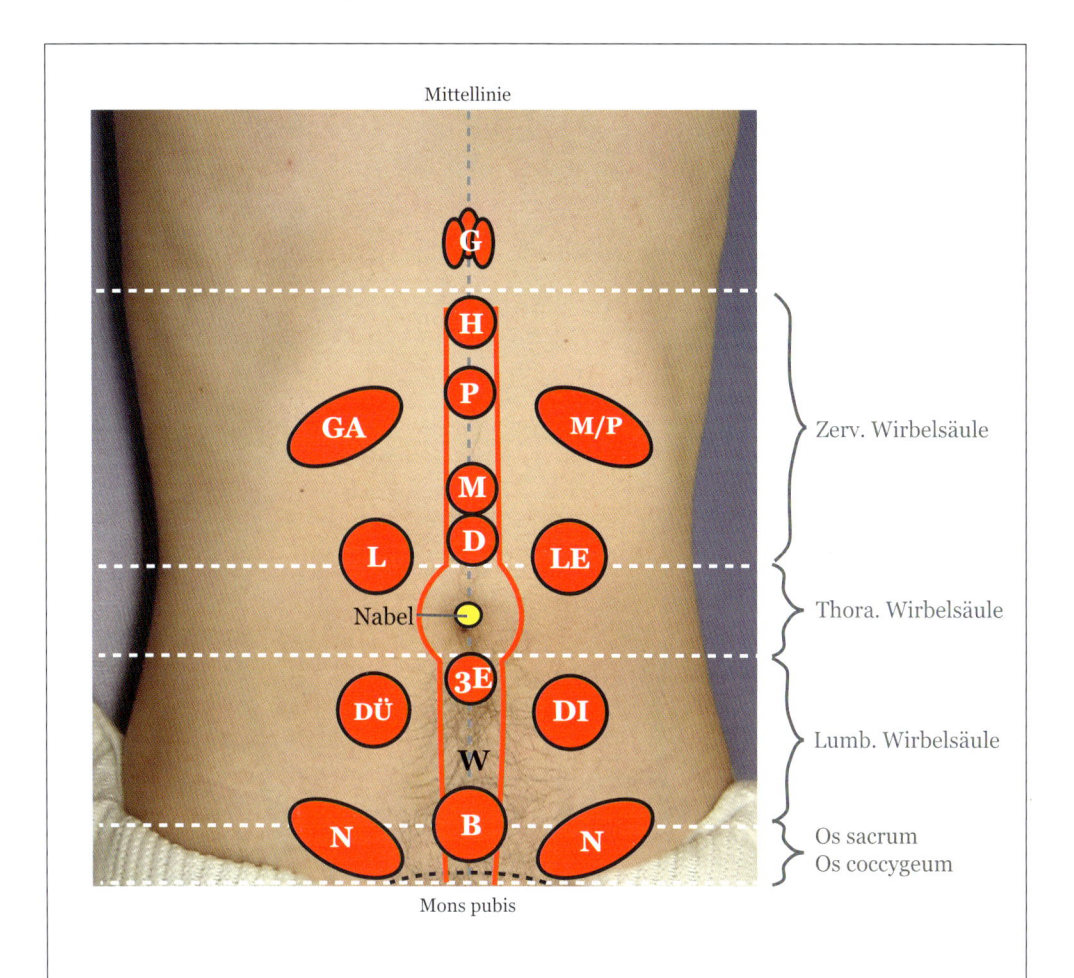

Abb. 77: YNSA-Bauchdiagnose

G	= Gehirn	L	= Lunge
H	= Herz	LE	= Leber
P	= Perikard	DÜ	= Dünndarm
M	= Magen	3E	= 3-Erwärmer
D	= Duodenum	DI	= Dickdarm
GA	= Gallenblase	N	= Niere
M/P	= Milz/Pankreas	B	= Blase
	W	= Wirbelsäule	

Kapitel 6

6.2 Die YNSA-Halsdiagnose

Die Zonen bei der Halsdiagnose sind natürlich viel kleiner und auch etwas schwieriger zu erlernen, weil der auszuübende Druck und die Position des tastenden Fingers wechseln. Manche Zonen sind oberflächlich oder gerade am Rande eines Muskels oder auch halb dahinter. Am Anfang wäre es angebracht, zur Übung zuerst die Bauchdiagnose durchzuführen und danach den Hals zu tasten, ob derselbe diagnostische Punkt erkannt oder ertastet werden kann.

Die normale routinemäßige Vorgehensweise bei der Anwendung der Bauchdecken- oder Halsdiagnose ist die folgende.

Alle diagnostischen Regionen oder Zonen am Bauch und/oder Hals werden auf pathologische Veränderungen, wie zum Beispiel Empfindlichkeit, Härte oder Schwellungen hin untersucht.

Entsprechend dem Befund wird dann der dazu gehörige Y-YNSA-Punkt oder der Hirnnervenpunkt (s. Kapitel 7) lokalisiert und eine Nadel in den aktiven Punkt eingeführt.

Danach muss unbedingt die diagnostische Region erneut auf die Wirksamkeit des gewählten YNSA-Punktes und die genaue Position der Nadel hin überprüft werden.

Die Empfindlichkeit oder Härte in der untersuchten Testzone sollte verschwunden sein, wenn die Nadel in der korrekten Position ist.

Ist die Nadel nicht in der korrekten Position, kann diese wieder etwas manipuliert werden, um die Richtung oder Tiefe etwas zu ändern. Man braucht die Nadel dazu nicht herauszuziehen. Bei der weiteren Untersuchung der diagnostischen Zonen an Bauchdecke oder Hals können dann ggf. weitere aktivierte Areale entdeckt werden.

Die Nadel wird dann in den neu identifizierten YNSA-Punkt eingeführt und die diagnostische Zone wieder überprüft. Der Hergang wird genau wie zuvor wiederholt, bis keine aktiven Zonen mehr gefunden werden.

Wenn zugleich mehrere empfindliche Zonen ertastet werden und eine dieser Zonen die Nierenzone oder die Leberzone ist, sollte der Y-Nierenpunkt oder der Y-Leberpunkt unbedingt zuerst genadelt werden. In der Regel werden damit eine oder mehrere andere Testzonen neutralisiert. Somit kann auf weitere Akupunktur zu diesem Zeitpunkt verzichtet werden.

Die YNSA-Halsdiagnose

Wenn keine abnormalen Testzonen mehr gefunden werden, wird der Patient eine Besserung verspüren.

Für Patienten mit akuten Zuständen oder Beschwerden kann eine Akupunkturbehandlung ausreichend sein und eine lang andauernde Wirkung haben (s. S. 202–205, Kapitel 11).

Wenn bei chronischen Erkrankungen auch nur die geringste Änderung bei der ersten Behandlung auftritt, kann dieses als Anzeichen für eine Besserung angesehen werden. Weitere Behandlungen sollten durchgeführt werden.

Die eigentliche Anzahl von Behandlungen kann nicht vorher bestimmt werden. Das Wohlbefinden des chronisch kranken Patienten wird bei reversiblen Krankheiten mehr und mehr zunehmen. Dementsprechend können die Abstände zwischen den Behandlungen verlängert werden.

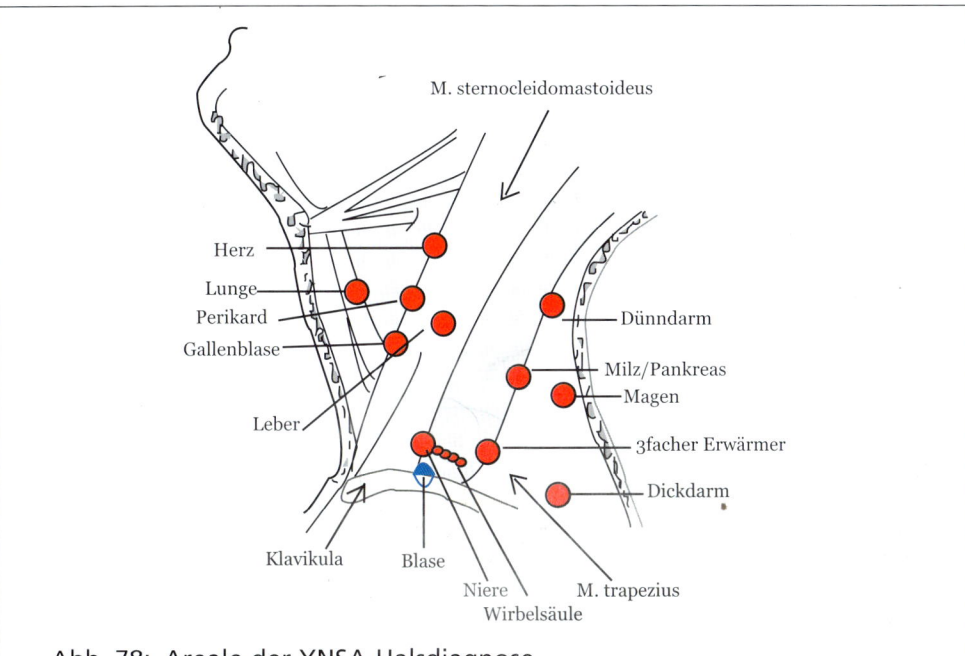

Abb. 78: Areale der YNSA-Halsdiagnose

Das Blasen-Diagnoseareal liegt etwas versteckt hinter der Klavikula (blau). Das Diagnoseareal der Wirbelsäule schließt an das Nieren-Diagnoseareal an und verläuft nach posterior (Lenden-, Brust-, Halswirbelsäule und Gehirn).

Kapitel 6

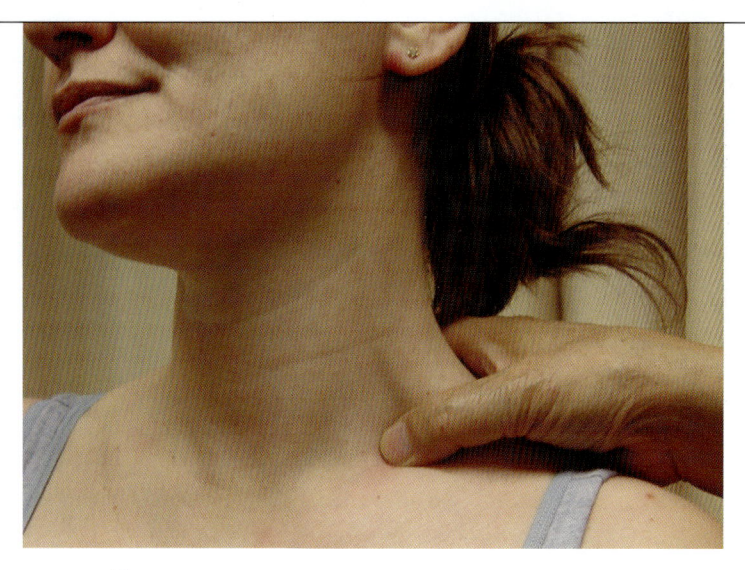

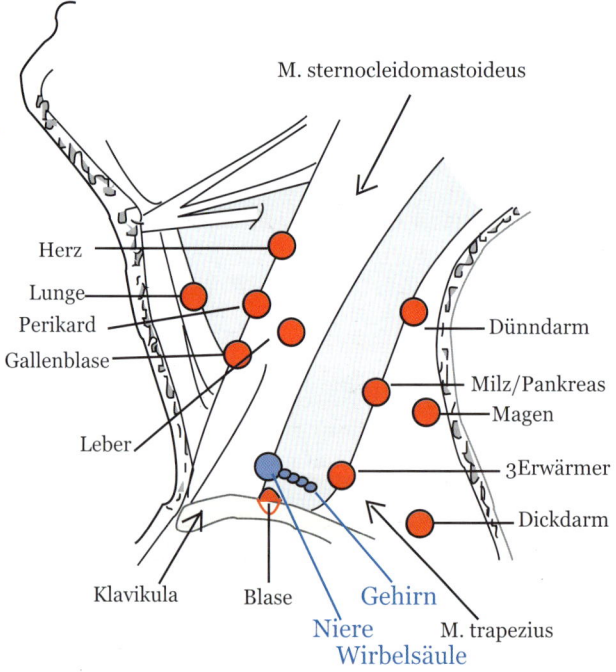

Abb. 79: Areale der YNSA-Halsdiagnose

Das Nieren-Diagnoseareal findet sich am hinteren Rand des M. sternocleidomastoideus (blau), über der Klavikula. Daran anschließend befinden sich die Diagnoseareale für Wirbelsäule und Gehirn.

Die YNSA-Halsdiagnose

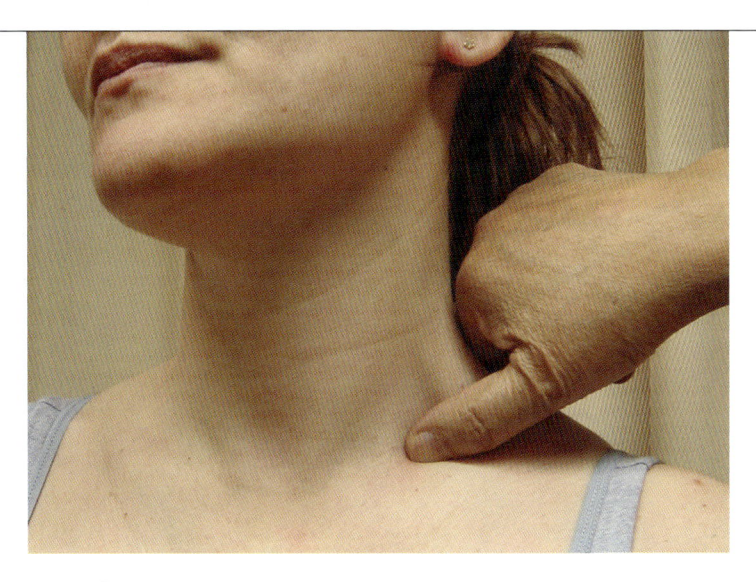

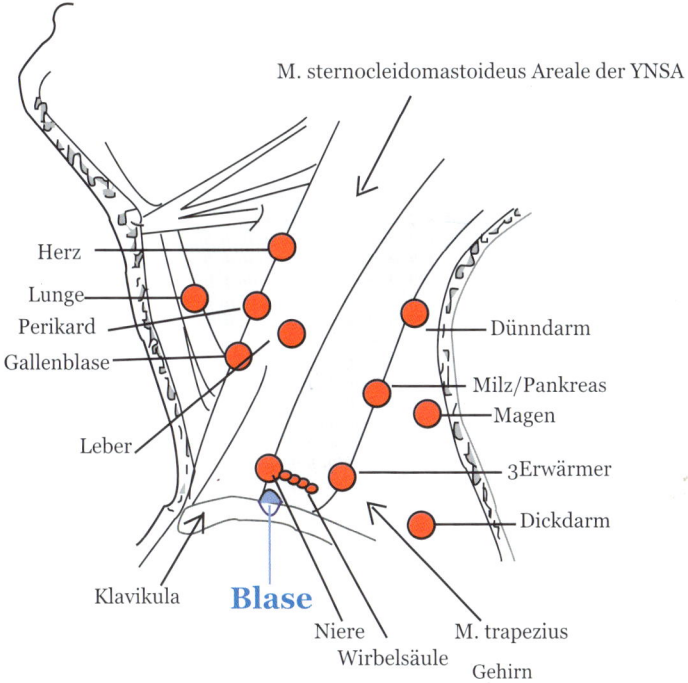

Abb. 80: Areale der YNSA-Halsdiagnose

Das Diagnoseareal der Blase (blau) liegt unter dem Nierenareal, halb versteckt hinter der Klavikula. Zum Palpieren muss etwas hinter die Klavikula gedrückt werden.

Kapitel 6

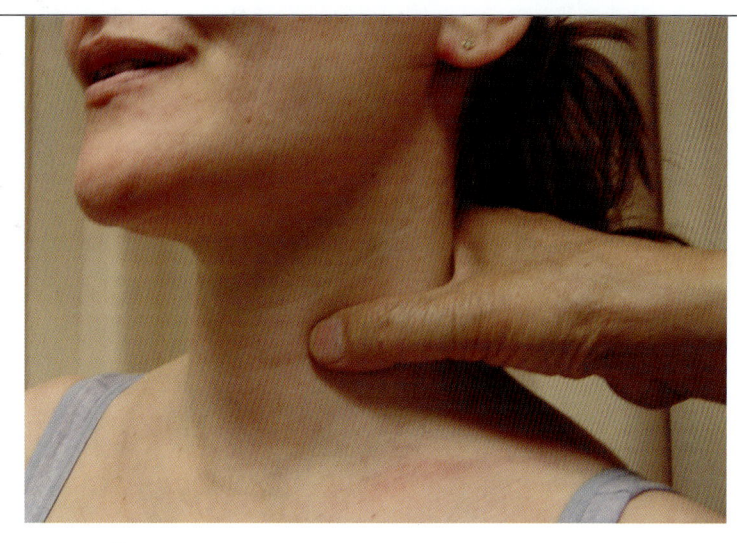

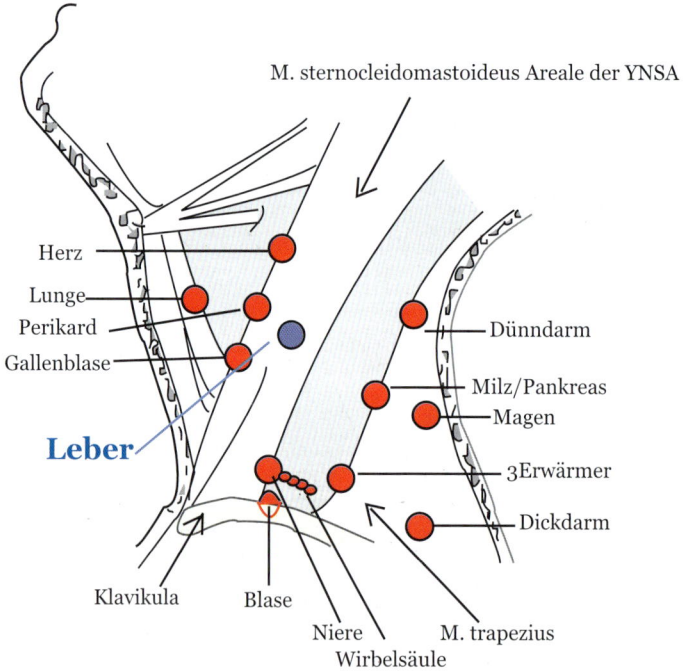

Abb. 81: Areale der YNSA-Halsdiagnose

Das Diagnoseareal der Leber liegt auf dem M. sternocleidomastoideus (blau) und lässt sich mit leichtem Hin- und Herbewegen des Daumens lokalisieren.

Die YNSA-Halsdiagnose

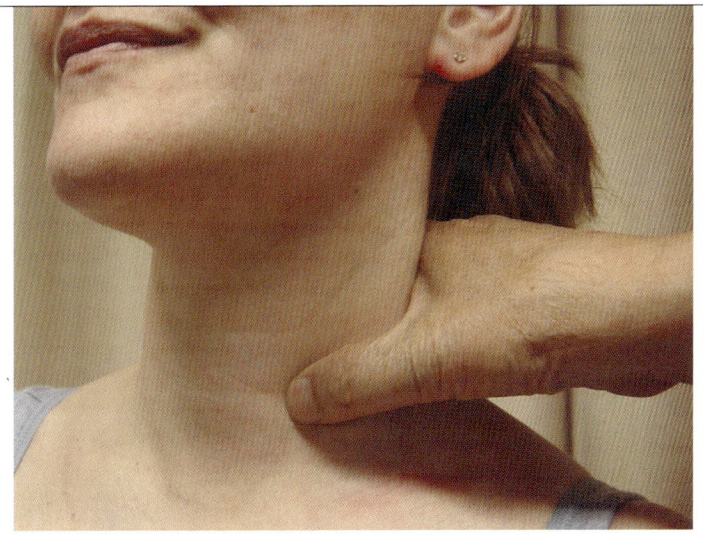

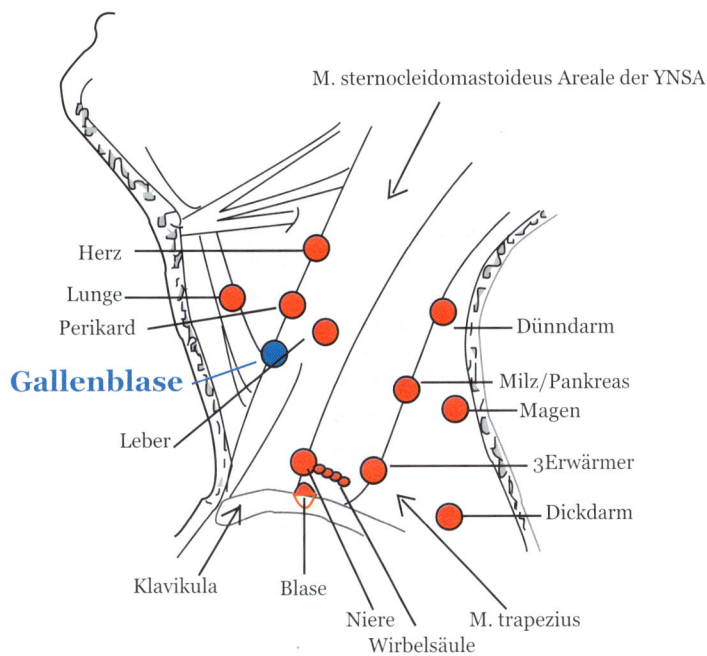

Abb. 82: Areale der YNSA-Halsdiagnose

Das Diagnoseareal der Gallenblase liegt etwas inferior zum Leberareal (blau), am vorderen Rand des M. sternocleidomastoideus. Es lässt sich mit etwas stärkerem Druck gegen den Muskelrand lokalisieren.

Kapitel 6

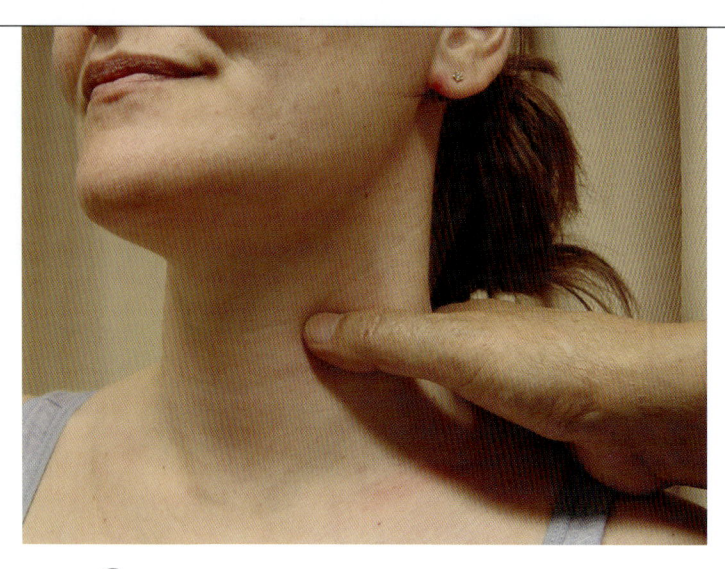

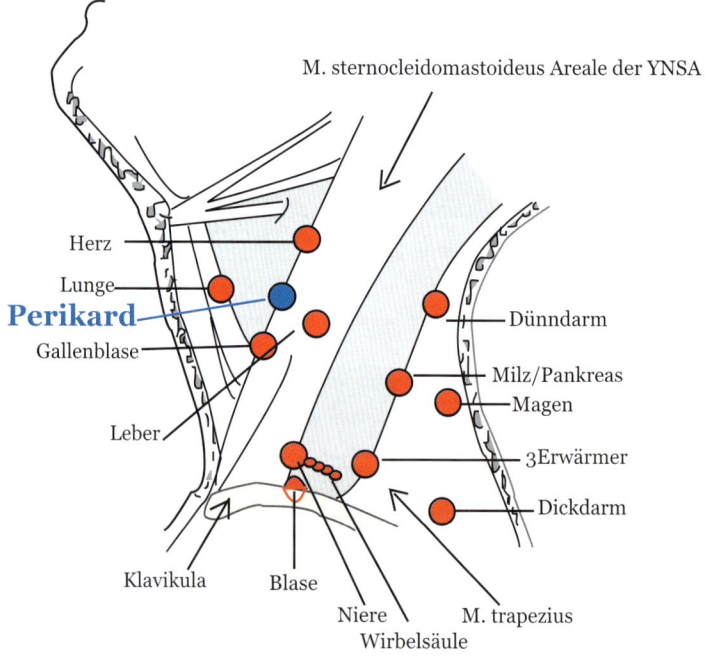

Abb. 83: Areale der YNSA-Halsdiagnose

Das Diagnoseareal des Perikards liegt auf derselben Linie wie das der Gallenblase, nur etwas höher (blau). Dieses Areal muss beim Palpieren ebenfalls gegen den Muskelrand gedrückt werden.

Die YNSA-Halsdiagnose

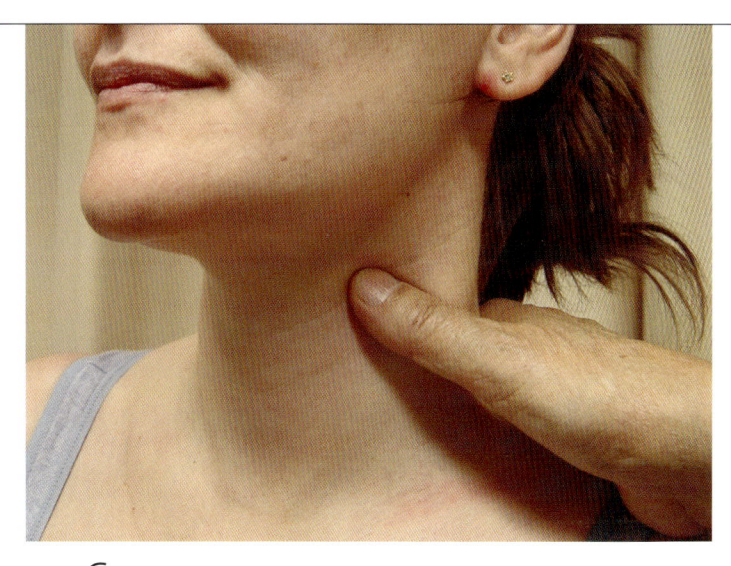

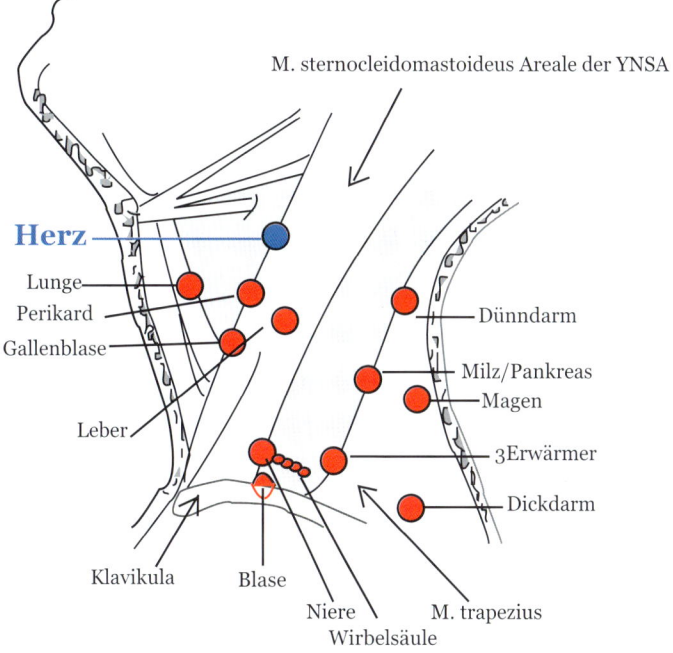

Abb. 84: Areale der YNSA-Halsdiagnose

Das Diagnoseareal des Herzens liegt gleichfalls auf einer Linie mit dem Gallenblasenareal (blau), etwas superior des Perikarddiagnoseareals. Wie diese beiden Areale auch, muss es mit leichtem Druck gegen den Muskelrand ertastet werden.

Kapitel 6

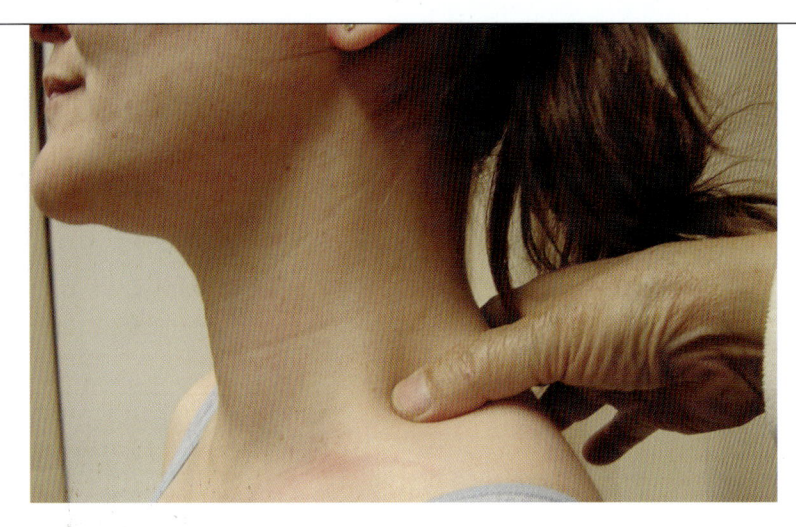

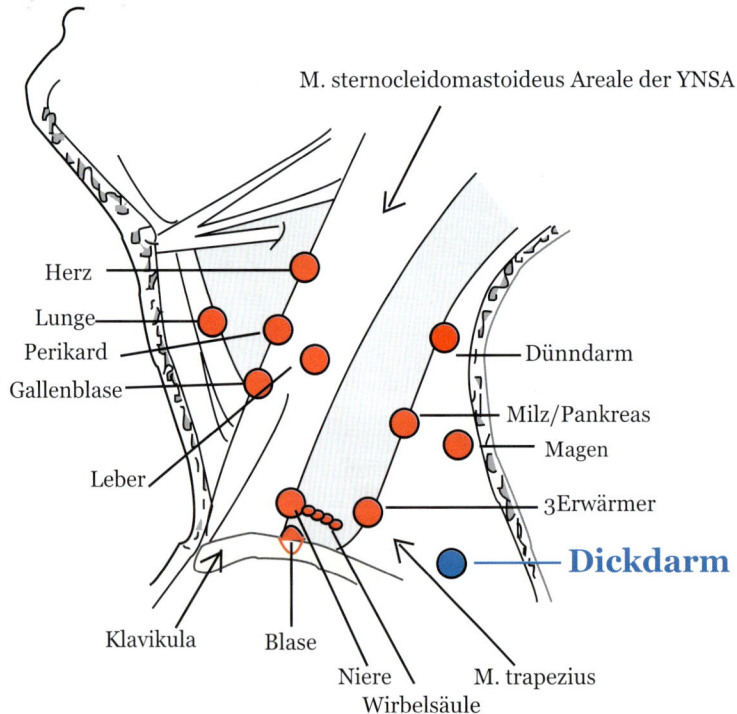

Abb. 85: Areale der YNSA-Halsdiagnose

Das Diagnoseareal des Dickdarms liegt etwa in der Mitte des M. trapezius.

Die YNSA-Halsdiagnose

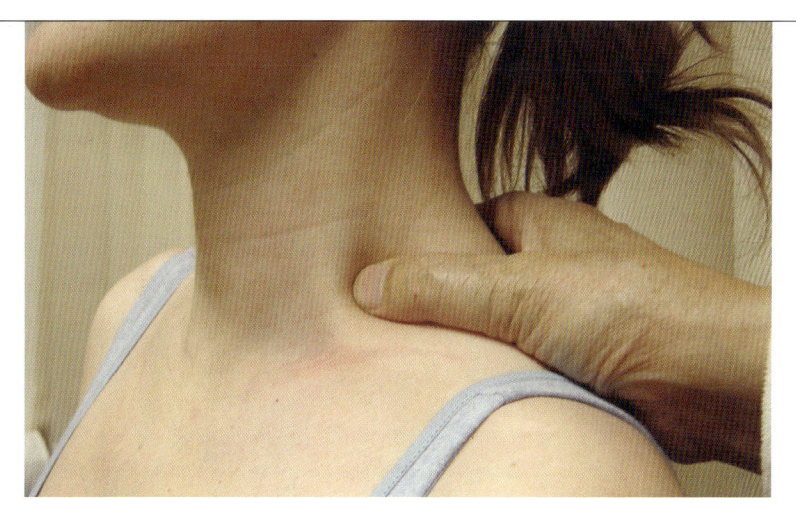

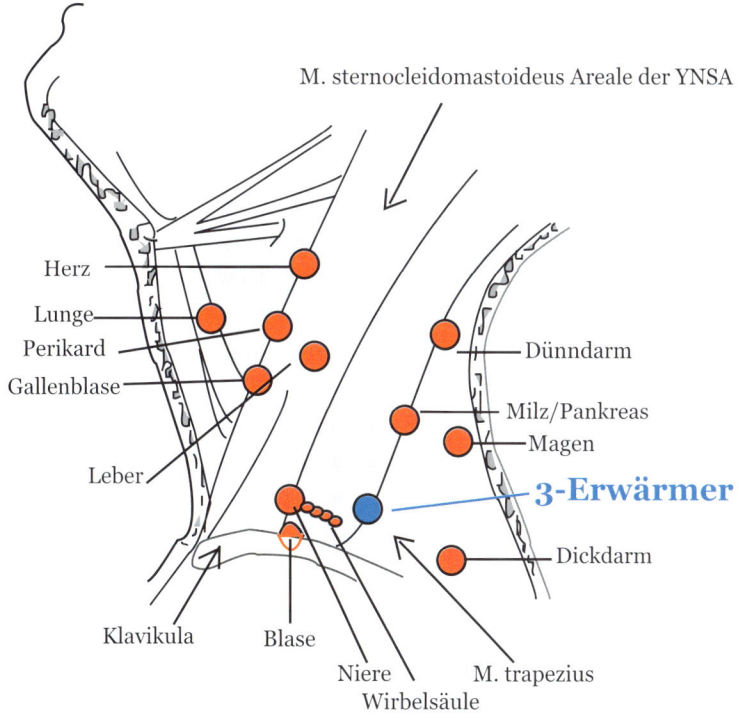

Abb. 86: Areale der YNSA-Halsdiagnose

Das Diagnoseareal des 3-Erwärmers liegt anterior des Dickdarmareals (blau), am inneren Rand des M. trapezius. Daher muss auch hier mit etwas stärkerem Druck gegen den Muskelrand palpiert werden.

Kapitel 6

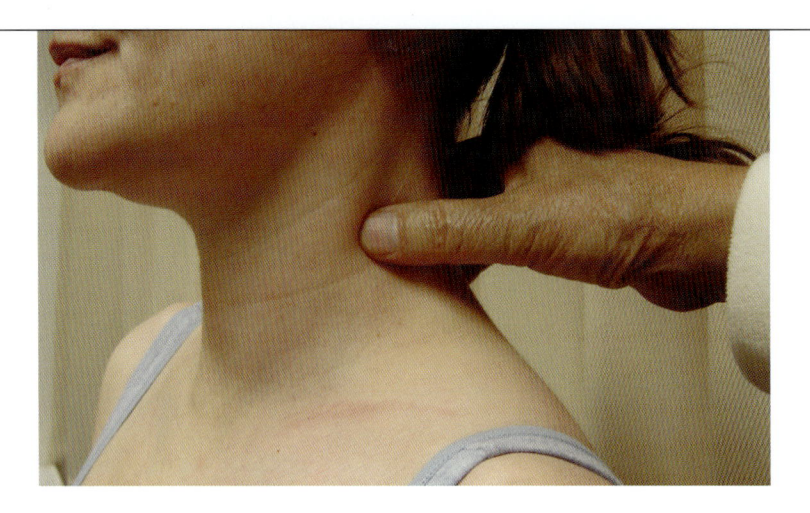

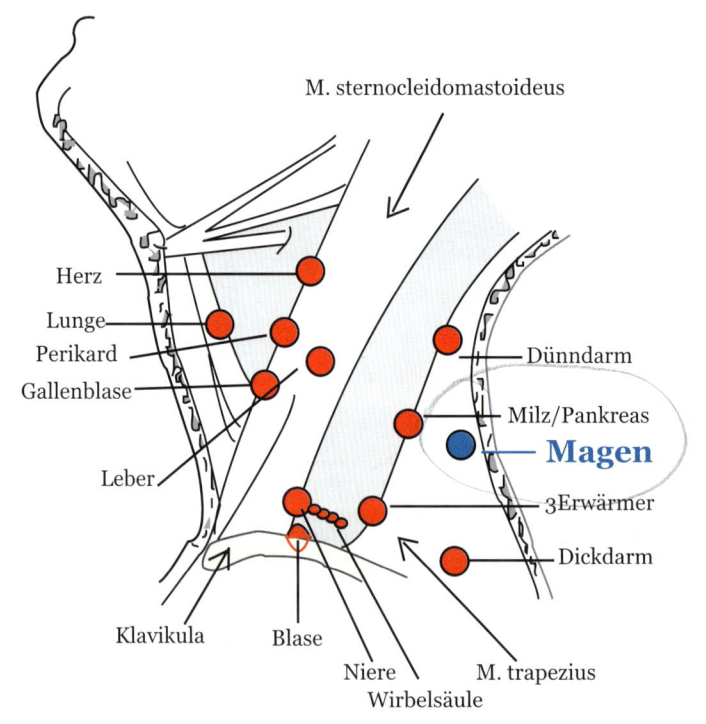

Abb. 87: Areale der YNSA-Halsdiagnose

Das Diagnoseareal des Magens liegt in der Mitte des M. trapezius (blau), oberhalb des Dickdarmareals und ist mit leichtem Druck gegen den Muskel zu tasten.

Die YNSA-Halsdiagnose

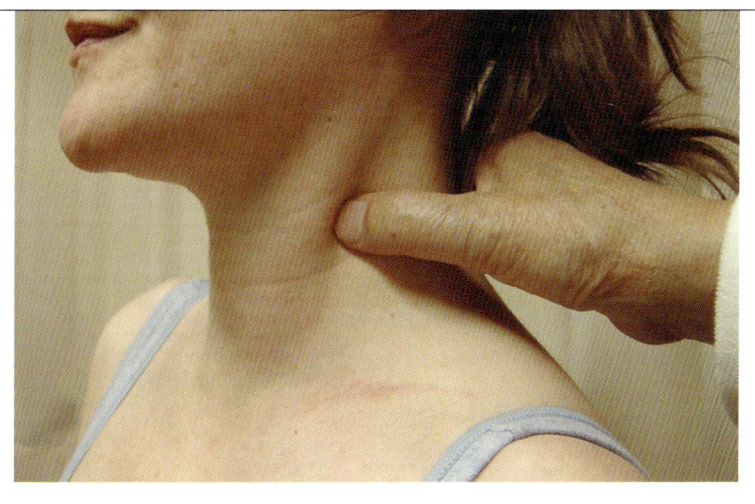

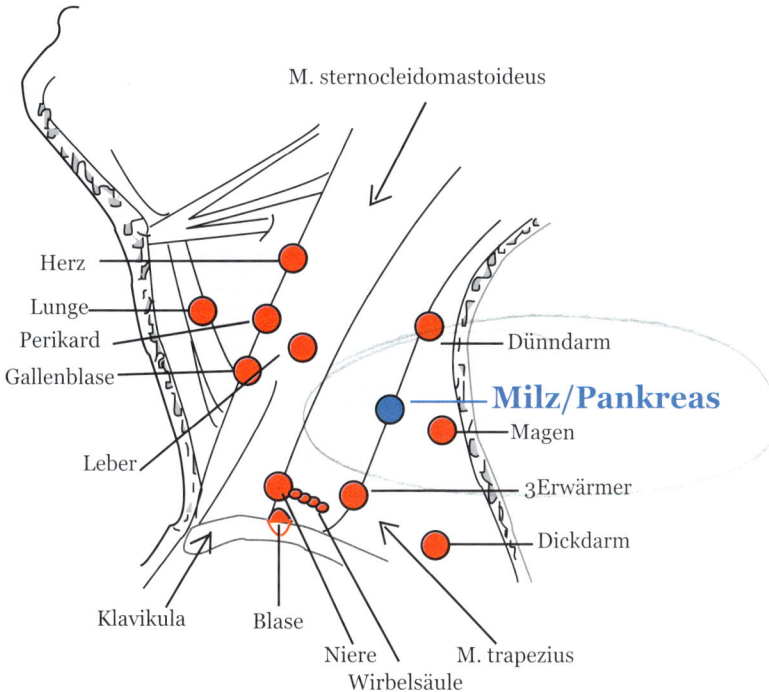

Abb. 88: Areale der YNSA-Halsdiagnose

Das Diagnoseareal für Milz/Pankreas befindet sich oberhalb des 3-Erwärmer-Areals (blau), am vorderen Rand des M. trapezius. Zum Palpieren muss leicht gegen den vorderen Rand des Muskels gedrückt werden.

Kapitel 6

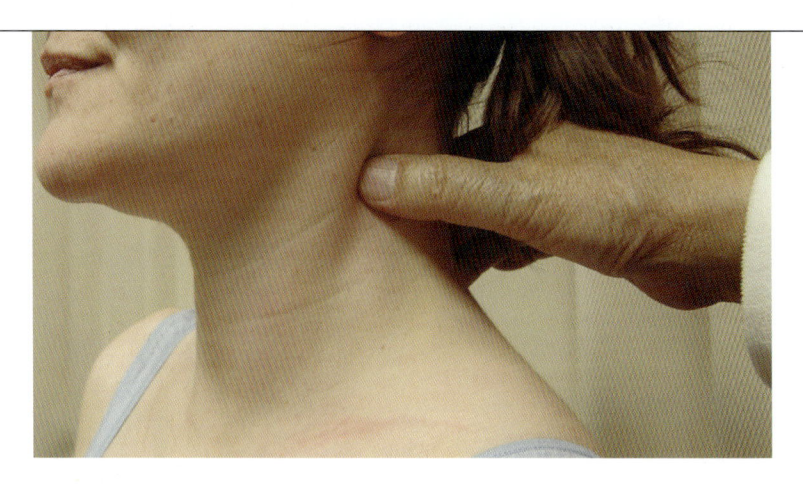

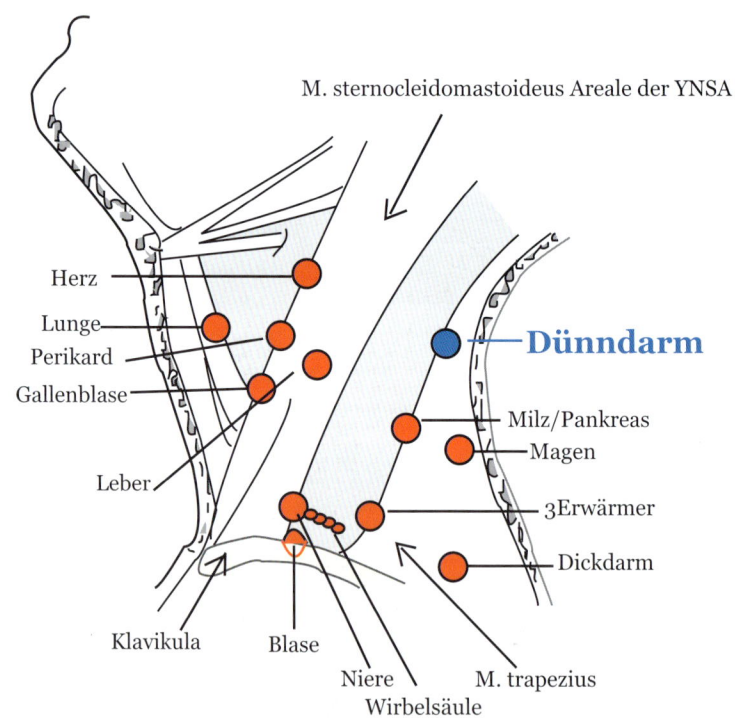

Abb. 89: Areale der YNSA-Halsdiagnose

Das Diagnoseareal des Dünndarms befindet sich auf derselben Linie wie Milz/Pankreas und 3-Erwärmer (blau) und bildet das oberste Areal am vorderen Rand des M. trapezius. Die Palpation erfolgt wiederum mit leichtem Druck gegen den Muskelrand.

Die YNSA-Halsdiagnose

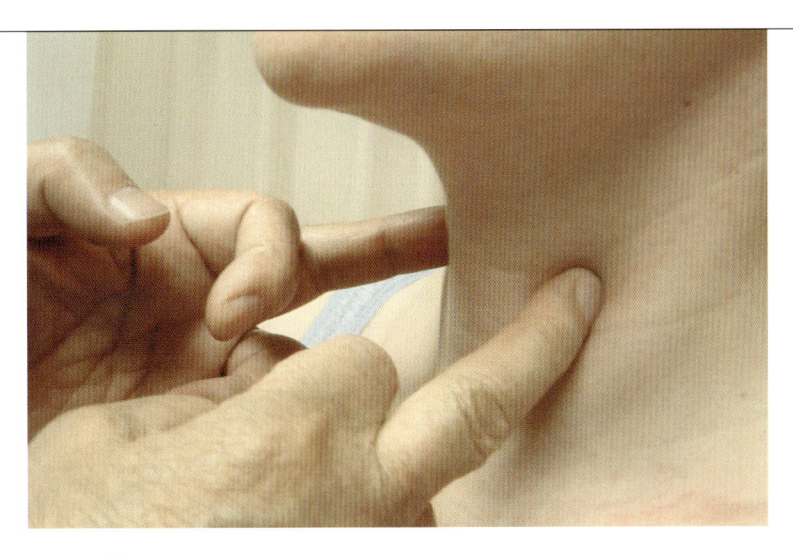

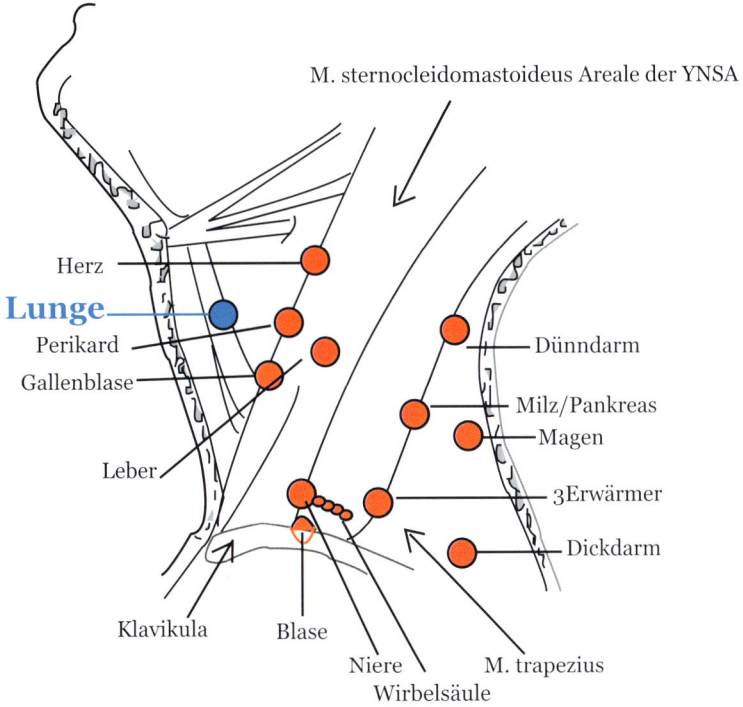

Abb. 90: Areale der YNSA-Halsdiagnose

Die Diagnoseareale der Lunge liegen seitlich bilateral des Kehlkopfes und werden am besten gleichzeitig palpiert.

Kapitel 6

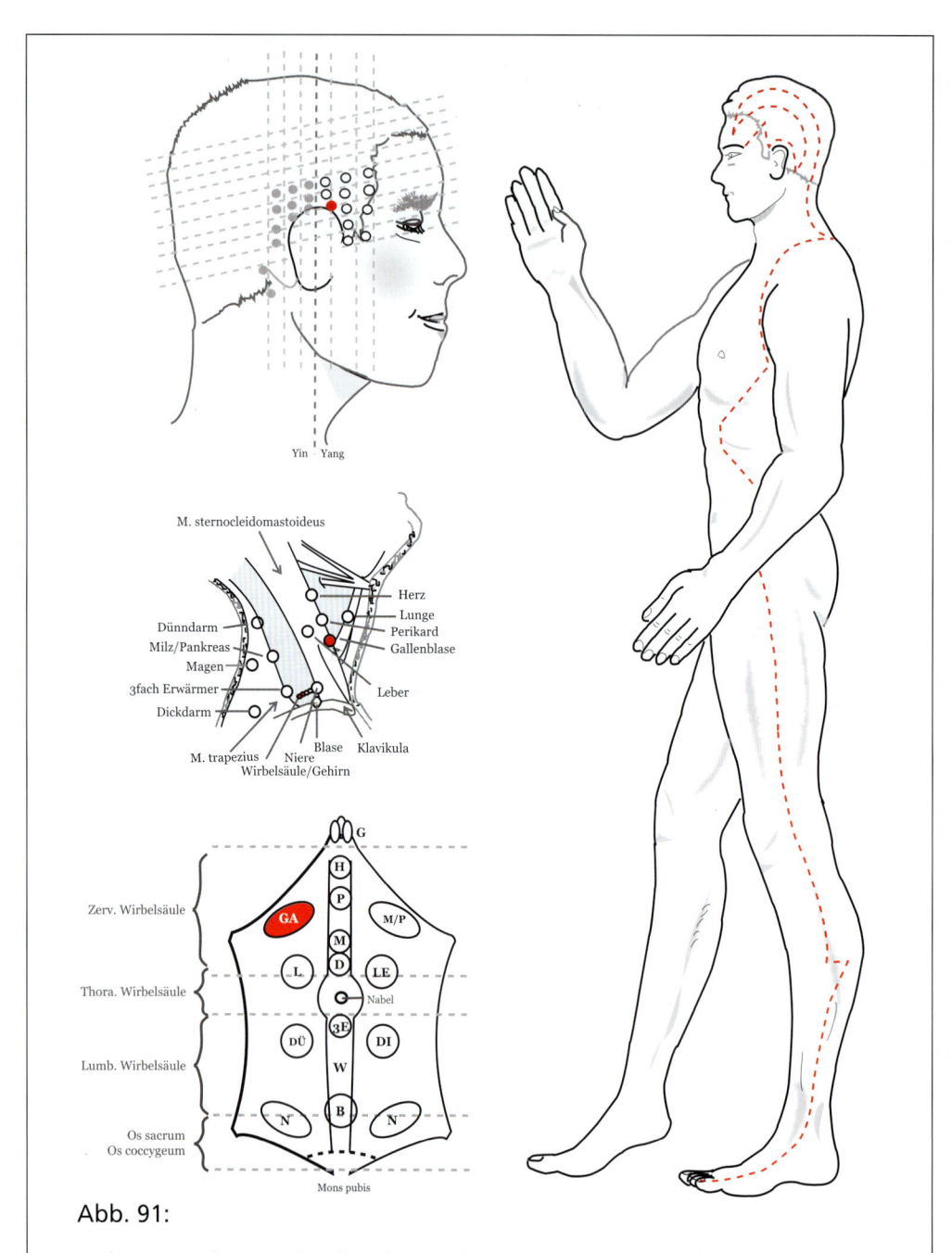

Abb. 91:

Jeder Y-Punkt vertritt das dazugehörige Diagnoseareal, den gesamten Meridian und alle darauf befindlichen Akupunkturpunkte. Als Beispiel hier der Y-GA-Punkt (Gallenblase).

Die YNSA-Halsdiagnose

Abb. 92:

Der Y-DÜ-Punkt (Dünndarm) beeinflusst alle in roter Farbe abgebildeten Areale.

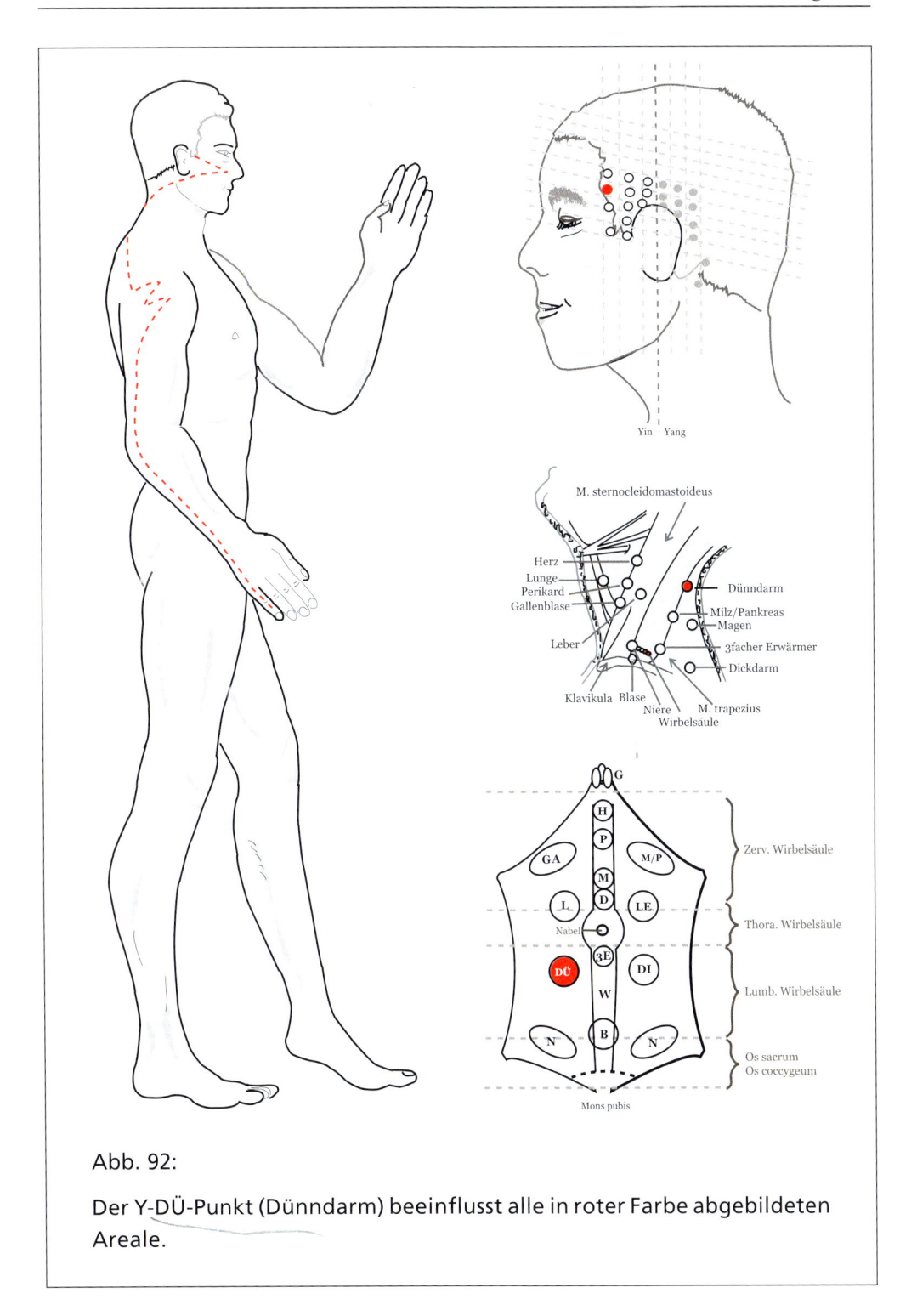

7

Die YNSA-Hirnnervenpunkte

Kapitel 7

Als neuste und wahrscheinlich bedeutsamste Neuentdeckung bereichern 12 Hirnnervenpunkte die YNSA. Diese 12 Hirnnervenpunkte liegen, ausgehend vom Yin-Basis-A-Punkt, perlschnurartig hintereinander aufgereiht nach dorsal bis etwa in die Höhe von Du Mai 20 / Du Mai 21. Die Distanz zwischen dem ersten und dem zwölften Hirnnervenpunkt beträgt in etwa 6-8 cm. Ebenfalls ausgehend von der Bauch- und Halsdiagnostik weisen die druckdolenten diagnostischen Areale zu den entsprechenden neuen Hirnnerventherapiepunkten. Nach korrekter Nadelung des zugehörigen Hirnnervenpunktes muss die zuvor ertastete Druckdolenz an Hals oder Bauch verschwinden. Die parietalen YNSA-Y-Punkte tragen jetzt die gleichen Zahlenbezeichnungen wie die YNSA-Hirnnervenpunkte (siehe auch S. 75, Kapitel 3 und S. 80, Kapitel 4).

Die Hirnnervenpunkte und Ihre Entsprechungen:

1-Niere = N. olfactorius = Olfaktoriuspunkt
2-Blase = N. opticus = Optikuspunkt
3-Perikard = N. oculomotorius = Okulomotoriuspunkt
4-Herz = N. trochlearis = Trochlearispunkt
5-Magen = N trigeminus = Trigeminuspunkt
6-3-Erwärmer = N. abducens = Abduzenspunkt
7-Dünndarm = N. facialis = Fazialispunkt
8-Milz-Pankreas – N. vestibulocochlearis = Vestibulocochlearispunkt
9-Lunge = N. glossopharyngeus = Glossopharyngeuspunkt
10-Leber = N. vagus = Vaguspunkt
11-Gallenblase = N. accessorius = Akzessoriuspunkt
12-Dickdarm = N. hypoglossus = Hypoglossuspunkt

Angenommen wird eine sehr enge Beziehung zwischen den Meridianen und den Hirnnervenpunkten. Im Gegensatz zu den parietalen YNSA-Y-Punkten werden die Hirnnervenpunkte oft als nicht so schmerzhaft bei der Nadelung empfunden.

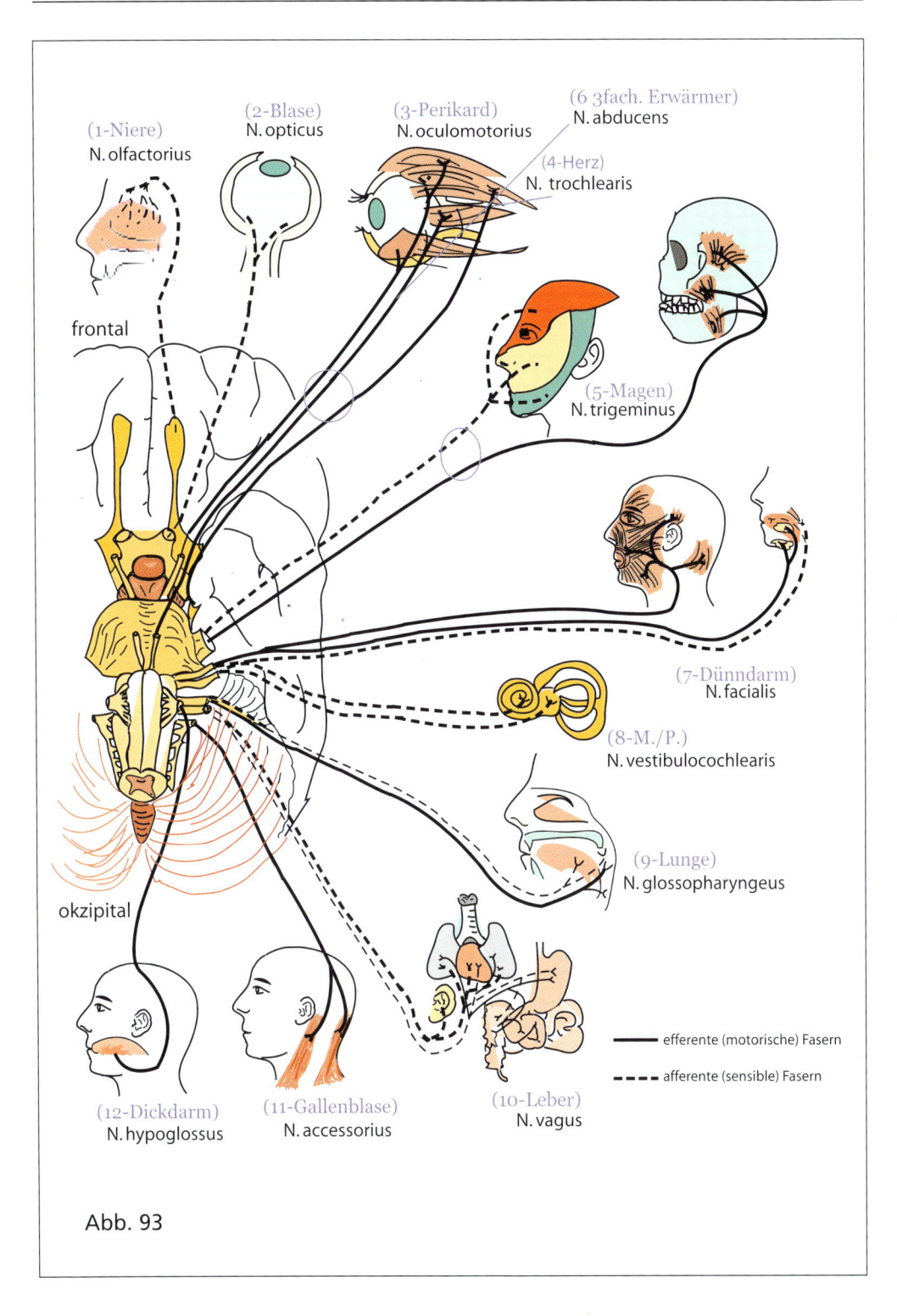

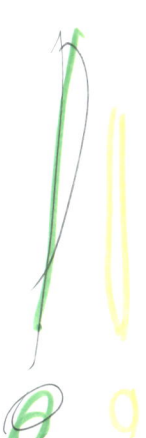

Die YNSA-Hirnnervenpunkte

(1-Niere) N. olfactorius
(2-Blase) N. opticus
(3-Perikard) N. oculomotorius
(6 3fach. Erwärmer) N. abducens
(4-Herz) N. trochlearis
(5-Magen) N. trigeminus
(7-Dünndarm) N. facialis
(8-M./P.) N. vestibulocochlearis
(9-Lunge) N. glossopharyngeus
(10-Leber) N. vagus
(11-Gallenblase) N. accessorius
(12-Dickdarm) N. hypoglossus

frontal
okzipital

—— efferente (motorische) Fasern
---- afferente (sensible) Fasern

Abb. 93

Kapitel 7

Die schematische Darstellung der Hirnnervenpunkte zeigt diese in einer perlschnurartigen Auflistung in kurzem Abstand hintereinander. Auch bei den Hirnnervenpunkten handelt es sich um kleine Behandlungsareale, in denen der entsprechend zu nadelnde Punkt durch sorgsame Untersuchung, d. h. durch Palpation mit dem Finger gesucht wird.

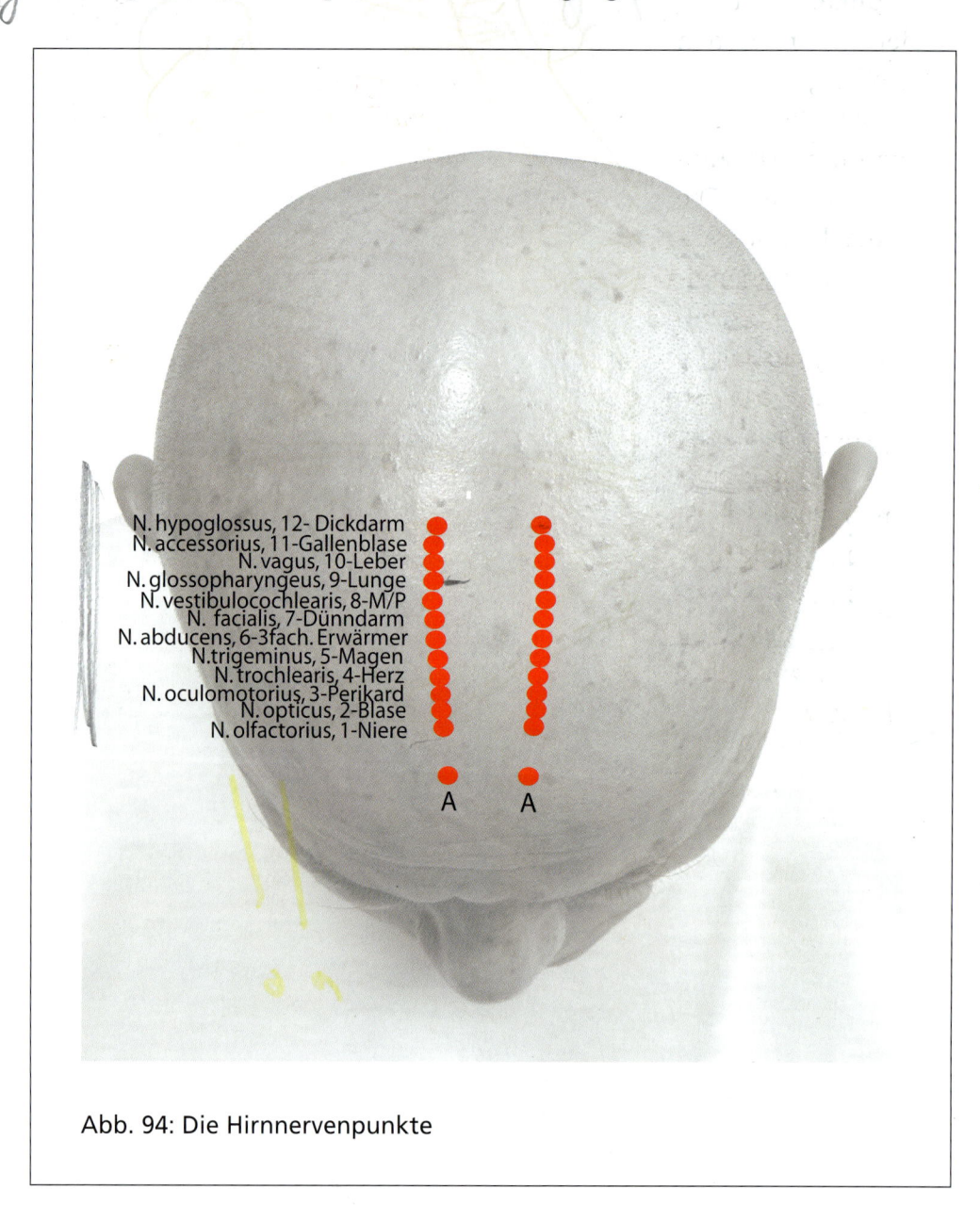

N. hypoglossus, 12- Dickdarm
N. accessorius, 11-Gallenblase
N. vagus, 10-Leber
N. glossopharyngeus, 9-Lunge
N. vestibulocochlearis, 8-M/P
N. facialis, 7-Dünndarm
N. abducens, 6-3fach. Erwärmer
N. trigeminus, 5-Magen
N. trochlearis, 4-Herz
N. oculomotorius, 3-Perikard
N. opticus, 2-Blase
N. olfactorius, 1-Niere

A   A

Abb. 94: Die Hirnnervenpunkte

Die YNSA-Hirnnervenpunkte

Im nachfolgenden Bild sehen Sie die Punkte Niere, Blase, Perikard, Milz, Leber und Gallenblase am Patienten genadelt.

Beim Patienten entspricht die Lage der Punkte nicht der in der schematischen Darstellung. Die korrekte Lage der Nadeln wurde durch Halsdiagnose verifiziert. Die Lage der Hirnnervenpunkte kann also individuell von der schematischen Darstellung abweichen. Ebenso wie bei den Basis-, den Gehirn- und den parietalen Y-Punkten ist eine eingehende und sorgsame Punktsuche mittels Palpation für den Therapieerfolg unerlässlich.

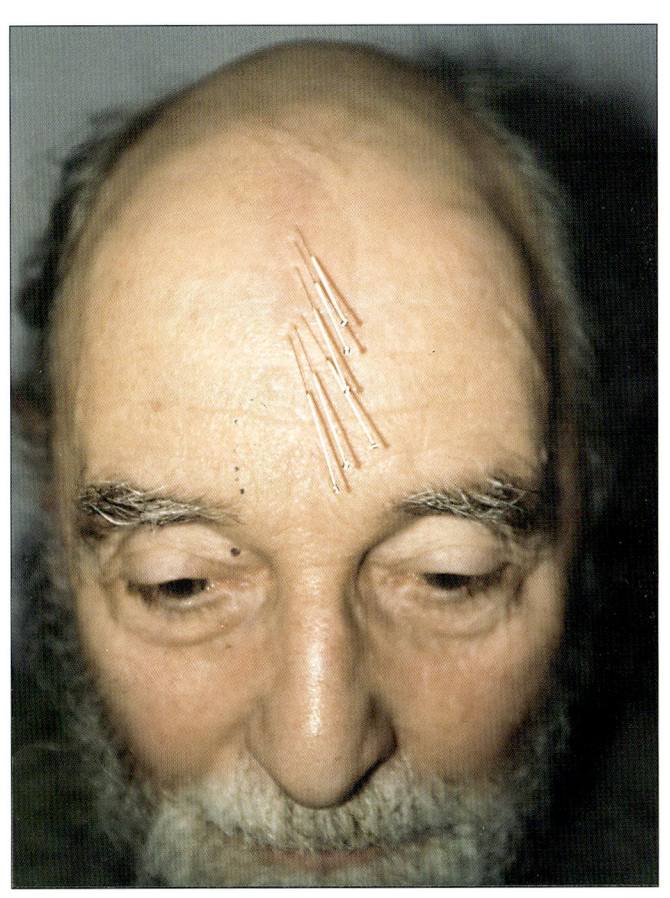

Abb. 95

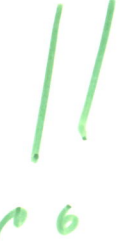

8

Zusätzliche Somatotope nach Yamamoto

Kapitel 8

8.1 Das Saggital-Mittellinie-Somatotop

Beim Sagital-Somatotop handelt es sich ebenfalls um ein Schädelsomatotop. Beim Sagital-Somatotop erstreckt sich zum einen der menschliche Körper, auf dem Rücken liegend, von der Stirn-Haar-Linie ausgehend mit dem Kopf bis zum hinteren Haaransatz zu den Füßen. Beim Sagital-Somatotop liegt demnach der Kopf im Bereich zwischen Stirn-Haar-Grenze und den Gehirnpunkten, der Fußrücken endet mit den Zehenspitzen im hinteren Haaransatz. Auf dem Bauch liegend erstreckt sich, in gegenläufiger Richtung, der menschliche Körper von der Hinterhauptsschuppe bis in die Höhe der Gehirnpunkte des Ying-Behandlungsareals. In der Höhe der Gehirnpunkte im Ying-Areal liegen die Fußsohlen, das Gesicht blickt in der schematischen Darstellung auf den Hinterkopf. In der Höhe des TCM-Akupunkturpunktes Du-Mai 20 befinden sich in ca 1 cm seitlich davon die Behandlungspunkte für die Lendenwirbelsäule. Das Sagital-Somatotop ist insgesamt nur 2 cm breit und eignet sich zur Behandlung von Paresen und Parästhesien, Durchblutungsstörungen und Schmerzen des Bewegungsapparates.

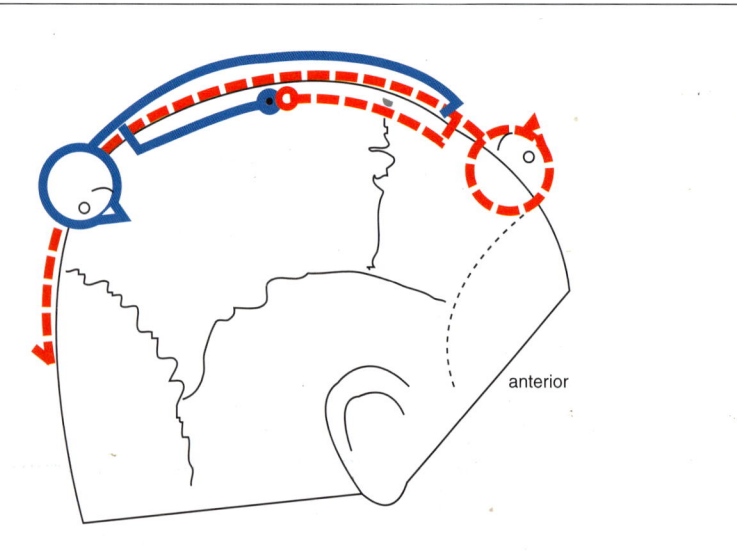

Abb. 96: Das Saggital-Mittellinie-Somatotop in schematischer Darstellung

8.2 Die J- und K-Somatotope

Das Somatotop liegt über der Sutura sagittalis. Die Köpfe des Somatotopes grenzen auf dem höchsten Punkt des Schädels aneinander, etwa in der Linie mit dem höchsten Punkt des Ohres. Dies entspricht dem Akupunkturpunkt Du Mai 20 (LG 20) der TCM.

Von den Somatotop-Köpfen gehen Körper und Extremitäten aus. Das anteriore, oder Yin-Somatotop, liegt auf dem Rücken, hier zeigen also die Oberseiten der Füße nach oben.

Das posteriore, oder Yang-Somatotop, liegt auf dem Bauch. Hier zeigen die Fußsohlen nach oben. Sie werden etwas seitlich der Hirn-Punkte lokalisiert.

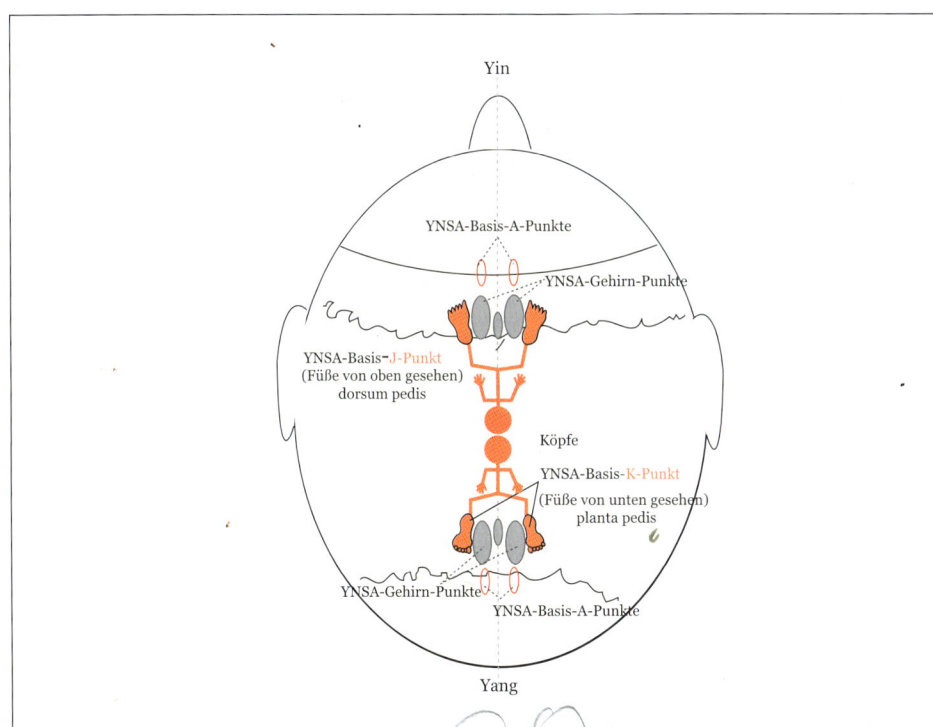

Abb. 97: Die neuen Somatotope J und K befinden sich mitten auf dem Kopf und erstrecken sich vom Yin-Basis-A-Punkt bis zum Yang-Basis-A-Punkt. Im J-Somatotop erscheint der Mensch auf dem Rücken liegend. Die Füße liegen beidseits neben den Gehirnpunkten, der Kopf endet in Höhe des chinesischen Akupunkturpunktes Du Mai 20 (LG 20).

Kapitel 8

Dieses Somatotop hat sich zur Behandlung von Schmerzen und Paralyse, besonders aber für Parästhesie bewährt. Bei der Behandlung ist zu beachten, ob sich die Parästhesie dorsum pedis (auf dem Fuß) oder planta pedis (unter dem Fuß) bemerkbar macht. Entsprechend wird anterior oder posterior akupunktiert.

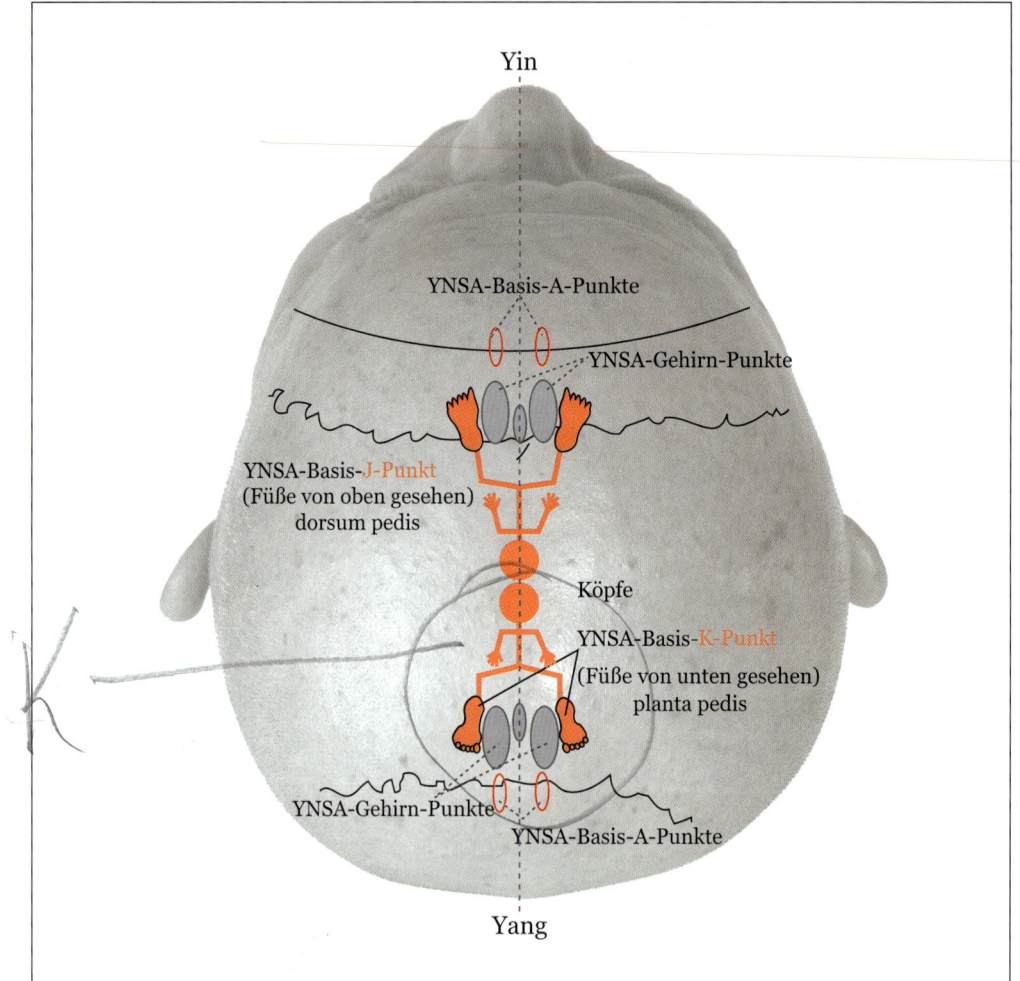

Abb. 98: Das K-Somatotop setzt sich nach dorsal fort. Im K-Somatotop liegt der Mensch auf dem Bauch. Der Kopf liegt in Höhe von Du Mai 20 und die Fußsohlen liegen neben den Yang-Gehirnpunkten.

Indikationen: Parästhesien, Paresen, Durchblutungsstörungen, Schmerzen in den Extremitäten.

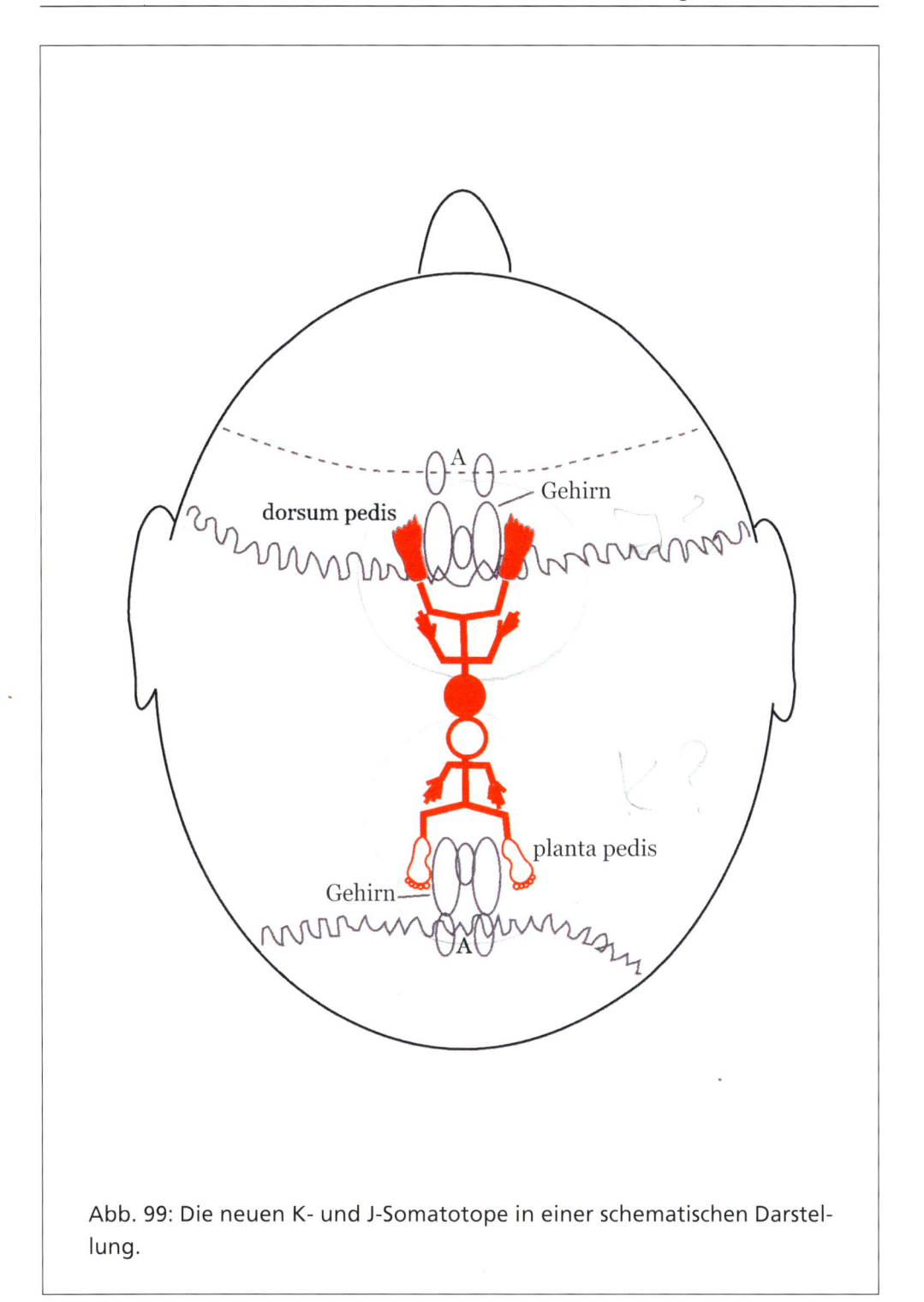

Abb. 99: Die neuen K- und J-Somatotope in einer schematischen Darstellung.

Kapitel 8

8.3 Das Schambein-Somatotop

Dieses Somatotop weist dieselben Punkte, Positionen und Indikationen wie die YNSA-Basis-Punkte auf.

Die Behandlung dieser Schambein-Punkte hat sich bei hartnäckigen Zuständen als hilfreich erwiesen. Etwa bei Hemiplegien, die nach einiger Zeit der Behandlung an den Schädel-Somatotopen keinen Fortschritt mehr aufweisen.

Das Schambein-Somatotop liegt am oberen Rand des Schambeinkammes.

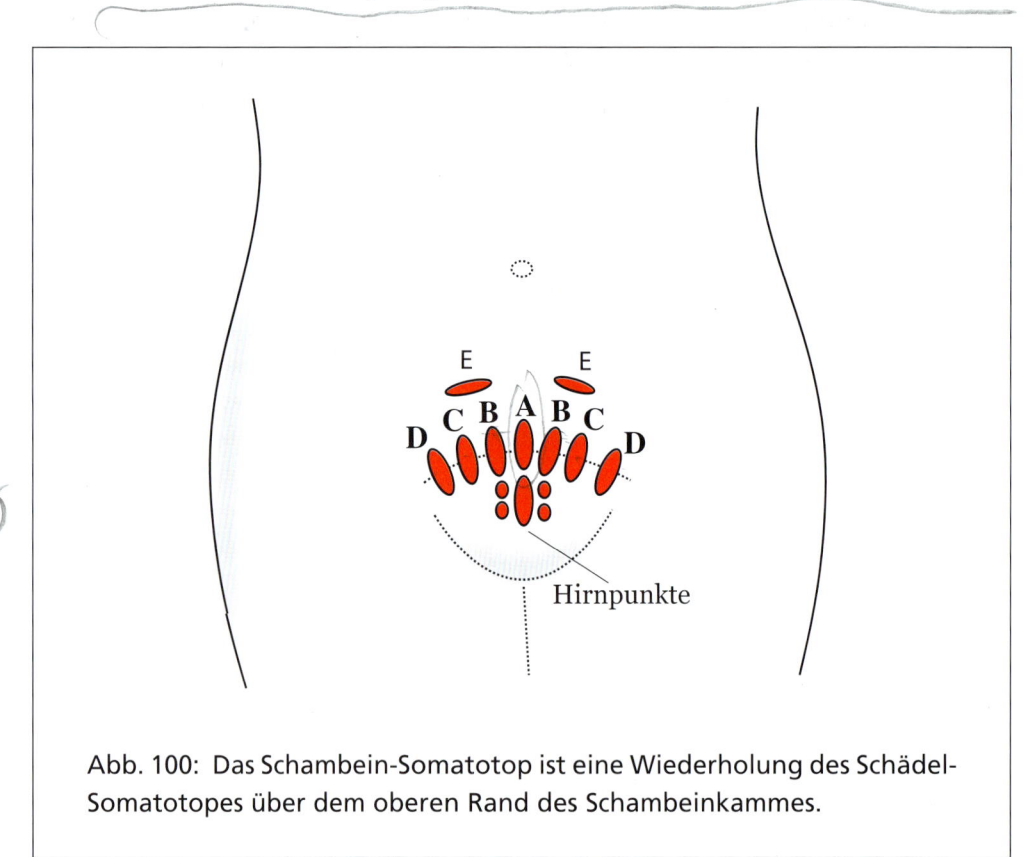

Abb. 100: Das Schambein-Somatotop ist eine Wiederholung des Schädel-Somatotopes über dem oberen Rand des Schambeinkammes.

Die Nadelung im Schambein-Somatotop erfolgt in direkter Richtung auf das Schambein. Auch beim Schambein-Somatotop werden die entsprechenden Behandlungspunkte durch sorgsame Palpation detektiert, mit dem Finger fixiert und nach kaudal genadelt.

Zusätzliche Somatotope nach Yamamoto

8.4 Das Thorax-Somatotop

Auch in diesem Somatotop ist der vollständige menschliche Körper vertreten. Es ist um das Sternum herum an den Rippenansätzen lokalisiert. Die Abbildung der Extremitäten ist in gestreckter Form (siehe Abb. 101).

Die Punkte dieses Systems werden hauptsächlich für Schmerzen nach Verletzungen benutzt. Bei diesem Somatotop muss darauf hingewiesen werden, dass wegen der Lage der Punkte in unmittelbarer Nähe der Lunge die Gefahr eines Pneumothorax besteht.

Bei der Behandlung wird die Akupunkturnadel entweder gleich wieder entfernt oder mit Klebestreifen am Körper fixiert, um ein Verrutschen zu verhindern. Der Patient muss während der Behandlung ruhig liegen bleiben.

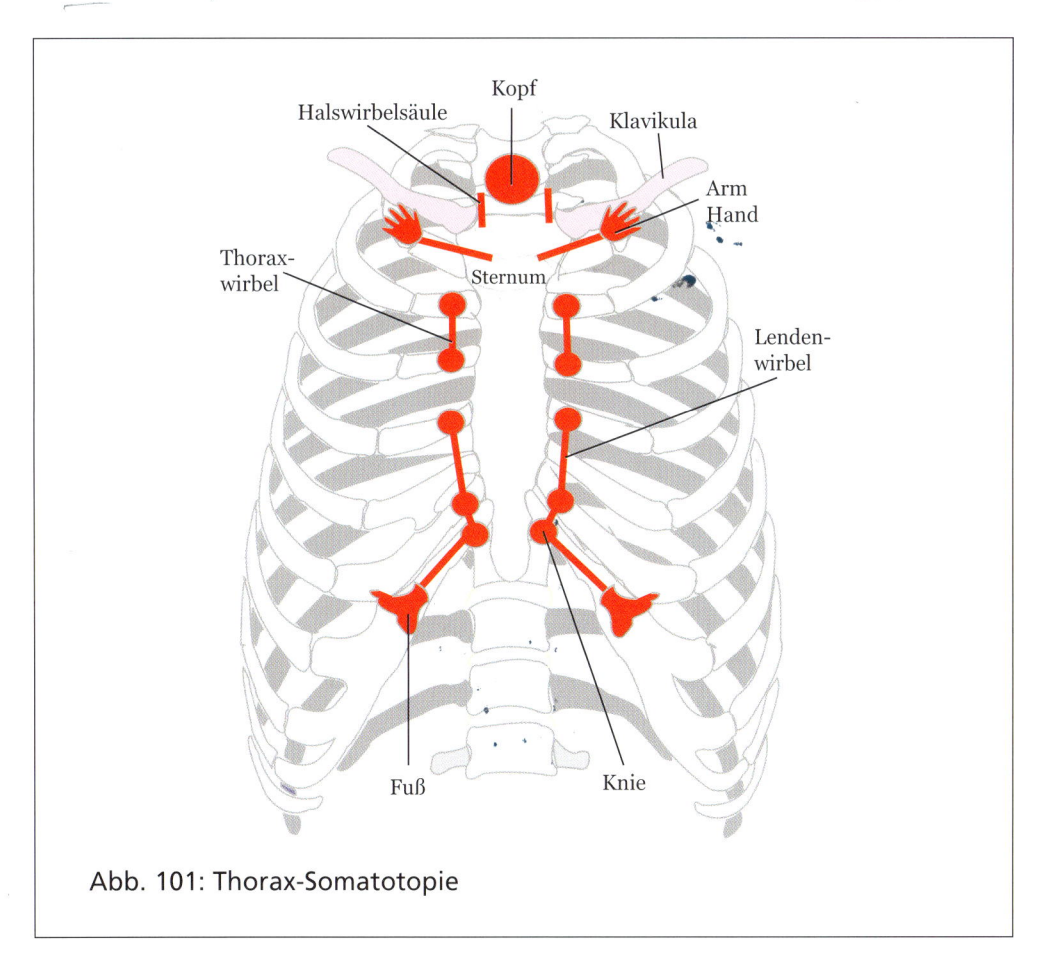

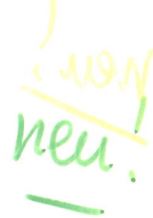

Abb. 101: Thorax-Somatotopie

Kapitel 8

8.5 Das HWS-BWS-Somatotop

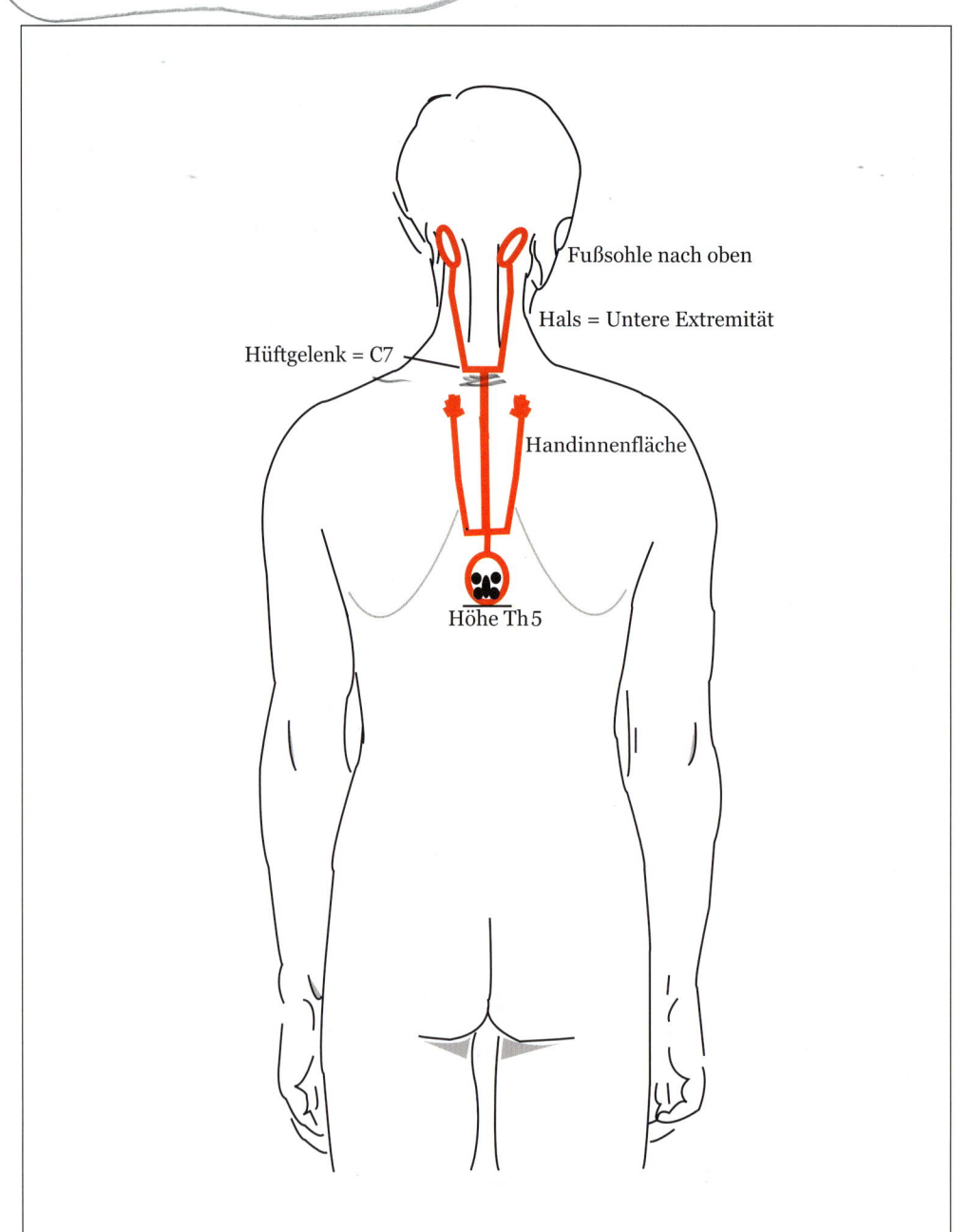

Fußsohle nach oben

Hals = Untere Extremität

Hüftgelenk = C7

Handinnenfläche

Höhe Th 5

Abb. 102: Das neue HWS-BWS-Somatotop zeigt den Menschen schematisch in Bauchlage.

Zusätzliche Somatotope nach Yamamoto

8.6 Das BWS-LWS-Somatotop

(planta pedis)
Fußsohle nach oben

Hals = Untere Extremität

Hüftgelenk = C7

Handinnenfläche nach oben

Höhe Th 5

(dorsum pedis)

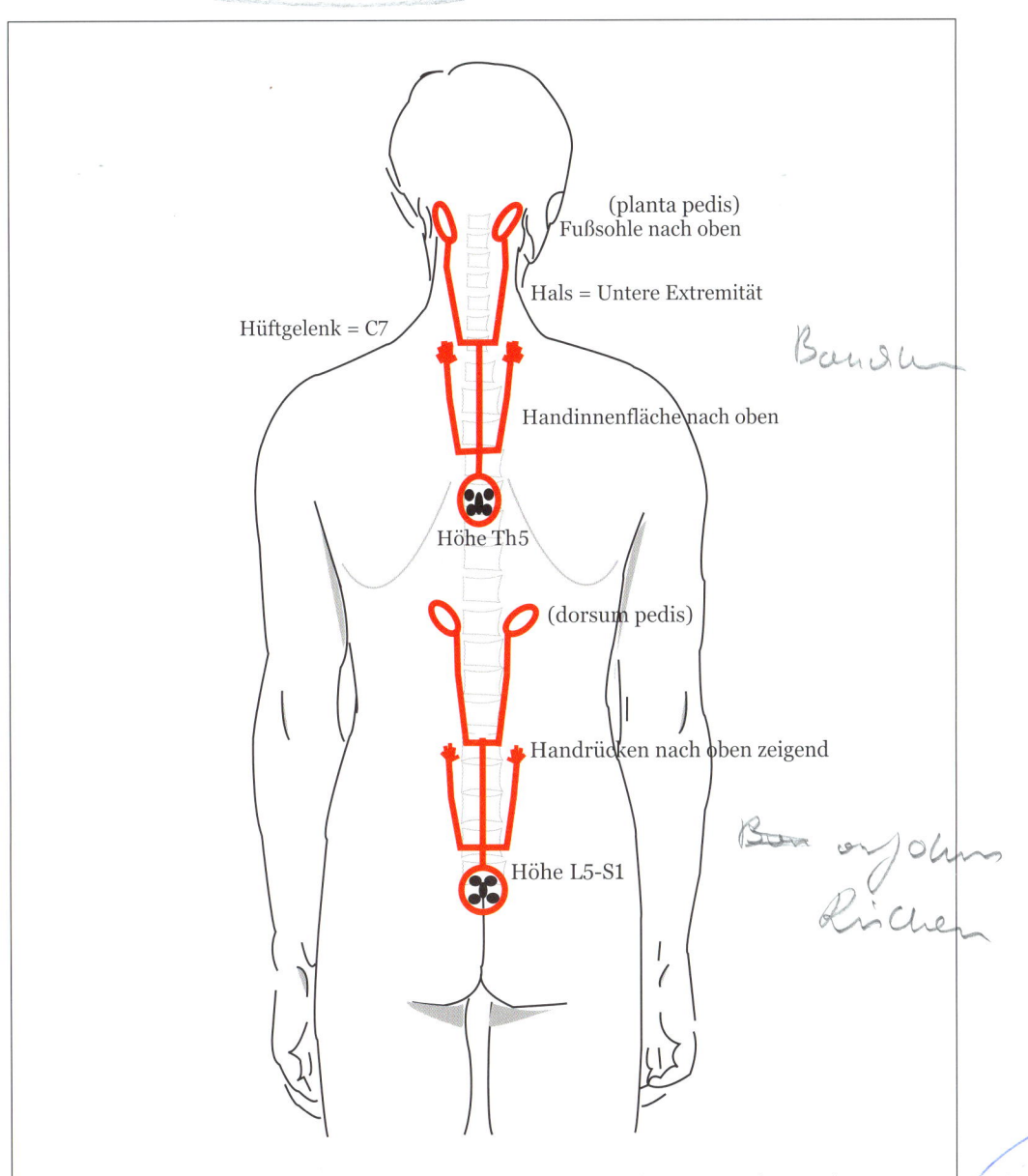

Handrücken nach oben zeigend

Höhe L5-S1

Abb. 103: Das neue BWS-LWS-Somatotop zeigt den Menschen schematisch in Rückenlage. Der Fußrücken (dorsum pedis) setzt sich von den Zehenspitzen, die in Höhe Th 5 liegen, nach kaudal bis zum ersten Sakralwirbel fort.

153

Kapitel 8

8.7 Die LWS-Gehirnpunkte

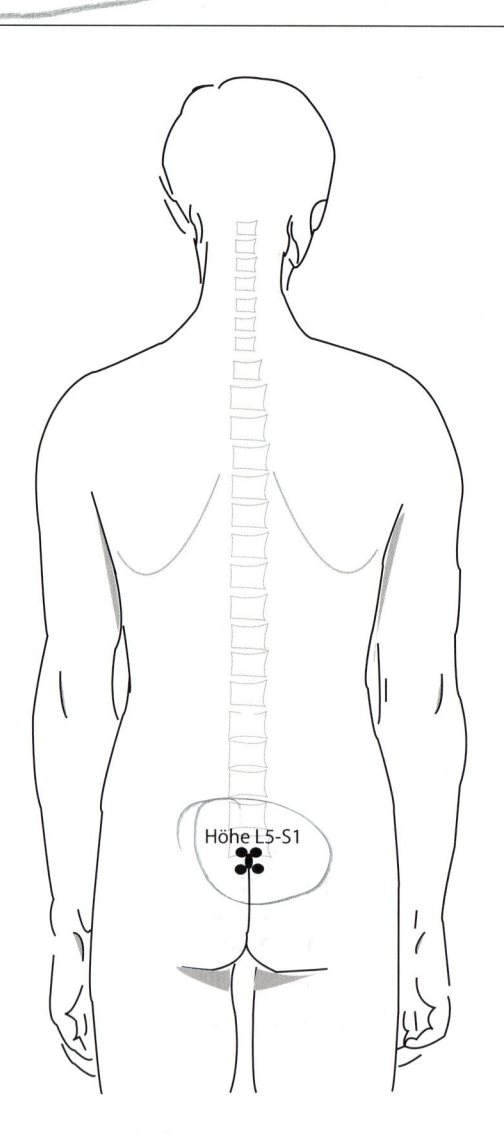

Abb. 104: Isolierte schematische Darstellung der LWS-Gehirnpunkte

Die LWS-Gehirnpunkte werden im Rahmen der Schmerztherapie ipsilateral bei der Behandlung von Paresen und Paraesthesien kontralateral genadelt. Zur exakten Lokalisation der Punkte ist es notwendig, diese durch eingehende und tiefe Palpation aufzusuchen. Für die behandelten Patienten ist es dann gut möglich, den Very Point zu spüren.

Zusätzliche Somatotope nach Yamamoto

Dauernadeln (Spikes) im Bereich der LWS-Gehirnpunkte

Cerebrum

Basalganglienpunkt

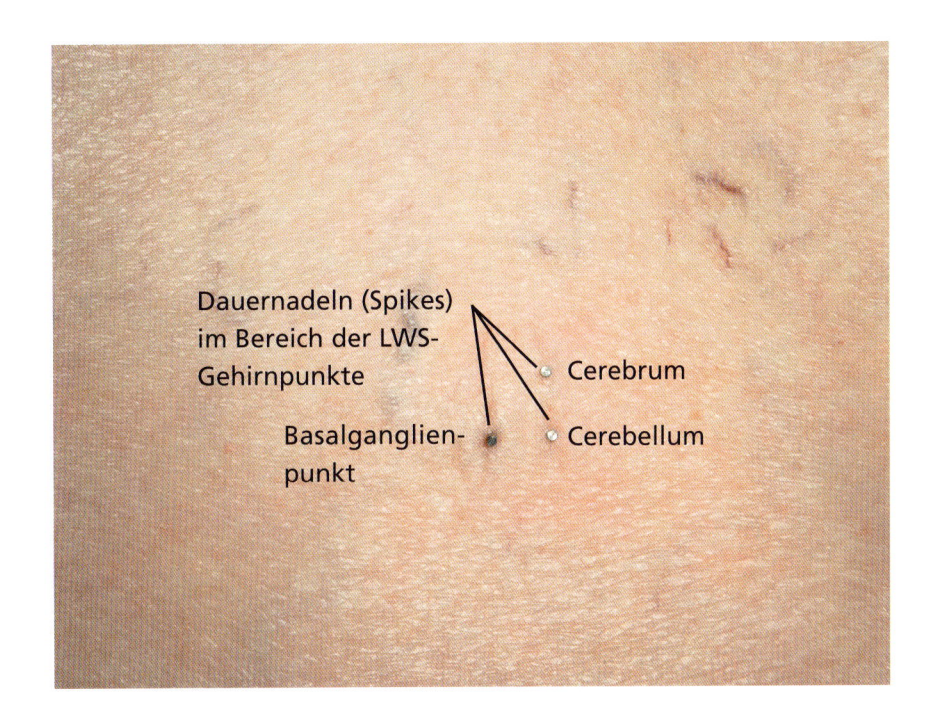

Cerebellum

Abb. 105: Anders als in der schematischen Darstellung ist der Basalganglienpunkt da genadelt worden, wo sich in der Palpation das punctum maximum der Druckdolenz gezeigt hat. Die Spikes sollten anschließend mit hautfreundlichem Pflaster fixiert werden.

In der gesamten YNSA werden die zu nadelnden Punkte durch sorgfältige Palpation in dem betreffenden Behandlungsareal gesucht. Dabei kann selbstverständlich die Lage der Nadel in situ von der schematischen Darstellung abweichen.

8.8 Das C6-Th2-Somatotop

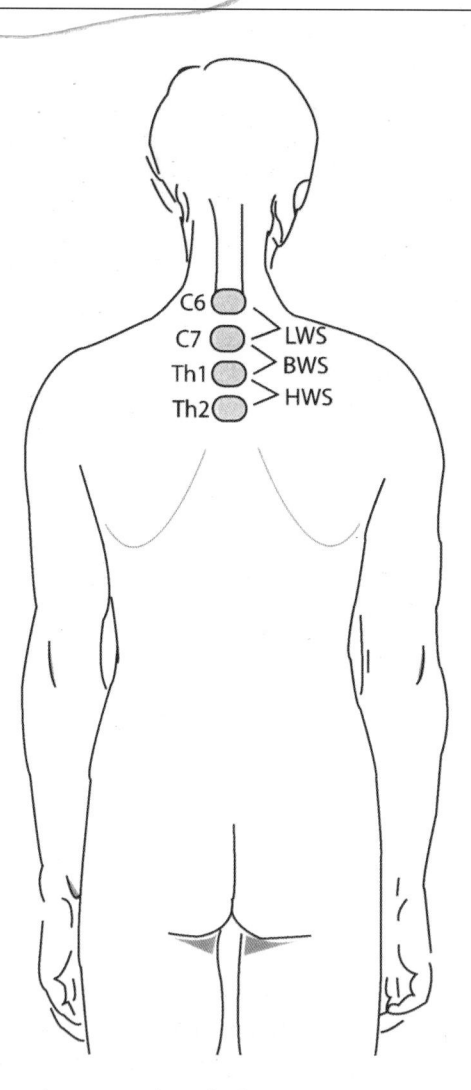

Abb. 106: Zwischen dem 6. Halswirbel und dem 2. Brustwirbel finden sich jeweils zwischen den Dornfortsätzen ca. 1-2 cm neben der Mittellinie gut wirksame Punkte zur Behandlung von Schmerzen am Bewegungsapparat. Auch hier erfolgt die Schmerztherapie ipsilateral. Die Therapie von Paresen und Parästhesien wird kontra-lateral vorgenommen. Die Nadelung muss besonders vorsichtig erfolgen, damit kein Pneumothorax ausgelöst wird.

8.9 Die Masterkey-Punkte

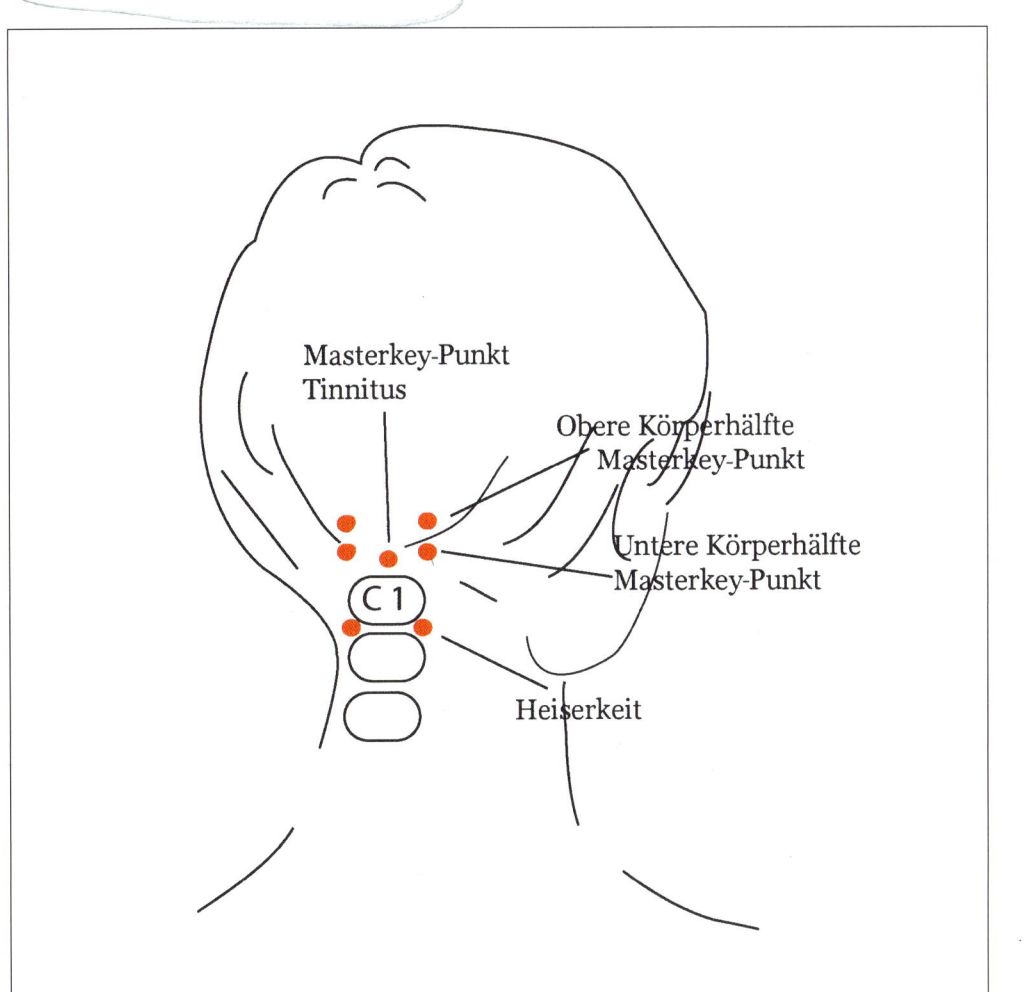

Abb 107: Der Masterkey-Punkt für Tinnitus befindet sich auf der Medianlinie über C1. Etwas höher beiderseits liegt der Masterkey-Punkt für den Unterkörper und gleich darüber der Masterkey-Punkt für den Oberkörper. In der Schmerztherapie werden die Masterkey-Punkte ipsilateral, bei Parästhesien und Paresen kontralateral genadelt. Die Masterkey-Punkte sind besonders effektive und schnell wirkende Punkte, die einzeln oder in Kombination mit anderen YNSA-Punkten zur Anwendung kommen. Der Tinnitus Masterkey-Punkt unterstützt und verstärkt die auf der Tinnituslinie befindlichen Punkte. Die Punkte für Heiserkeit befinden sich beiderseitig unter C1.

9

Zusammenfassung

Kapitel 9

YNSA-Basis-Punkte repräsentieren die kinetische, stützende Rahmenstruktur des menschlichen Körpers. Es handelt sich um ein Somatotop in anatomischer Anordnung. Die Funktion dieser Basis-Punkte kann der westliche Geist besser verstehen, weil – mit Ausnahme von gelegentlich interagierenden und sich überschneidenden Regionen – ausgewählte Punkte benutzt werden, um spezifische Erkrankungen zu behandeln. Allgemein gesagt, wird der indizierte Basis-Punkt benutzt, um das ihm zugeschriebene schmerzhafte oder die eingeschränkte Körperregion zu behandeln.

Die Beschwerden oder Schmerzen werden oft als „extern" oder oberflächlich bezeichnet, kein inneres Organ ist beteiligt. Die Ursache ist häufig äußerlich, wie zum Beispiel ein kalter Luftzug, der einen steifen Nacken verursacht, oder traumatische Verletzungen oder postoperative Schmerzen und Beschwerden. Einen neueren aber sehr wichtigen Faktor stellen die Auswirkungen der Umweltverschmutzung dar, die Allergien und Hautreaktionen hervorrufen.

Die 12 Y-Punkte werden benutzt, um Ungleichgewichte, Störungen und Erkrankungen der inneren Organe zu behandeln. Sie sind nach den entsprechenden Organen benannt und müssen in Verbindung mit der YNSA-Bauchdecken- oder -Halsdiagnose verwendet werden, um eine korrekte, präzise und erfolgreiche Behandlung zu gewährleisten. Y-Punkte befinden sich in einer sehr kleinen Schläfenregion, aber jeder Punkt repräsentiert die gesamte Länge eines Meridians.

Die neuen 12 Hirnnervenpunkte werden ebenfalls nach Bauchdecken- oder Halsdiagnose verwendet. Ihre Indikationen entsprechen denen der Y-Punkte. Über die neu entdeckten Somatotope K und J, das Mittellinien Sagital-Somatotop, das Schambein- und Thorax-Somatotop sowie über die Wirbelsäulen-Somatotope werden Parästhesien und Paresen jedweder Genese kontralateral behandelt. Schmerzen am Bewegungsapparat werden ipsilateral behandelt. Die Masterkey-Punkte sind Punkte mit besonderer Wirksamkeit, die ebenfalls bei Paresen und Parästhesien kontralateral und bei Schmerzen am Bewegungsapparat ipsilateral genadelt werden.

Die YNSA-Behandlung hat eine hohe Erfolgsquote, wie aus Statistiken und Experimenten hervorgeht, die später noch vorgestellt werden.

Die YNSA-Behandlung kann benutzt werden, um Patienten jeden Alters mit Ausnahme von sehr wenigen Einschränkungen zu behandeln.

Zusammenfassung

Die YNSA kann leicht erlernt werden und ist zeitsparend.

Die YNSA kann mit allen anderen Methoden der Akupunktur, mit konventionellen ärztlichen und co-therapeutischen Behandlungsformen, wie z. B. der Physiotherapie kombiniert werden.

Die YNSA-Punkte können mit verschiedenen Geräten behandelt werden, z. B. mit Nadeln, TENS, Laser, Licht, Farblicht und Injektionen.

Die YNSA-Punkte können mit Massage, Shiatsu oder Magneten behandelt werden.

Die YNSA-Bauchdeckendiagnose ist eine stark veränderte Form der älteren japanischen Hara-Diagnose.

Die YNSA-Halsdiagnose ist eine neue, sehr bequeme und praktische Diagnosemethode, die vom Autor entwickelt wurde. Beide Methoden sind für die korrekte YNSA-Behandlung unerlässlich.

10

Fallbeschreibungen

Kapitel 10

Fall 1:

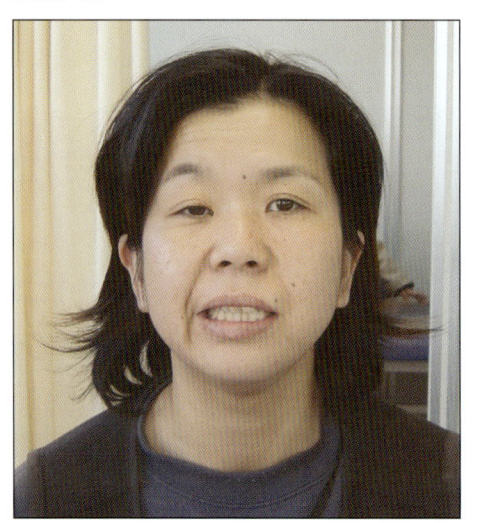

1. Behandlung: a) Patientin, 35 Jahre alt, mit zwei kleinen, sehr lebhaften Jungen (1 und 3 Jahre alt). Nach einer Erkältung mit moderatem Fieber besteht seit einem Monat eine Lähmung der linken Gesichtshälfte. Die Patientin erscheint sehr müde.

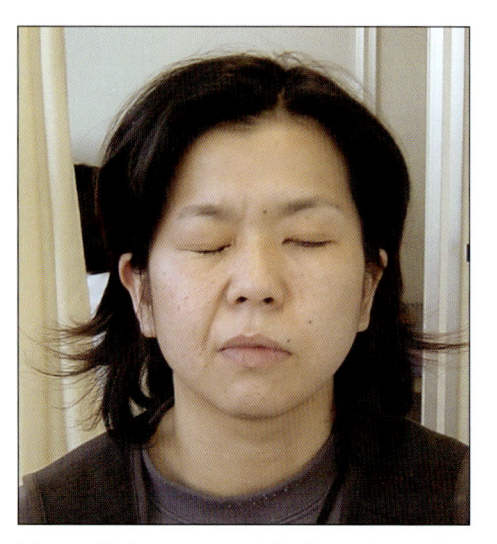

b) Das linke Auge schließt nicht vollständig, weshalb sie sehr schlecht schläft. Beim Trinken läuft etwas Flüssigkeit aus dem Mund.

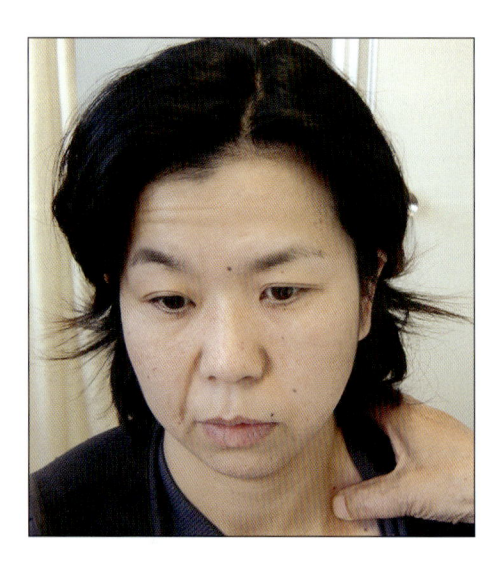

c) Bei der Halsdiagnose ist die linke Nierenzone positiv.

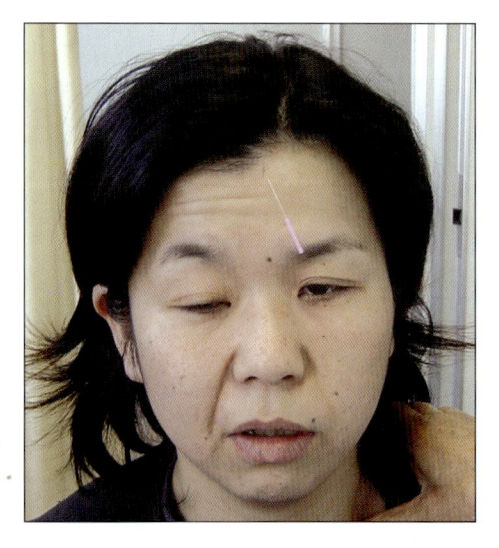

d) Nach Punktion des N. olfactorius-Punktes (Hirnnervenpunkt 1 – Niere) ist die Nierenzone schmerzfrei.

Fallbeschreibungen

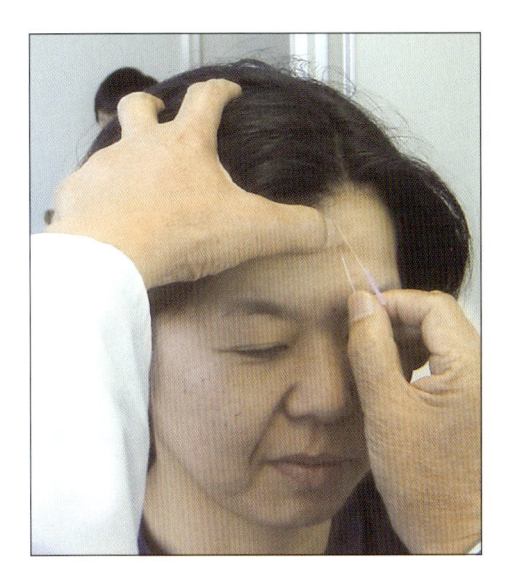

e) Der YNSA-Sinnesorgan-Punkt Auge links wird akupunktiert.

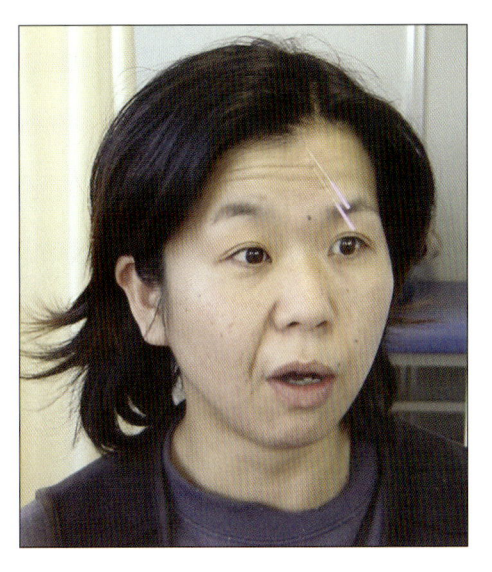

f) Das Erstaunen über die Verbesserung zeigt sich im Gesicht der Patientin.

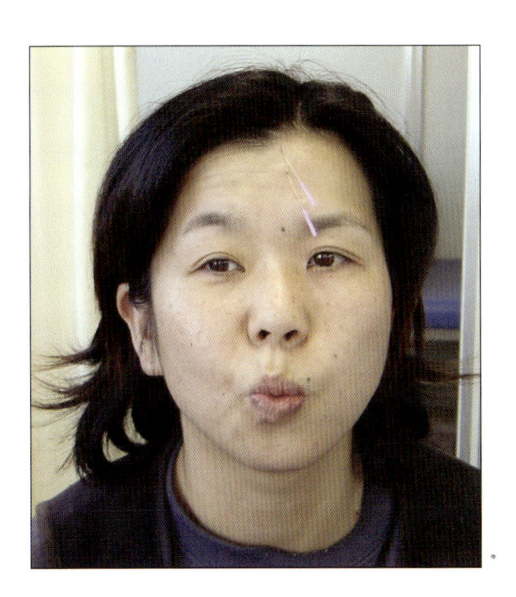

g) Sie kann jetzt auch wieder pfeifen.

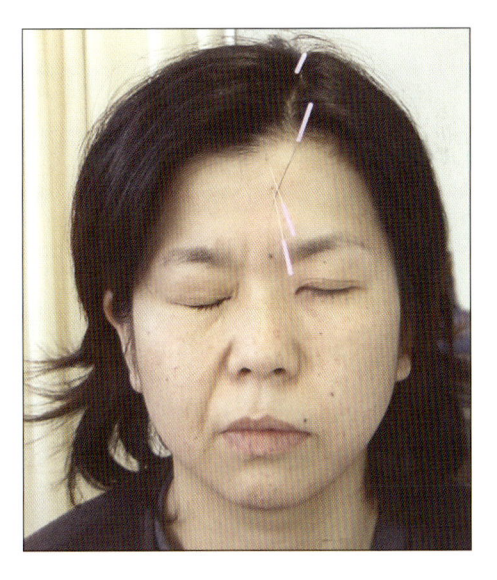

h) Nach Punktieren des N. facialis-Punktes (Hirnnervenpunkt 7 – Dünndarm) lässt sich das Auge fast schließen.

Kapitel 10

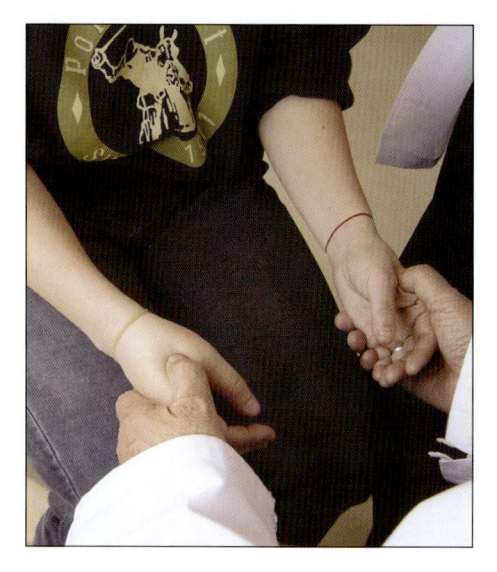

2. Behandlung: a) Die Patientin bekommt die zweite Behandlung. Sie fühlt sich wesentlich besser und schläft gut. Linker Di4 Punkt positiv.

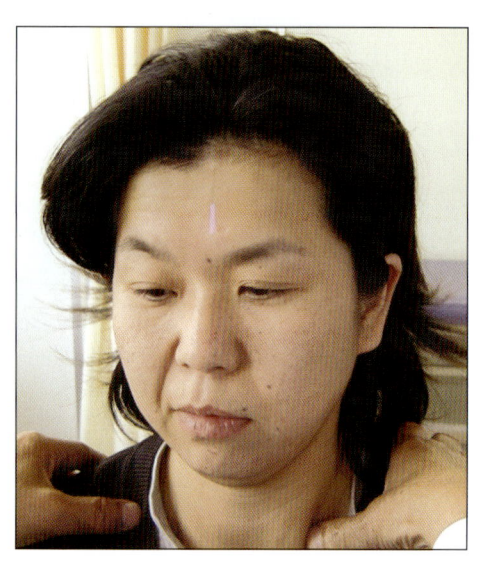

b) Der YNSA-Gehirn-Punkt wurde akupunktiert. Die Diagnosezone ist jedoch immer noch schwach positiv.

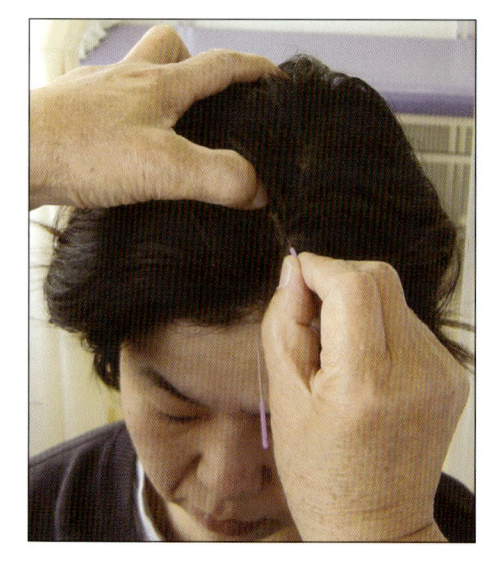

c) Der Hirnnervenpunkt 11 – N. accessorius = Gallenblase wird akupunktiert.

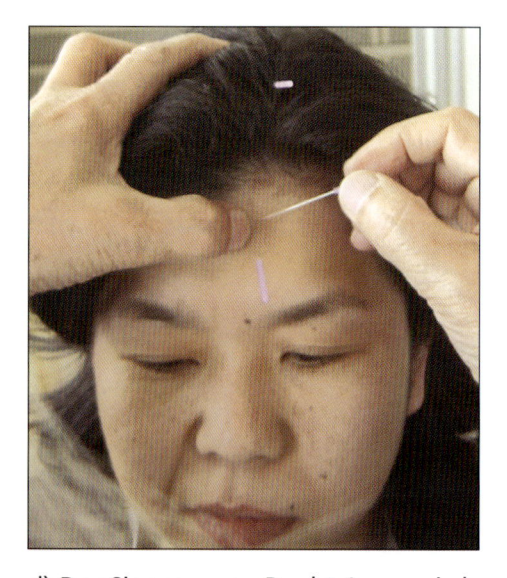

d) Der Sinnesorgan-Punkt Auge wird akupunktiert.

Fallbeschreibungen

e) Rechtes Auge — Akzessoriuspunkt, Trigeminuspunkt, Sinnesorgan-Punkt Auge, Olfaktoriuspunkt

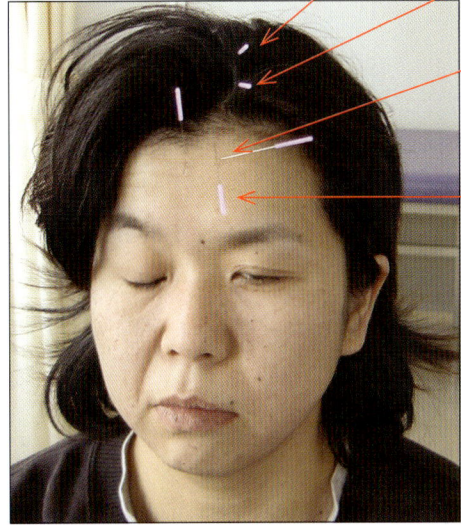

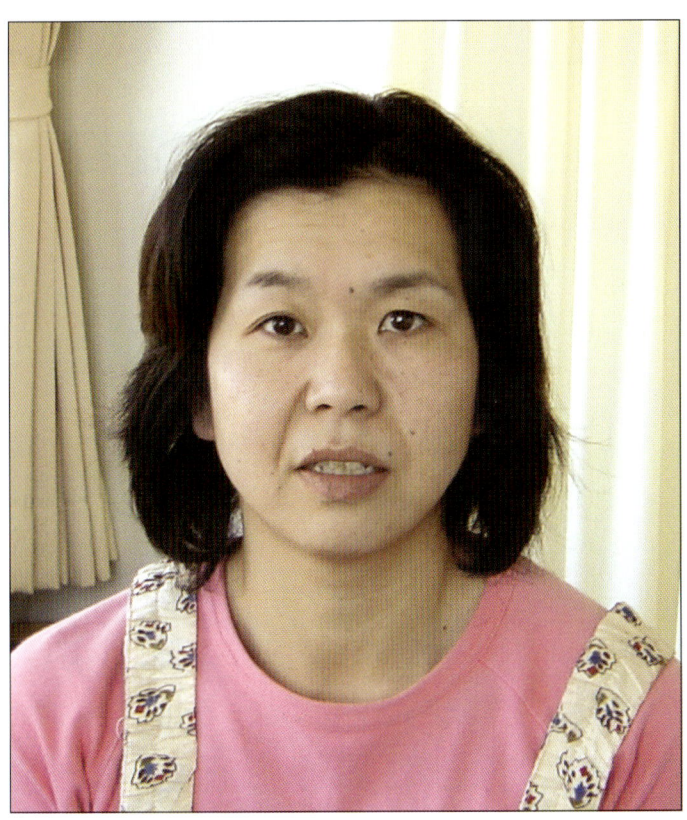

f) Nach 4 Wochen zweimal wöchentlicher Behandlung

Kapitel 10

Fall 2:

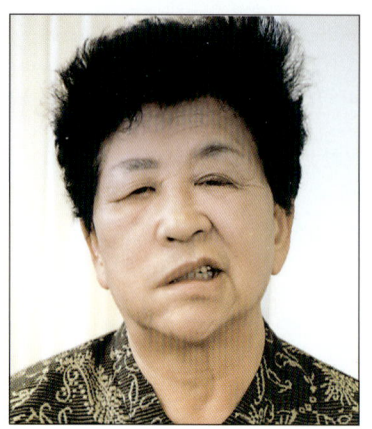

a) 67 Jahre alte Patientin mit Gesichtslähmung

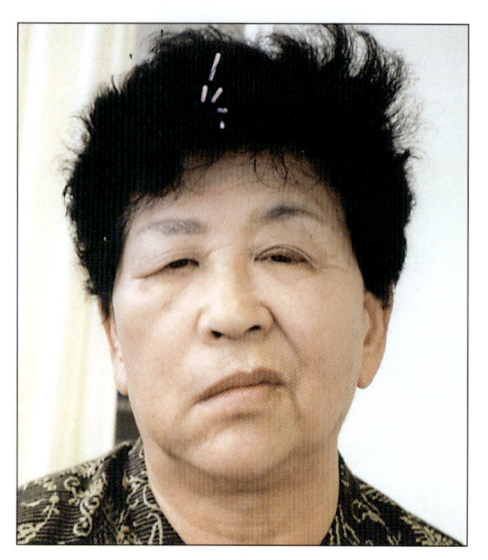

b) Nadelung des J-Kopf-Punktes, des J-Hals-Punktes und des Fazialispunktes.

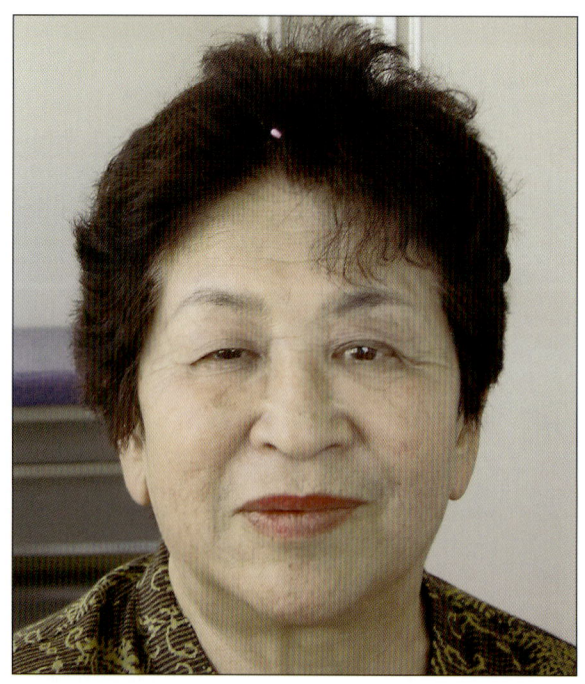

c) Dieselbe Patientin nach 4 Monaten Behandlung. Die Behandlung erfolgte einmal wöchentlich.

Fallbeschreibungen

Fall 3:

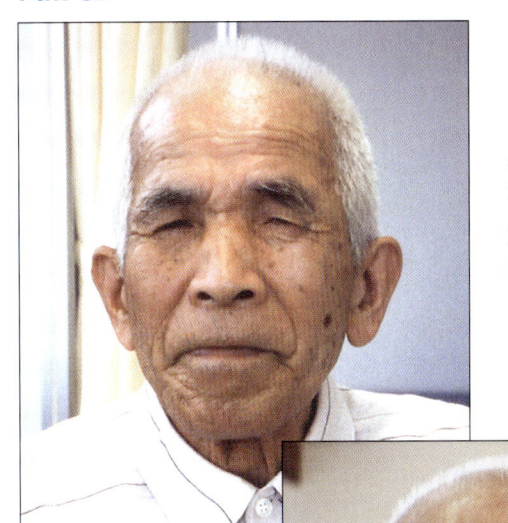

a) Mann, 80 Jahre alt.
Seit 2 Jahren Herpes facialis.

Er kann die Augen nur während des Essens öffnen.

b) Nadelung:
Mund-Punkt, bilateral;
Mandibulargelenk, bilateral

c) Mit der Akupunkturnadel noch in Position kann er jetzt die Augen öffnen. Der Patient wurde einmal wöchentlich für 15 Wochen behandelt.

Bisher hat sich kein Rückfall gezeigt.

Kapitel 10

Fall 4:

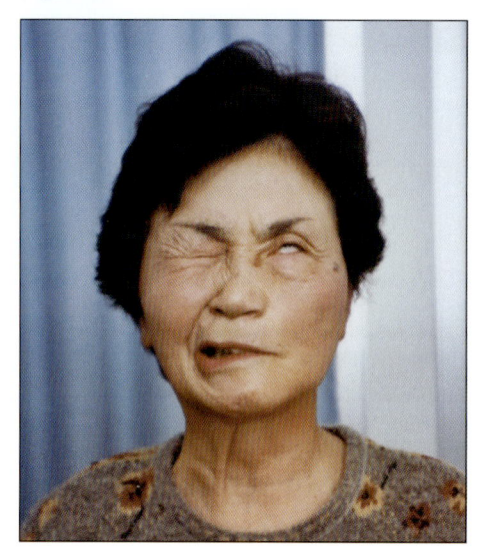

a) Patientin, 65 Jahre, mit Gesichtslähmung, vor der Akupunktur.

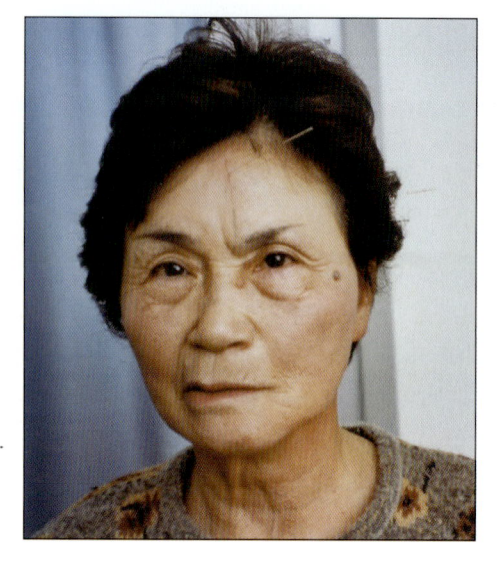

b) Es wurden in Übereinstimmung mit der Halsdiagnose Sinnesorgan-Punkt Auge, Cerebrum-Gehirn-Punkt, Y-Gallenblasen- und Y-Nierenpunkt akupunktiert.

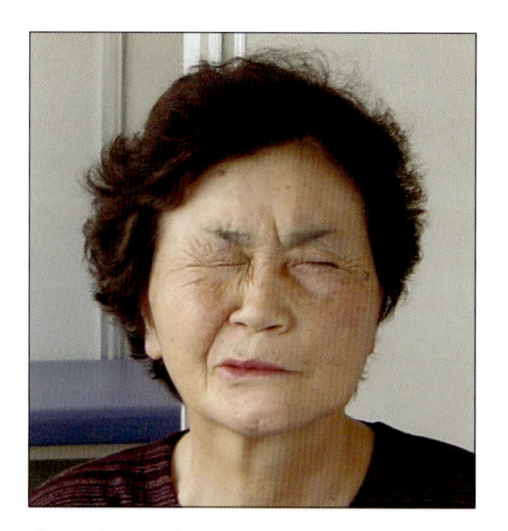

c) Nach 8 Behandlungen konnte die Patientin beide Augen fest schließen.

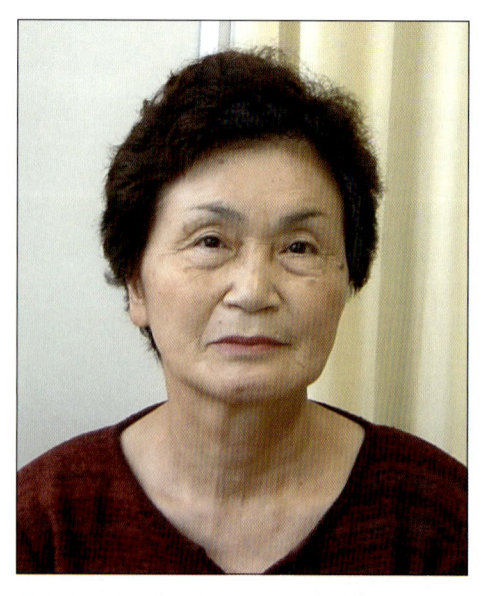

d) Dieselbe Patientin nach 20 wöchentlichen Behandlungen.

Fallbeschreibungen

Fall 5:

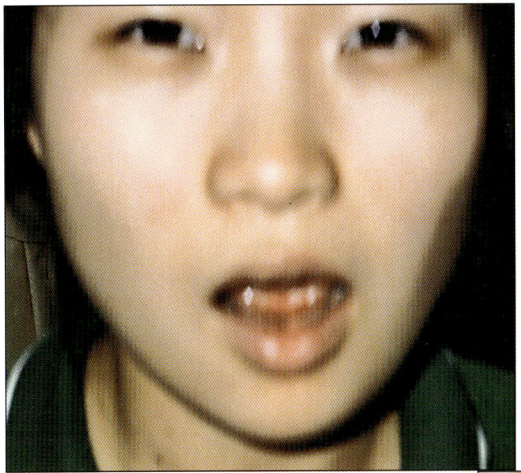

a) Ein 15-jähriges Mädchen konnte ihren Mund nicht weiter öffnen, als auf diesem Foto zu sehen ist.

b) Es wurden wurden folgende Hinrnervenpunkte akupunktiert:

Vaguspunkt
Glossopharyngeuspunkt
Trigeminuspunkt
Olfaktoriuspunkt

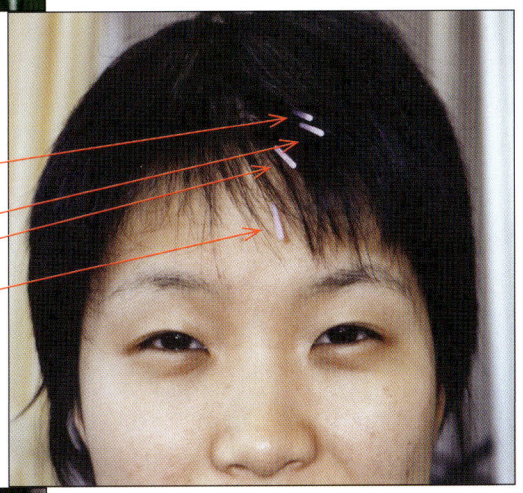

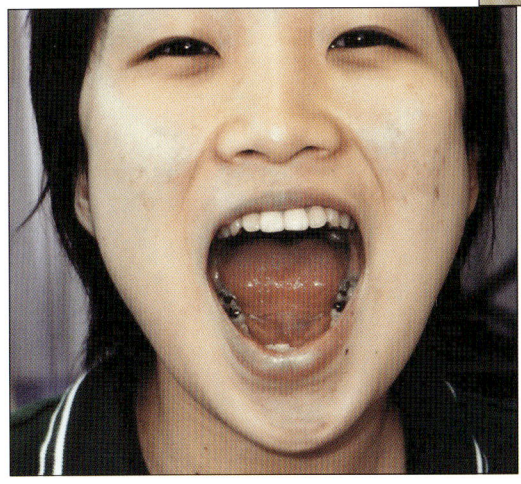

c) Hurra!! Das Mädchen kann den Mund wieder normal öffnen. Es wurde nur einmal behandelt.

171

Kapitel 10

Fall 6:

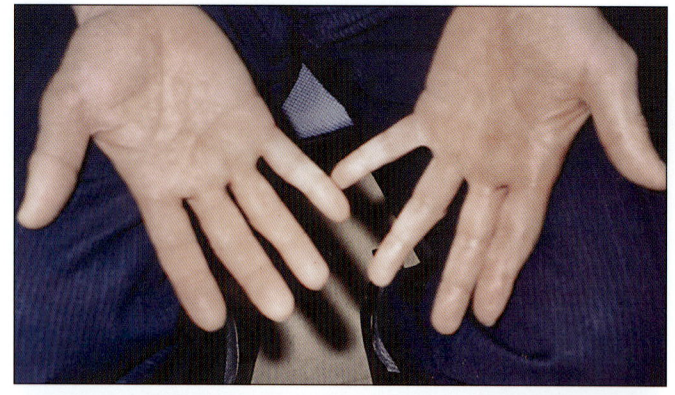

a) Vor der Akupunktur. Durchblutungsstörungen der Hände, mit Parästhesie und Schmerzen.

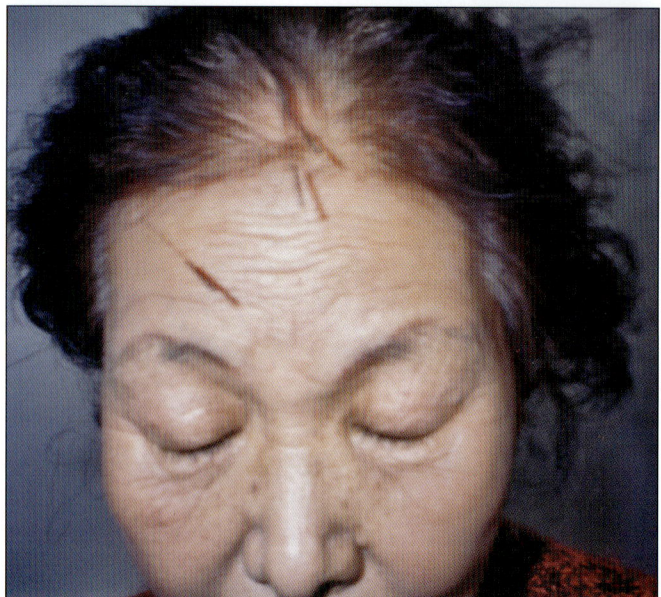

b) Nach der Halsdiagnose wurden Y-Nieren-Punkt, Basis-C-Punkt und 2 Cerebrum-Punkte akupunktiert.

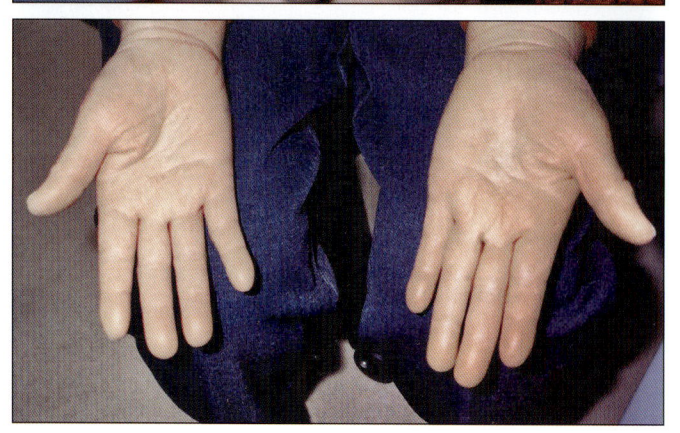

c) Beide Hände sind sofort nach der Akupunktur besser durchblutet.

Fallbeschreibungen

Fall 7:

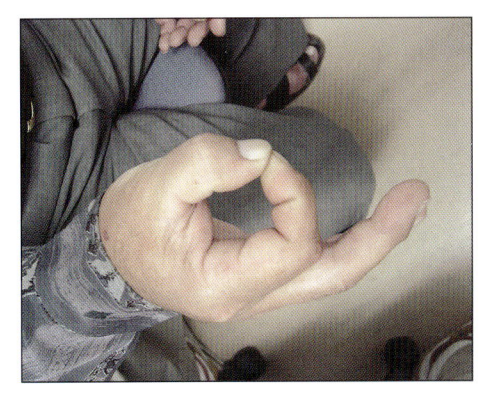

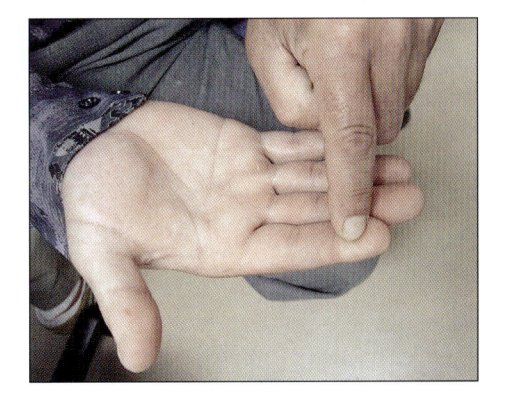

a), b) Dieser Patient klagt über Parästhesie in der rechten Hand. Das Taubheitsgefühl findet sich hauptsächlich an der inneren Seite des Zeigefingers.

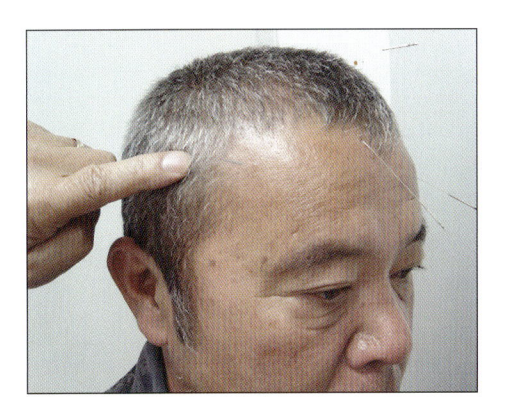

c) Nadelung des nach dorsal gespiegelten YNSA-Basis-C-Punktes
(s. S. 39–41, Kapitel 3)

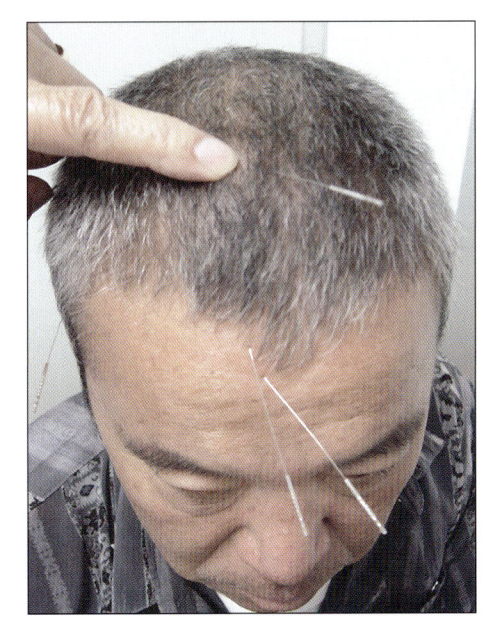

d) Nadelung des YNSA-Basis-A-Punktes, des YNSA-J-Punktes Nacken und des Olfaktoriuspunktes.

Kapitel 10

Fall 8:

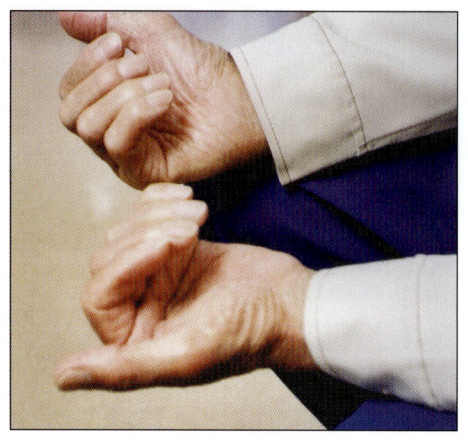

a) Ein 78 Jahre alter Patient kann seine Hände nach Operation einer zervikalen Hernie nicht mehr schließen.

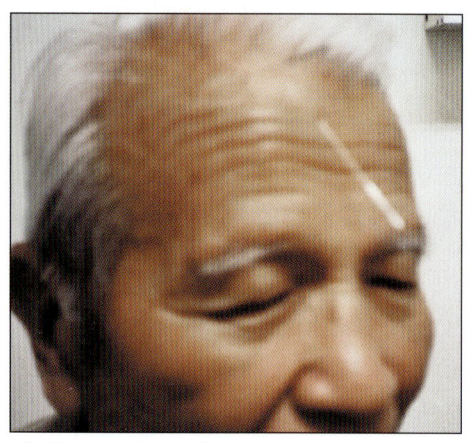

b) Akupunktur des YNSA-Basis-A-Punktes

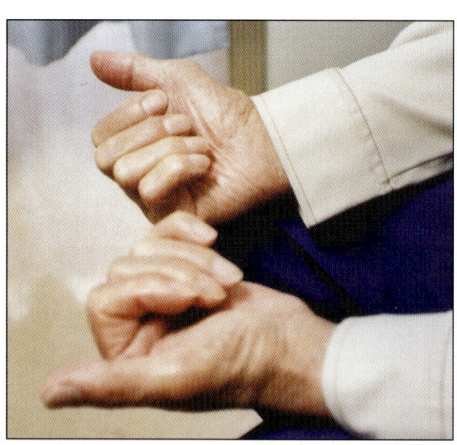

c) Die Hände lassen sich schon etwas mehr schließen.

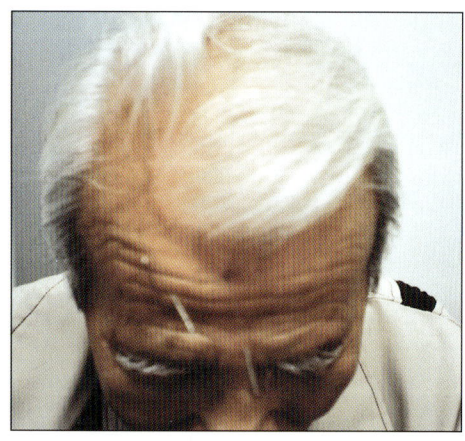

d) Der Basis-C-Punkt wird zusätzlich genadelt.

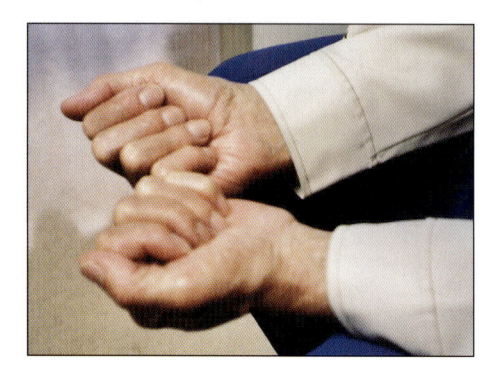

e) Jetzt lassen sich wieder beide Hände schließen.

Fallbeschreibungen

f)

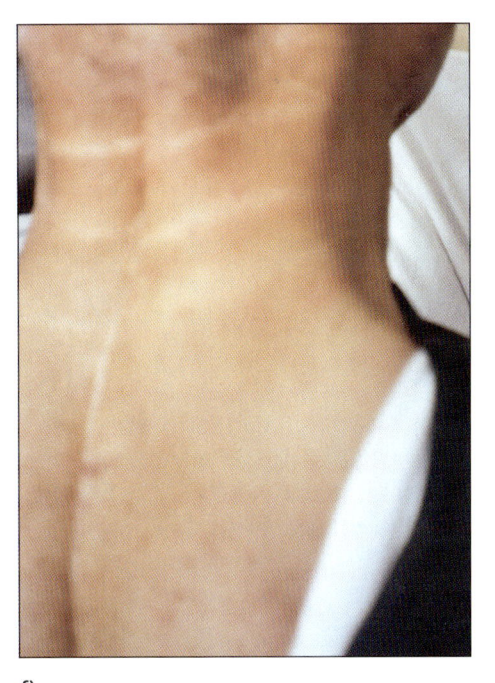

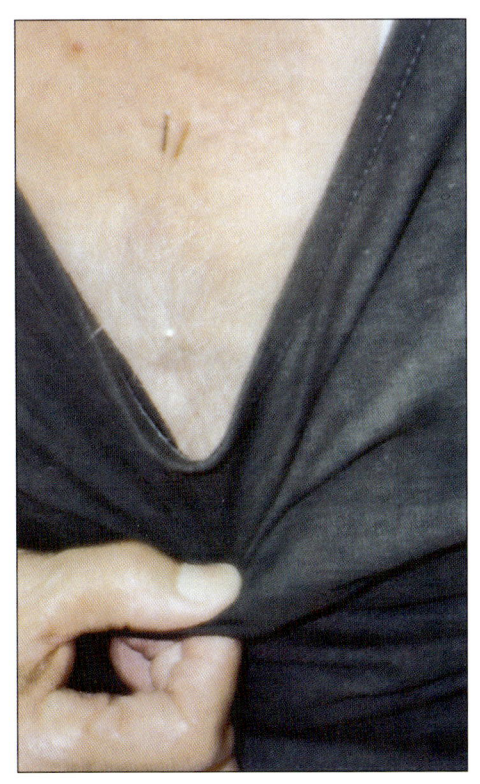

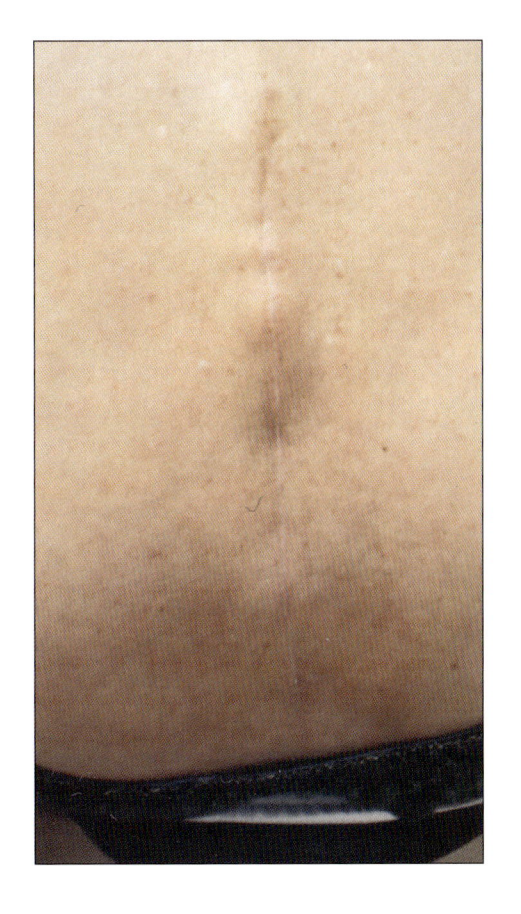

g)

f), g), h) Wegen anhaltender Schmerzen im Lumbalbereich, die ihn beim Gehen stark einschränkten, und ebenfalls nach Operation eines zervikalen Bandscheibenprolaps auftraten, wird bei dem Patienten auch noch das Thorax-Somatotop genadelt.

h) Im Bereich des thorako-lumbalen Übergangs (Brustkorb-Somatotop) sind die Punkte mit der größten Druckdolenz genadelt worden.

Kapitel 10

Fall 9:

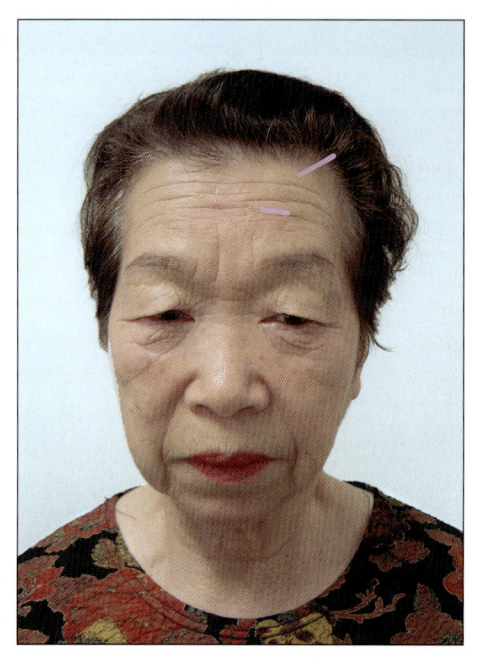

Diese 69-jährige Patientin leidet seit einigen Jahren an einer Allergie. Die Nase ist zeitweise verstopft, sehr verschnupft und juckt. Es kommt auch zu irritierten, tränenden Augen.

a) Nadelung des YNSA-Sinnesorgan-Punkt Nase (bilateral)

b) Nadelung des YNSA-Sinnesorgan-Punkt Auge (bilateral)

Sie fühlt nach der Behandlung eine sofortige Erleichterung.

Die Behandlung erfolgt nicht regelmäßig, sondern nur, wenn eine leichte Verschlechterung eintritt.

Die Patientin braucht seit der ersten Akupunkturbehandlung keine Medikamente mehr.

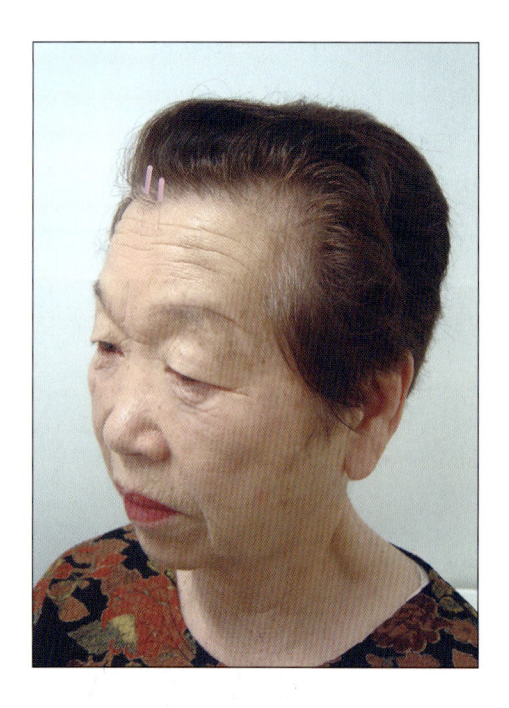

Fall 10:

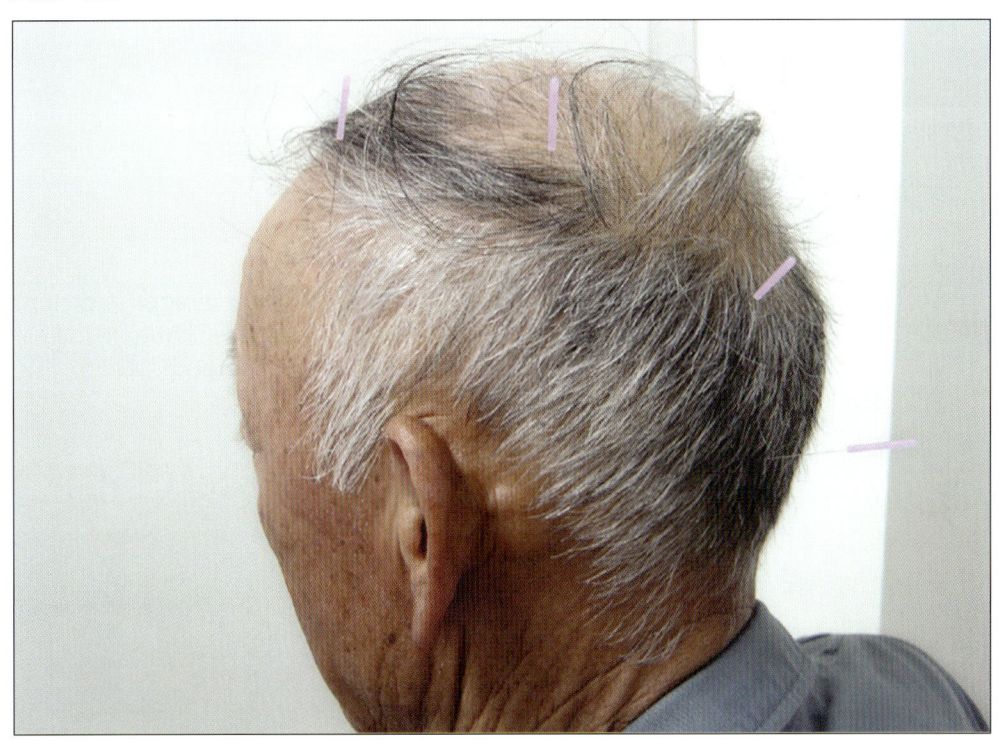

Ein Patient, der seit längerer Zeit an Tinnitus leidet.

Das Ohrgeräusch wird gleich nach der ersten Behandlung leiser. Er wird einmal in der Woche behandelt, die Behandlungsdauer ist noch ungewiss.

Zur Behandlung wird immer zuerst der Yang-YNSA-Sinnesorgan-Punkt Ohr benutzt. Dieser Punkt liegt in einer deutlich erkennbaren Delle. Ist dieser Punkt richtig getroffen, sieht der Patient klarer. Häufig ist auch schon das Ohrgeräusch des Tinnitus etwas leiser.

Danach werden die beiden weiter vorn gelegenen Tinnitus-Punkte behandelt, die entsprechend ihrer Empfindlichkeit lokalisiert werden (auf dem Foto in ihrer individuellen Position). Dann wird der Yin-YNSA-Sinnesorgan-Punkt Ohr genadelt.

Ist bei einem Patienten das Ohrgeräusch schon nach der zweiten oder dritten Nadel verschwunden, kann man auf weitere Nadeln verzichten.

Kapitel 10

Fall 11:

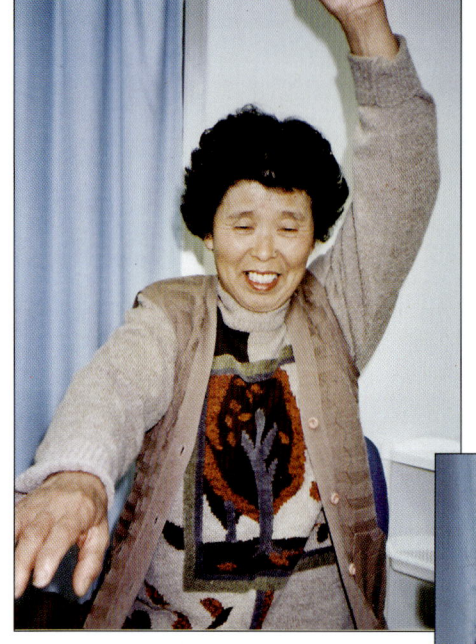

a) Die Patientin hat seit einigen Wochen eine schmerzende, steife Schulter und kann den rechten Arm kaum heben.

b) Akupunktur nach Halsdiagnose:

Y-Nieren-Punkt, Basis-A-Punkt, Hirn-Cerebrum-Punkt, J-Schulter-Punkt, J-Nacken-Punkt

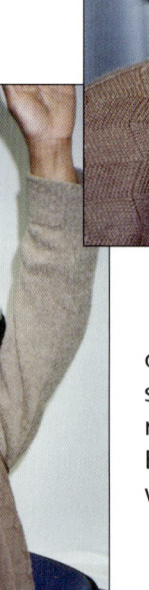

c) Während der ersten Behandlung verspürt die Patientin eine große Erleichterung und kann den Arm besser heben. Es folgen zweimal wöchentlich vier weitere Behandlungen.

Fallbeschreibungen

Fall 12:

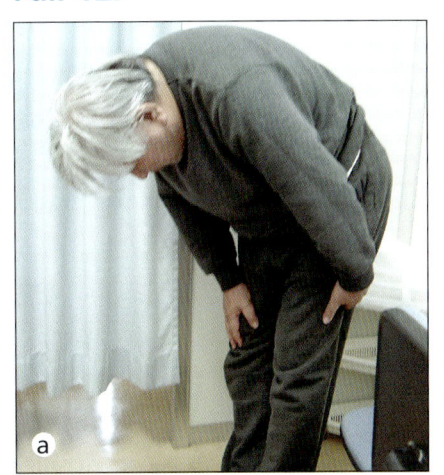

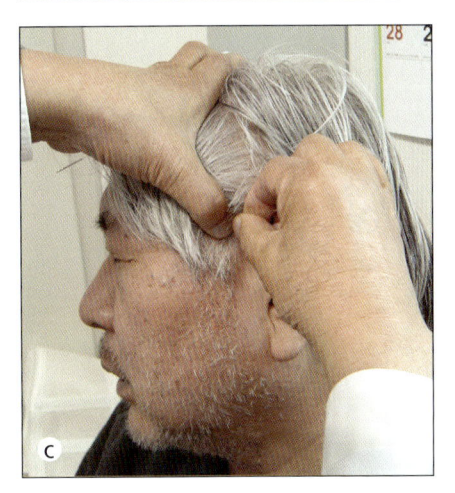

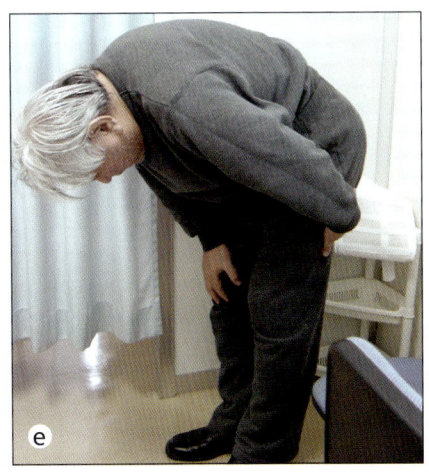

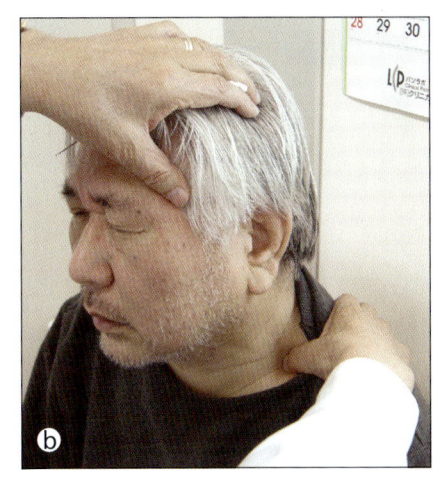

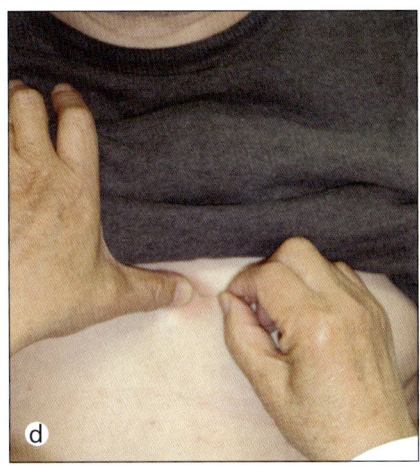

a) Patient mit Lumbago.
Nach vorn Beugen ist sehr schmerzhaft.

b) Bei der Diagnose ist die Lumbagozone positiv.

c) Der YNSA-D-Punkt wird akupunktiert, die Schmerzen bleiben jedoch bestehen.

d) Ein druckempfindlicher Punkt im Thorax-Somatotop wird akupunktiert.

e) Das Beugen geht leichter, die Schmerzen sind verschwunden.

Kapitel 10

Fall 13:

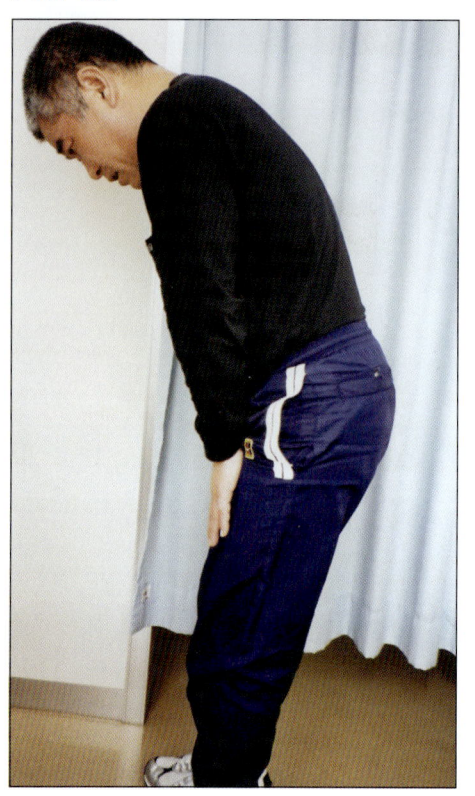

a) 65 Jahre alt, männlich. Seit 3 Wochen Lumbago mit starker Bewegungseinschränkung.

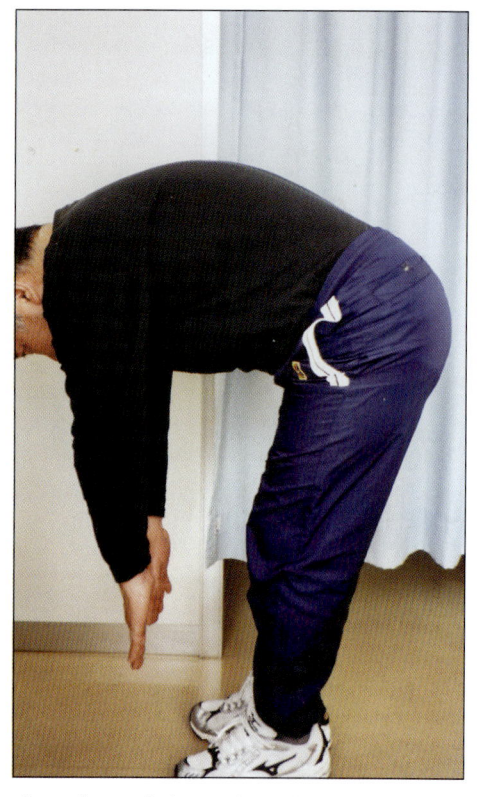

c) Während der Behandlung tritt eine sofortige Besserung ein.

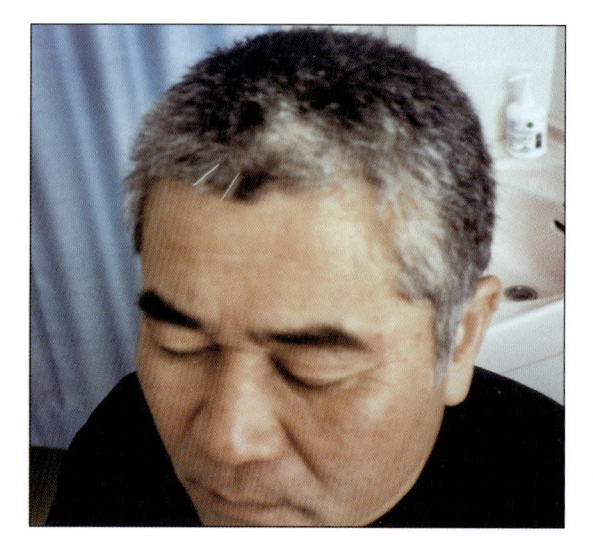

b) Nadelung von 2 Punkten im LWS-Bereich des J-Somatotopes

Fallbeschreibungen

Fall 14:

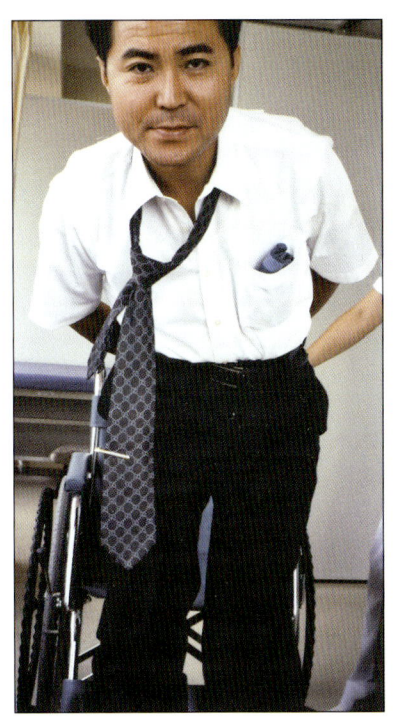

a) Ein 45-jähriger Mann mit starker Lumbago seit 3 Tagen. Er kam im Rollstuhl und konnte nicht gerade stehen.

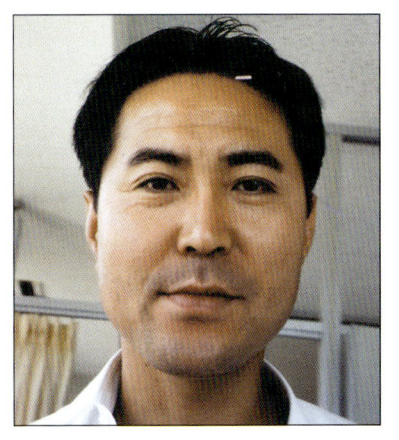

b) Akupunktiert wurden der Olfaktoriuspunkt und der J-Lumbal-Punkt sowie der Basis-D-Punkt.

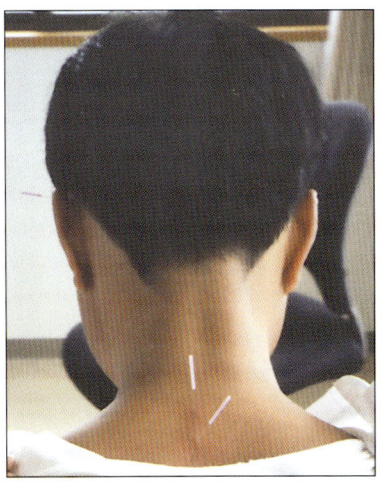

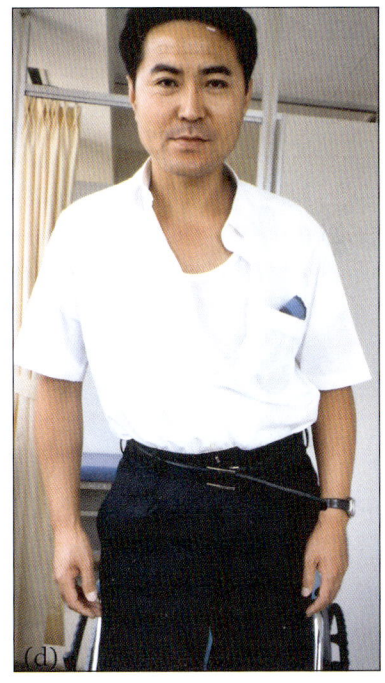

c) Es wurde jeweils eine Nadel zwischen C6/C7 und zwischen C7/Th1 gesetzt (s. Kapitel 8.8).

d) Der Patient geht zurück zur Arbeit. Er hat kaum noch Schmerzen und braucht den Rollstuhl nicht mehr. Er kommt für weitere drei Behandlungen.

Kapitel 10

Fall 15:

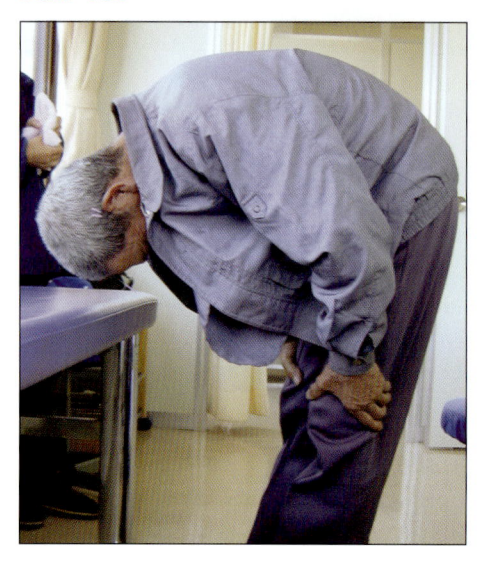

a) Ein 75 Jahre alter Patient mit Lumbago seit 3 Monaten. Das Bücken ist sehr schmerzhaft.

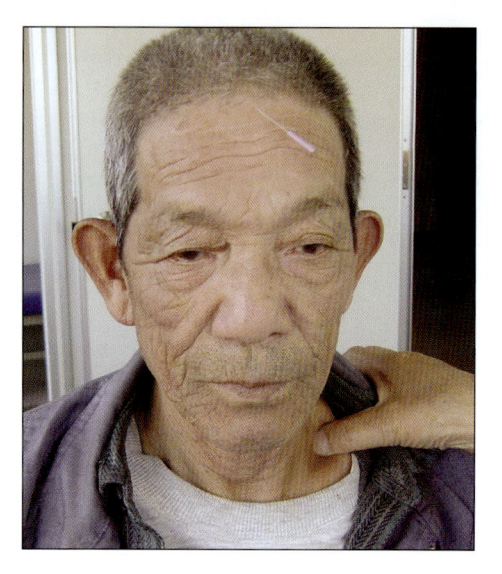

b) Es wird eine Nadel in den Olfaktoriuspunkt gesetzt. Bei der Halsdiagnose ist die Lumbalzone noch positiv.

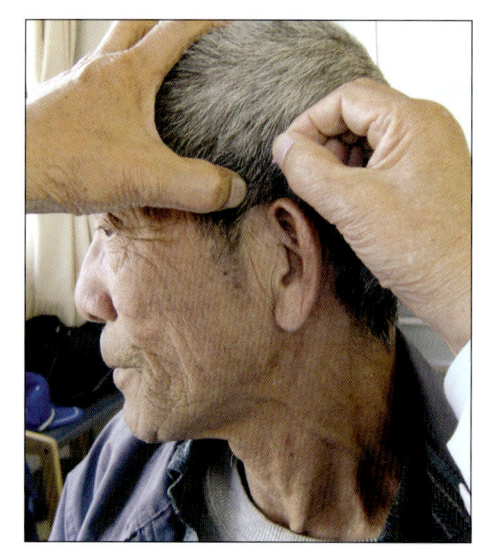

c) Die nächsten beiden Nadeln werden in den Basis-D-Punkt gesetzt.

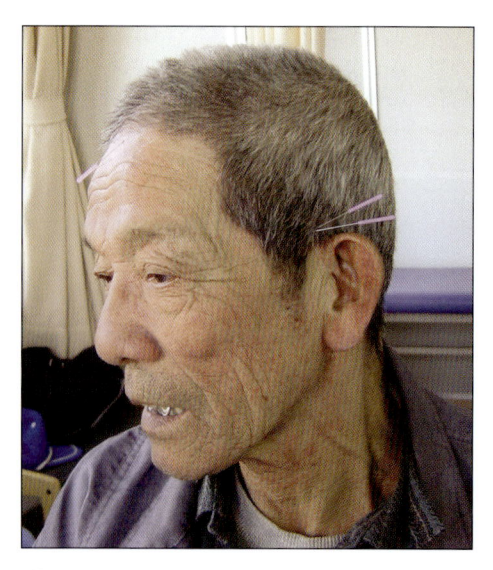

d) Nadeln in situ

Fallbeschreibungen

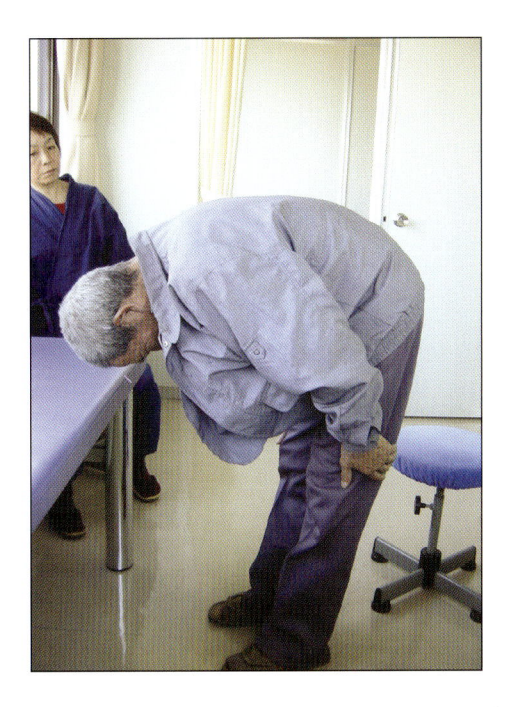

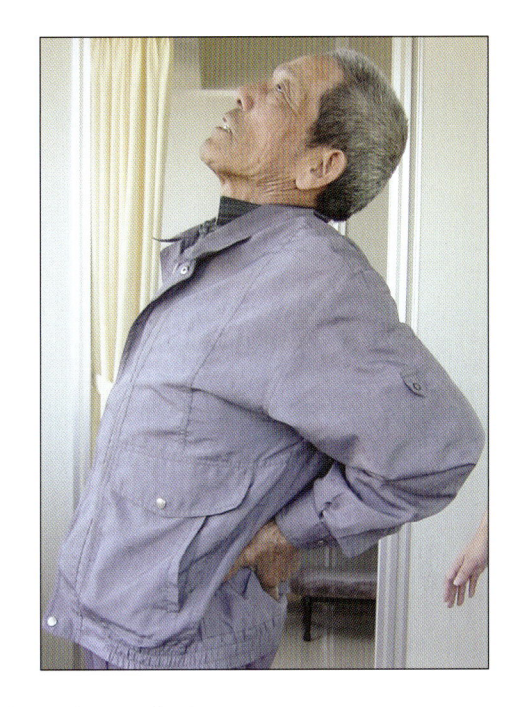

e/f) Der Patient ist noch ein wenig steif, aber schmerzfrei.

Es muss erwähnt werden, dass schon kleine Bewegungen des Patienten auf der Fotografie die Positionen der Nadeln anders erscheinen lassen.

Die eigene Erfahrung und das Ertasten der empfindlichsten Punkte sind und bleiben also das Wichtigste. Gelehrt werden kann nur die beispielhafte Lage der Punkte.

Kapitel 10

Fall 16:

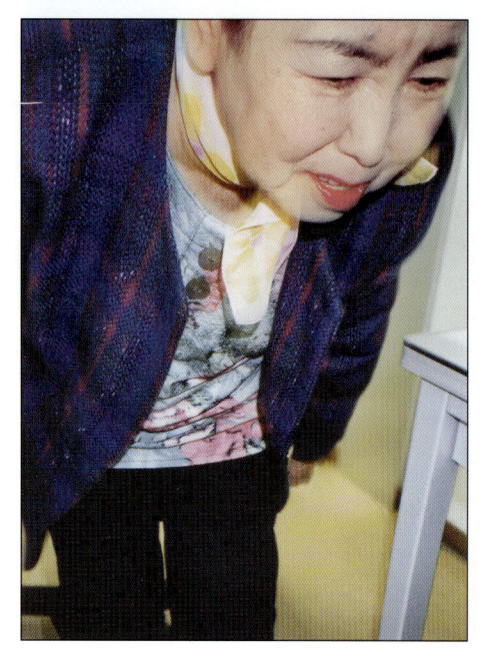

a) Diese 70-jährige Patientin konnte wegen starker Lumbago nicht aufrecht stehen. Sie kam im Rollstuhl.

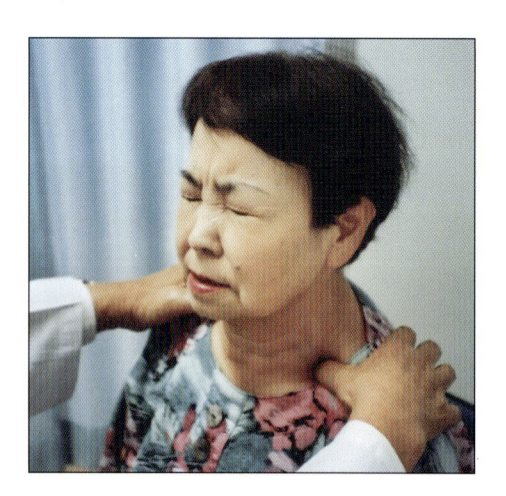

b) Bei der Halsdiagnose ist die Nierenzone positiv.

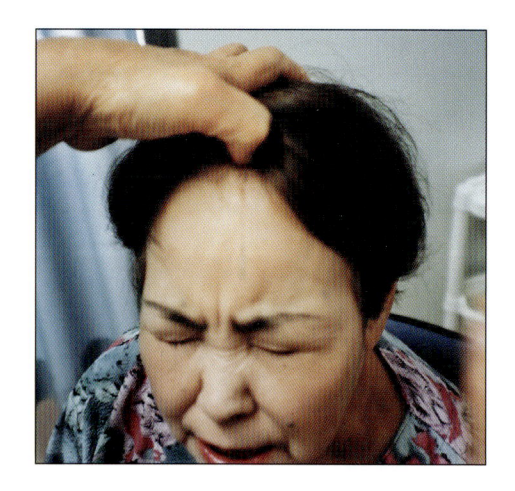

c) Der schmerzhafte Gehirn-Punkt (Olfaktoriuspunkt)

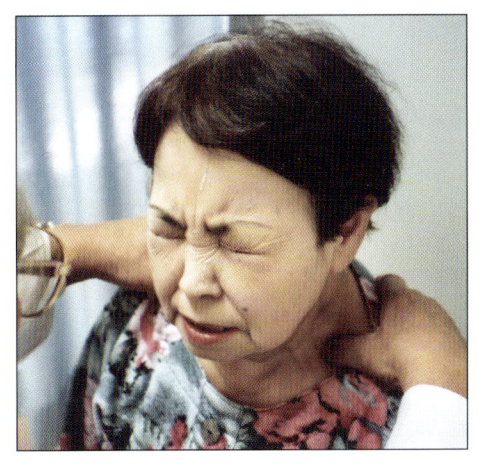

Fallbeschreibungen

d) Bei der Halsdiagnose ist die Gehirnzone positiv.

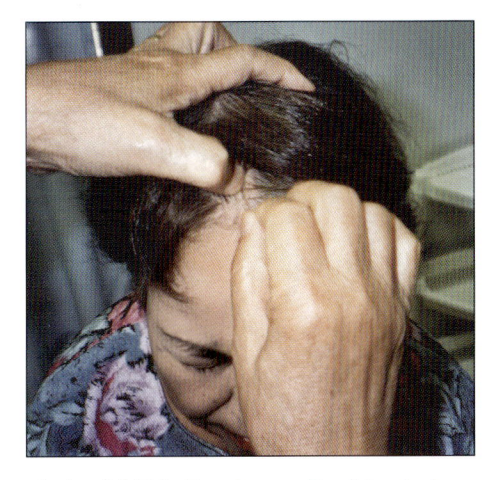

e) der YNSA-Cerebrum-Punkt wird akupunktiert.

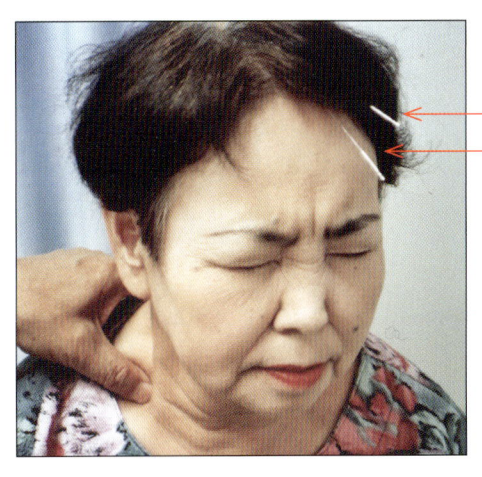

Cerebrum-Punkt
Olfaktoriuspunkt

f) Nadelung des YNSA-Cerebrum-Punktes und des Olfaktoriuspunktes in situ.

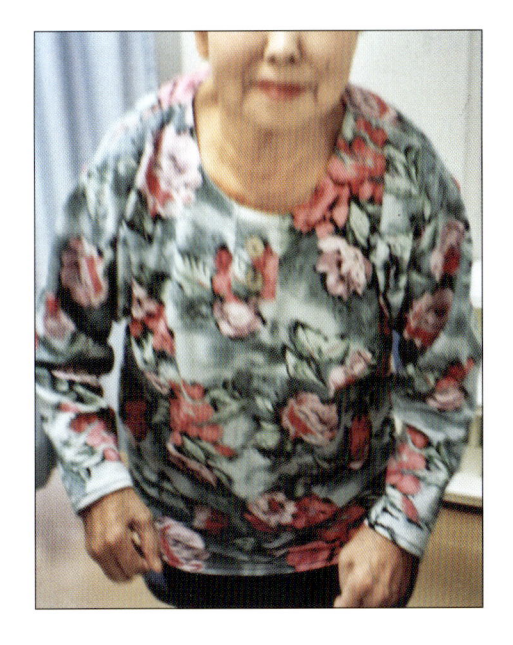

g) Die Patientin hat keine Schmerzen mehr, geht aber noch krumm, da sie, wie sie erklärt, schon jahrelang so geht.

Kapitel 10

Fall 17:

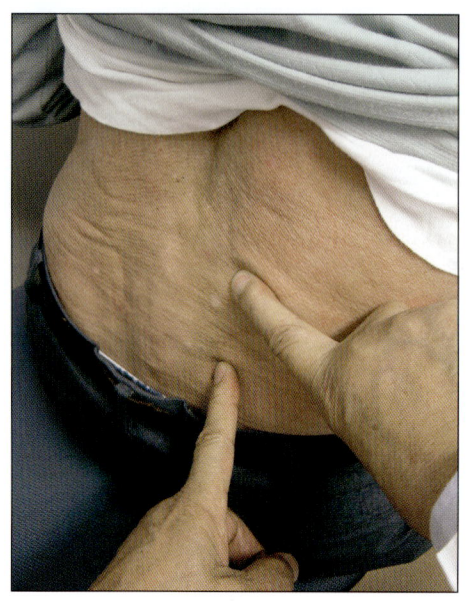

a) Patient mit Lumbago; in der Bauchdiagnose ist die Lumbalzone positiv.

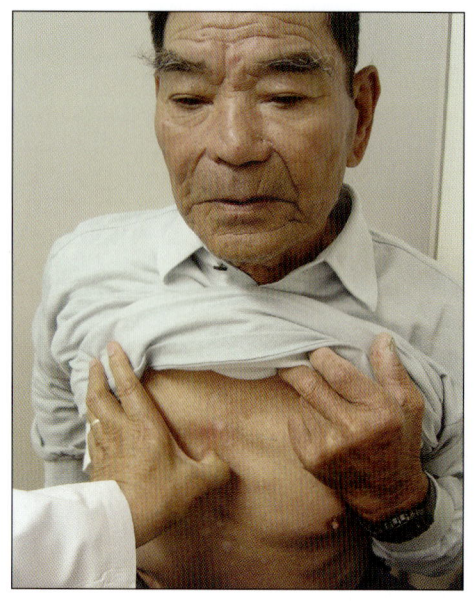

b) Der Brustkorb wird nach empfindlichen Stellen abgetastet.

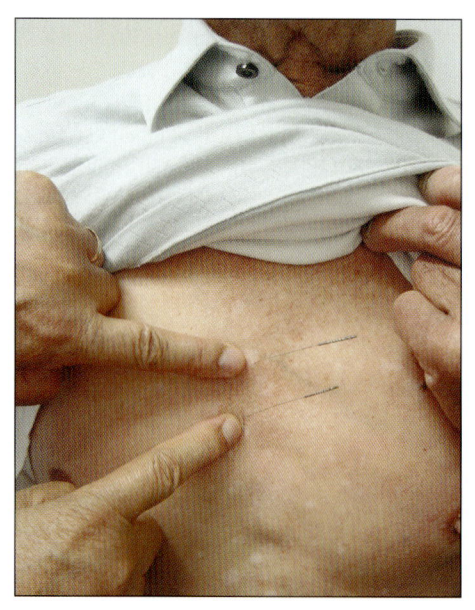

c) Das Thorax-Somatotop wird mit zwei Nadeln akupunktiert.

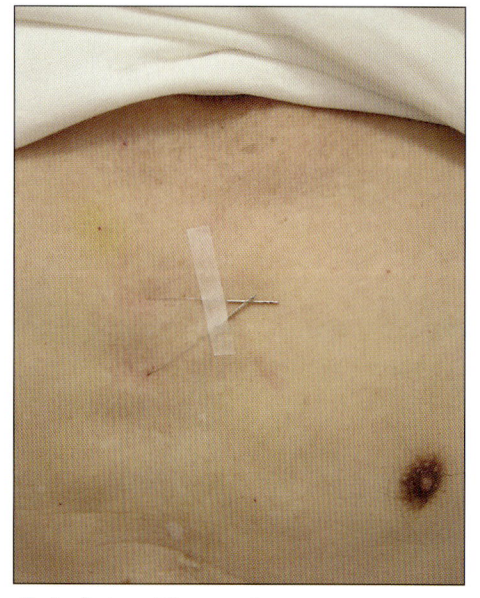

d) Auf dem Thorax-Somatotop werden die Nadeln immer mit einem Klebeband fixiert, um ein Verrutschen zu vermeiden.

Fall 18:

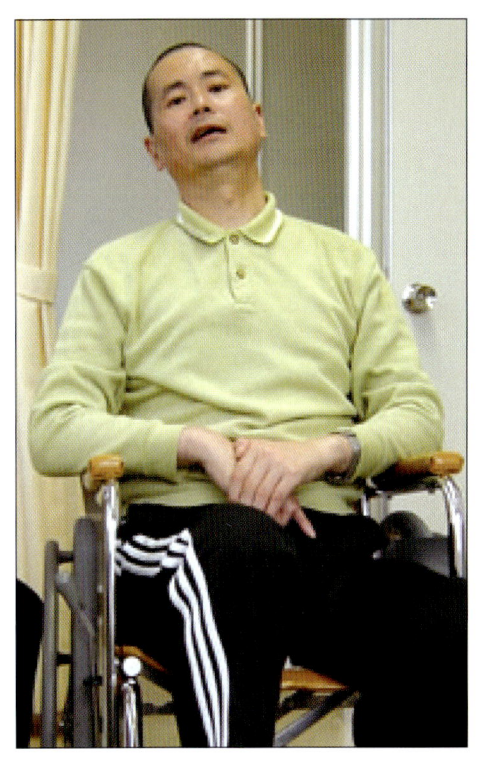

a) Patient mit linksseitiger Hemiplegie. Der Patient ist sehr deprimiert.

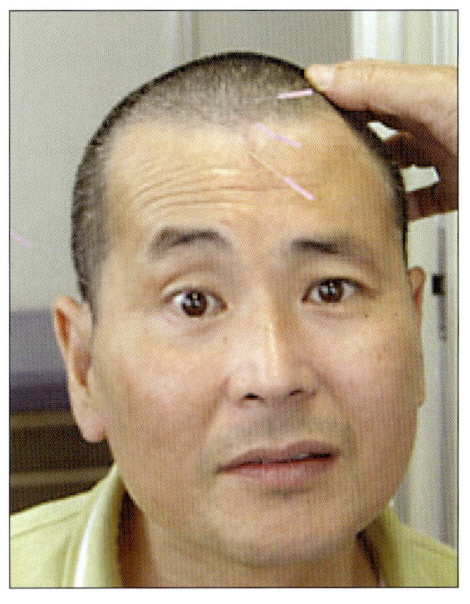

b) Der Olfaktoriuspunkt und der YNSA-Basis-A-Punkt werden akupunktiert.

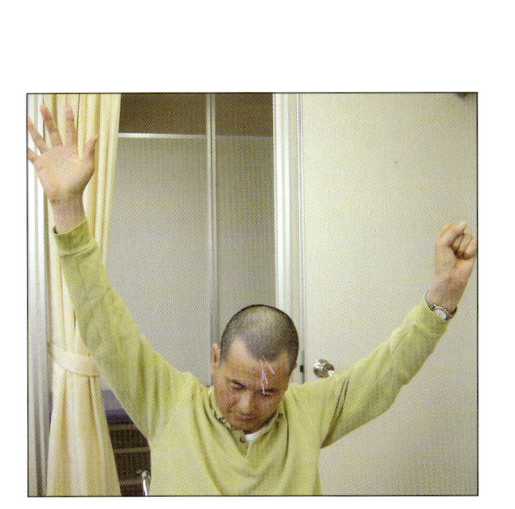

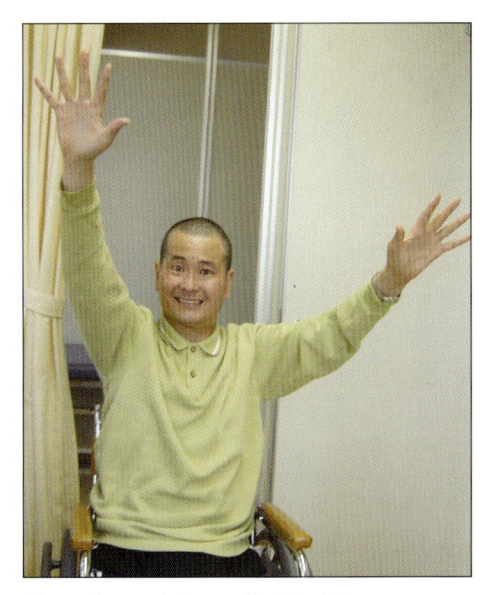

c) Er kann den Arm heben.

d) auch nachdem die Nadeln gezogen sind. Der Patient ist glücklich.

Kapitel 10

Fall 19:

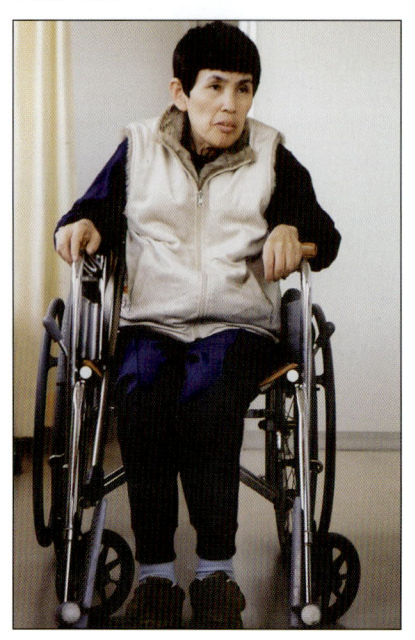

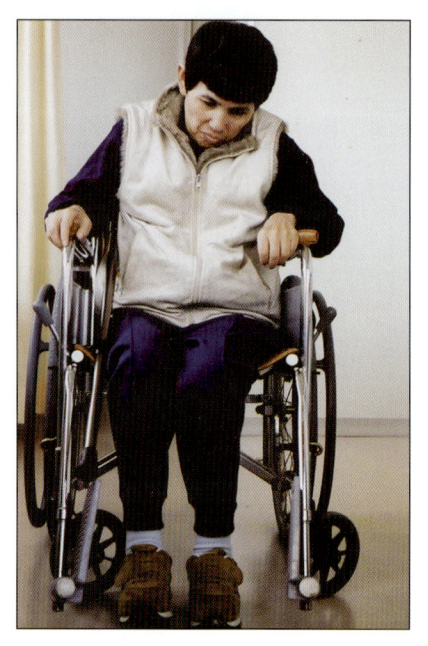

1. Behandlung: a), b) Diese 51 Jahre alte Patientin konnte plötzlich ihre Beine nicht mehr bewegen. Sie wurde in Osaka in verschiedenen Krankenhäusern untersucht, ohne Befund.

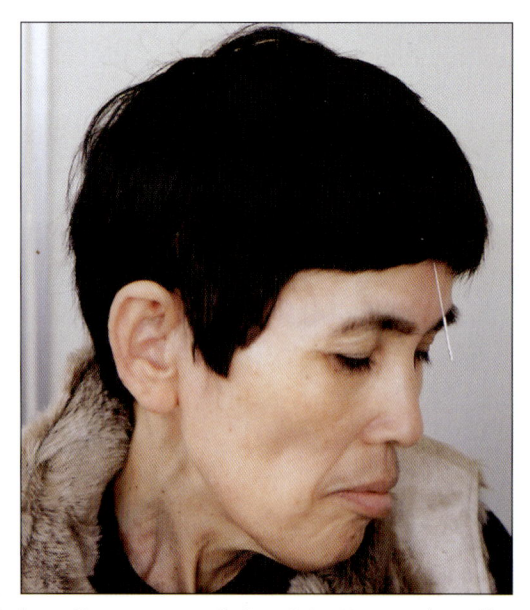

c) Schon die erste Behandlung war erfolgreich. Es wurden die Punkte YNSA-Basis-A-Punkt, Basis-D-Punkt und der Y-Nieren-Punkt rechts genadelt.

Fallbeschreibungen

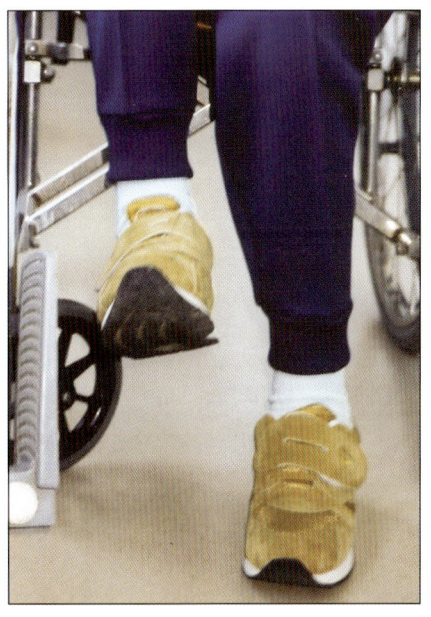

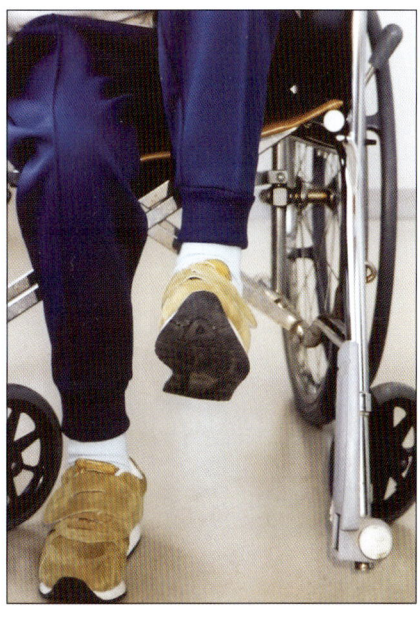

d, e) Das Resultat der ersten YNSA Behandlung war, dass die Patientin beide Beine wieder bewegen konnte.

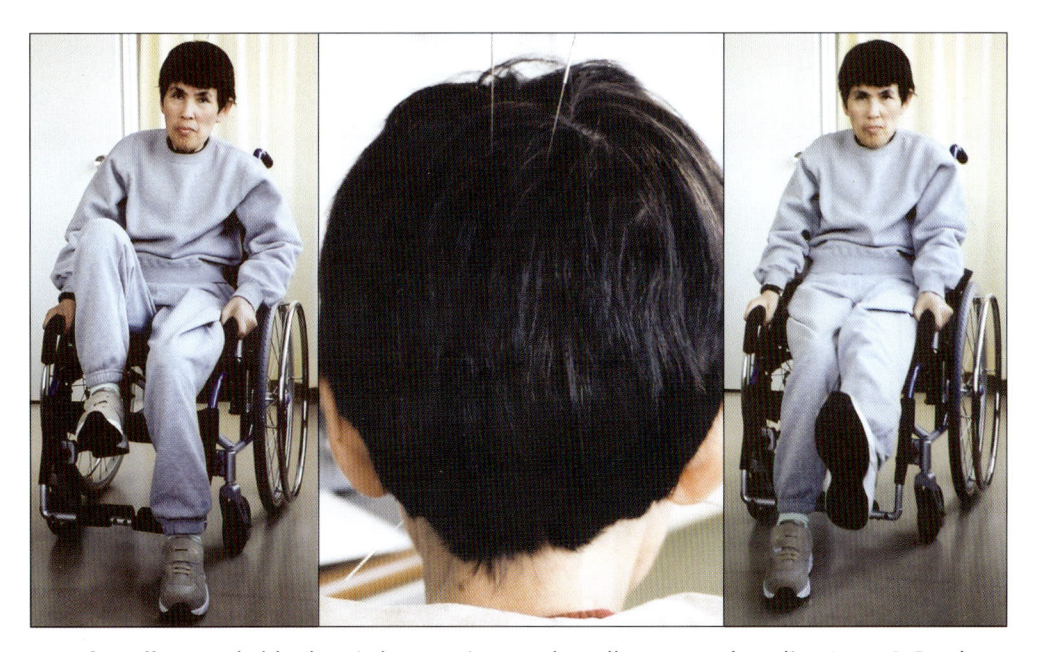

2. Behandlung: a), b), c) Bei der zweiten Behandlung wurden die Yang-A-Punkte und der Nieren-Punkt links akupunktiert. Dies hatte sich aus der Halsdiagnose ergeben, weil der Nierenpunkt Yin war. Danach konnte die Patientin ihre Beine noch besser bewegen.

Kapitel 10

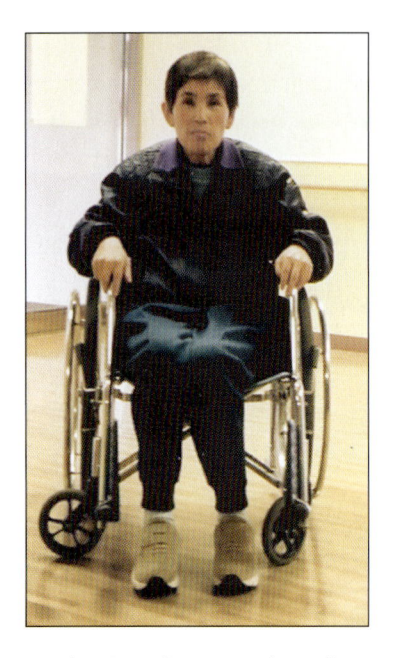

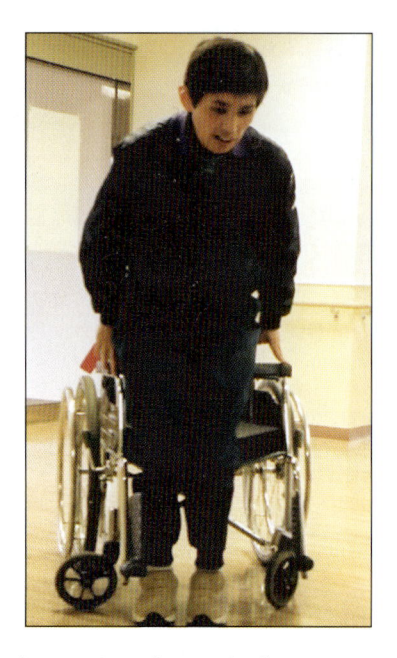

Nach 10 weiteren Behandlungen kann die Patientin kurze Strecken mit dem Spazierstock gehen und fährt selbst eine Stunde zu unserer Klinik.

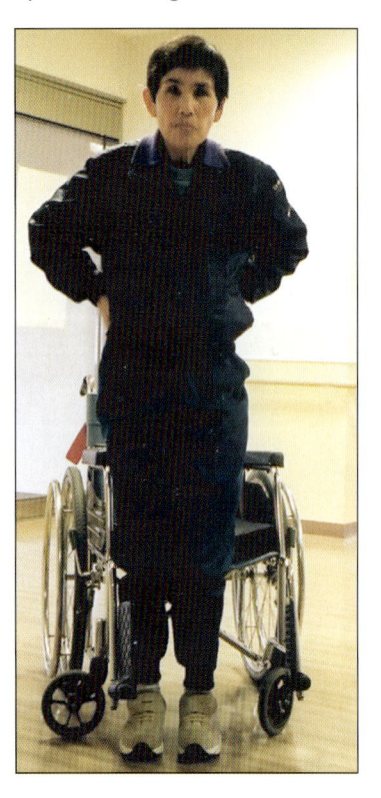

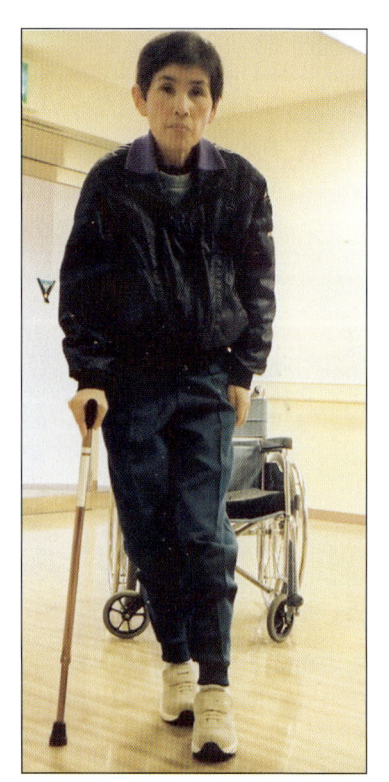

Fallbeschreibungen

Fall 20:

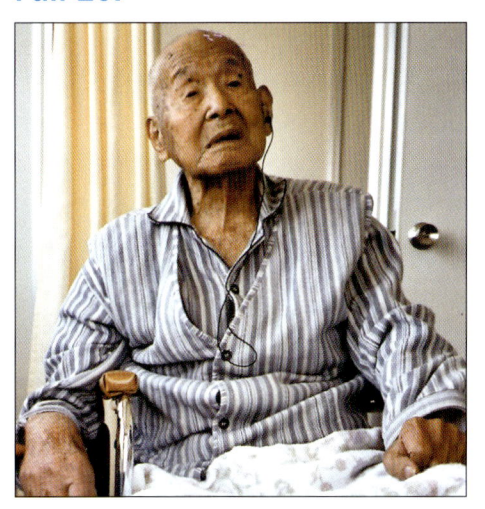

a) Ein 98-jähriger Patient mit seit vielen Jahren bestehender Hemiplegie. Dieser Fall zeigt, dass in jedem Alter noch eine Chance auf Heilung/Linderung besteht.

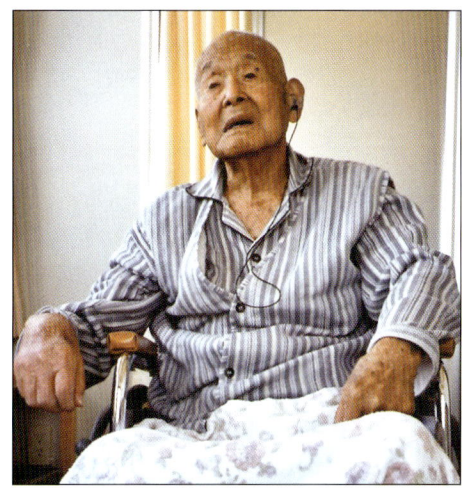

b) Das Leben im Bett oder Rollstuhl ärgert ihn nicht so sehr, aber er möchte seinen Arm bewegen können.

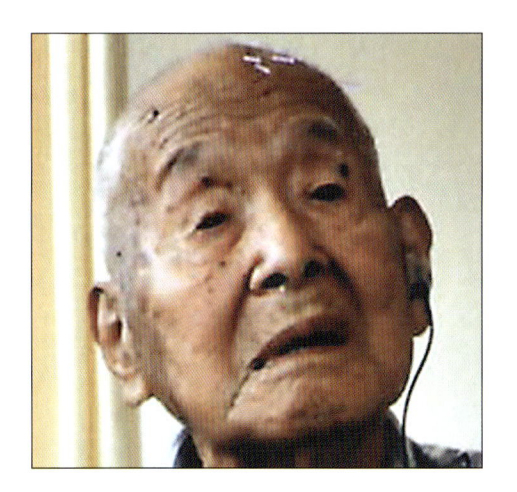

c) Nach der Halsdiagnose wurden in die empfindlichen Hirn-Punkte drei Nadeln gesetzt.

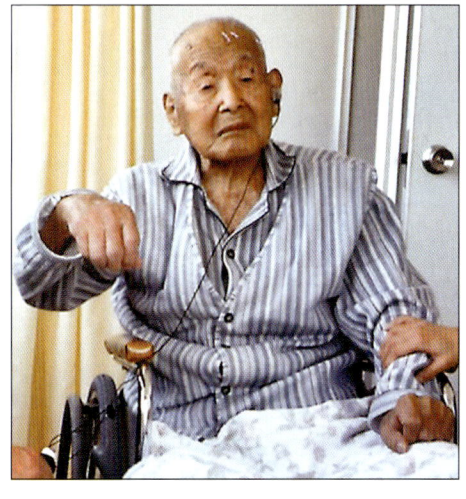

d) „Oh, ich kann meinen Arm wieder bewegen, ich bleibe hier!" Weitere Behandlungen konnten nicht mehr vorgenommen werden, da die Familie den Patienten nicht mehr in die Klinik brachte.

Kapitel 10

Fall 21:

Der 73-jährige Patient hatte vor drei Jahren einen Hirninfarkt erlitten. Körperlich hat er keine großen Beschwerden, sein Hauptanliegen sind Sprechschwierigkeiten.

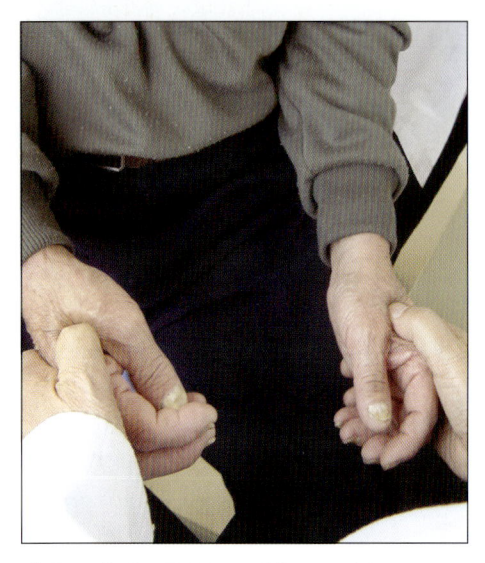

a) Das linke D4-Areal ist positiv.

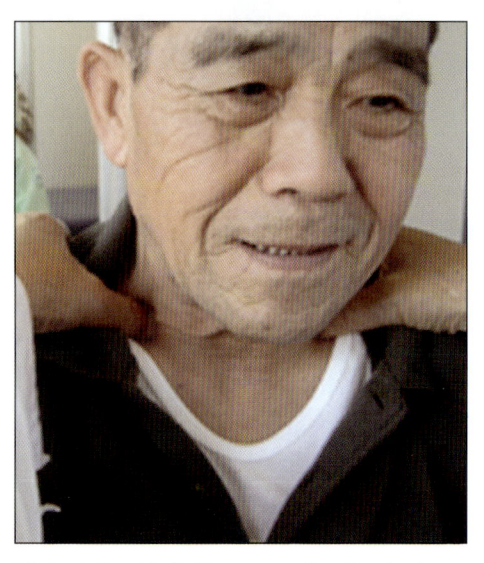

b) Bei der Halsdiagnose ist das linke Hirn-Areal positiv.

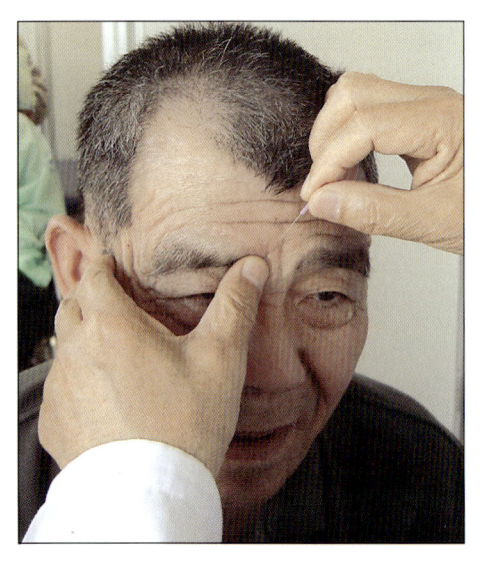

c) Zuerst werden bilateral die YNSA-Sinnesorgan-Punkte Mund genadelt.

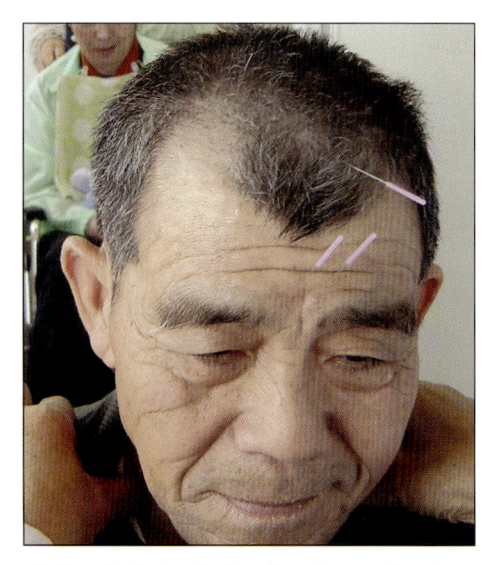

d) Es wird der linke Cerebrum-Punkt hinzugefügt.

Fallbeschreibungen

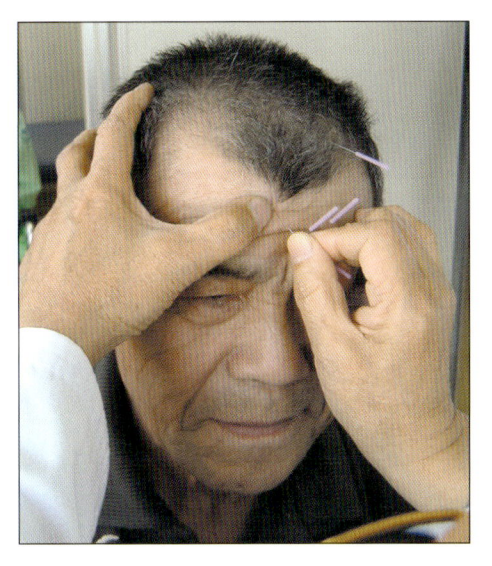

e) Der rechte Basis-C-Punkt wird akupunktiert.

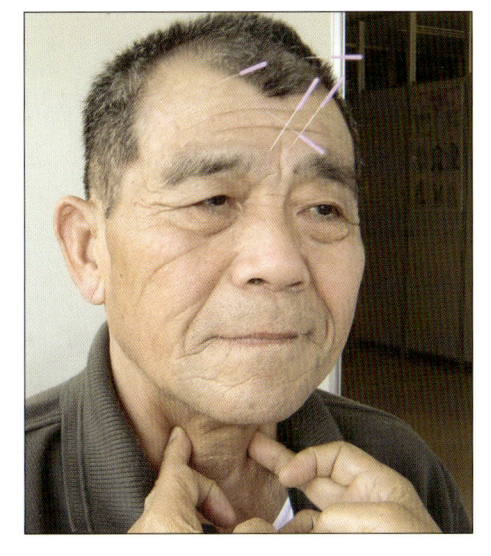

f) Die Halsdiagnose ergibt, dass der Lungen-Punkt etwas empfindlich ist.

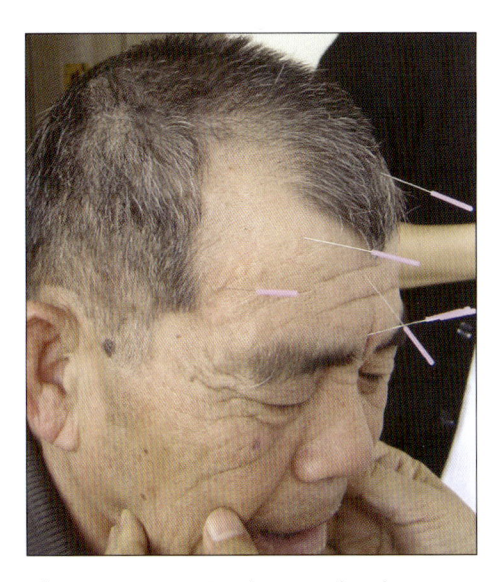

g) Der Lungen-Punkt wurde akupunktiert.

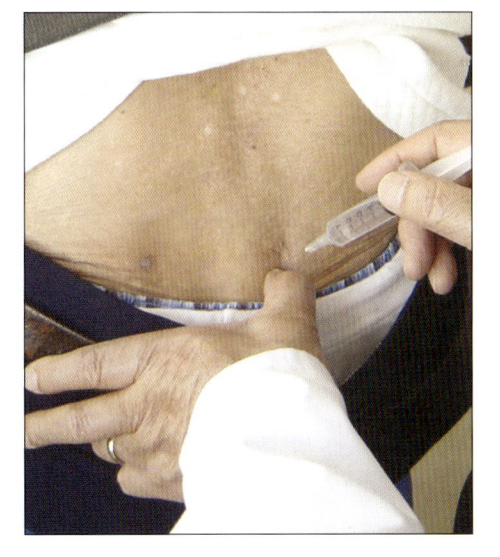

h) In den LWS-Gehirnpunkt (s. Kapitel 8.7) zwischen L5 und S1 wird 1 ccm Macain gespritzt. Die Sprache ist nach der ersten Behandlung ein wenig deutlicher geworden. Der Patient kommt einmal in der Woche zur Behandlung. Er macht langsam, aber stetig Fortschritte.

Kapitel 10

Fall 22:

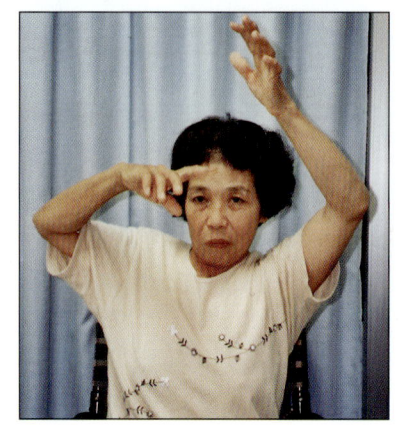

a) Eine 68-jährige Patientin mit rechtsseitiger Hemiplegie seit 2 Jahren.

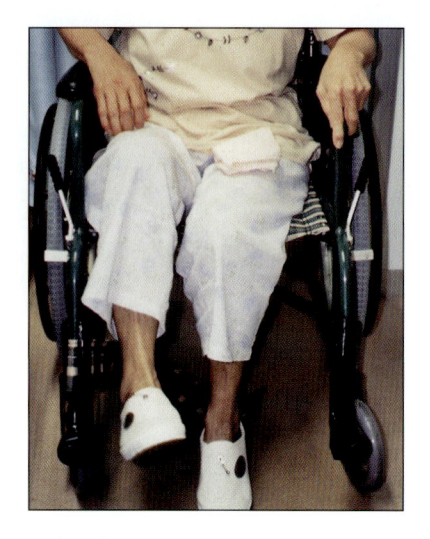

b) Das Bewegen der rechten Extremitäten ist schwierig.

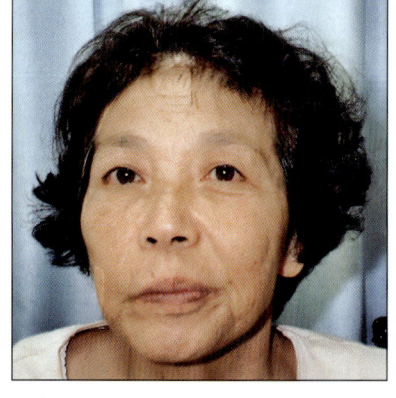

c) Eine Nadel wird in der Gegend des Cerebrum-Hirnpunktes gesetzt.

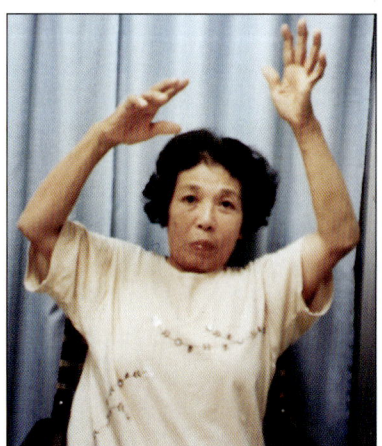

d) Rechter Arm und

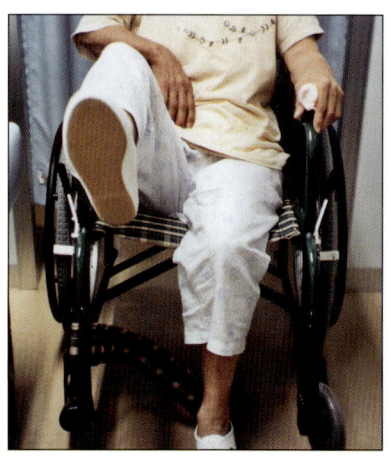

e) rechtes Bein lassen sich jetzt leichter heben.

Fallbeschreibungen

Fall 23:

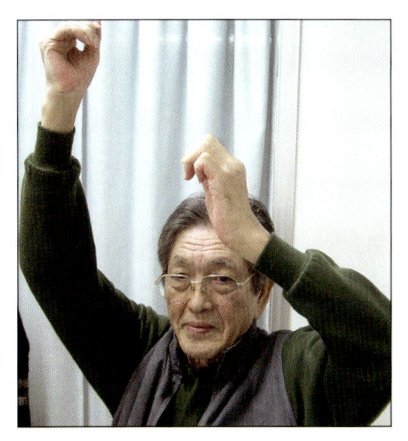

a) 70 Jahre alter Patient, mit Zerebralinfarkt vor 6 Jahren. Konnte seinen linken Arm nicht heben

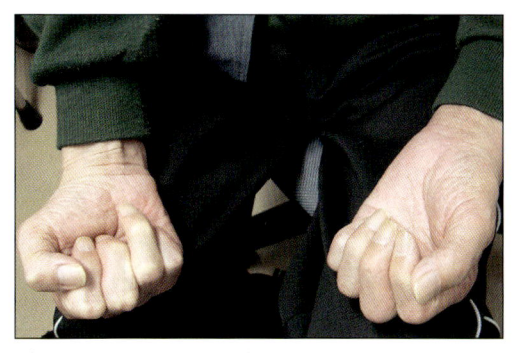

b) und keine Faust ballen, auch links. Er litt zudem unter Lumbago.

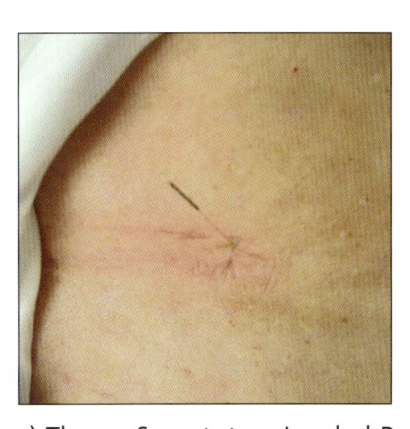

c) Thorax-Somatotop, Lumbal-Punkt

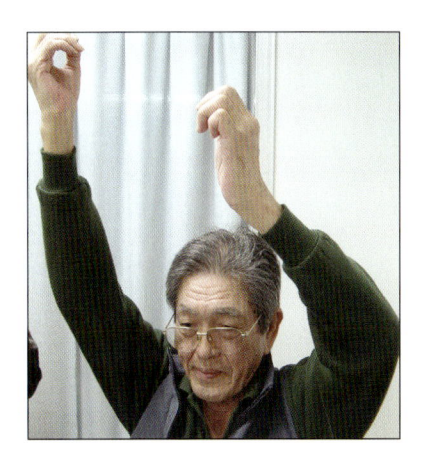

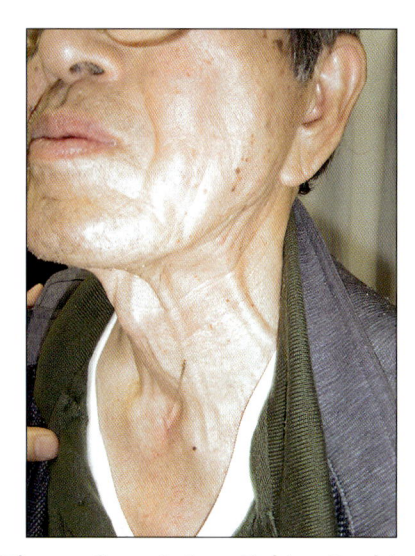

d) Thorax-Somatotop, Gehirn-Punkt

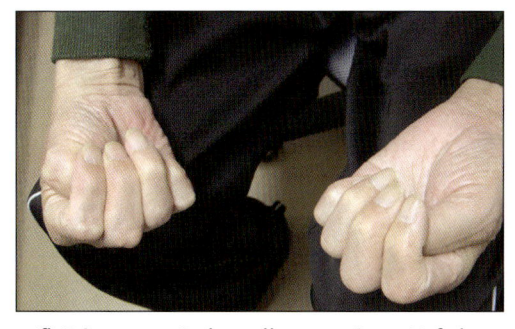

e/f) Die erste Behandlung zeigte Erfolg, Patient ist weiter in Behandlung.

Kapitel 10

Fall 24:

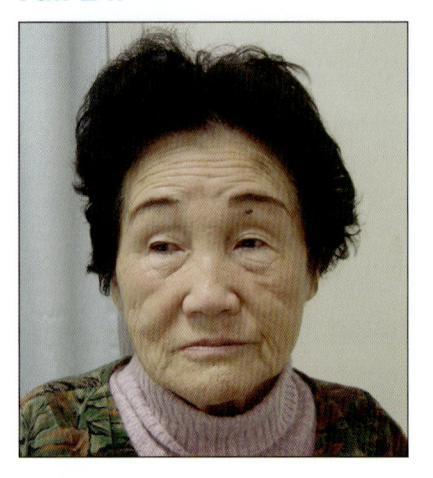

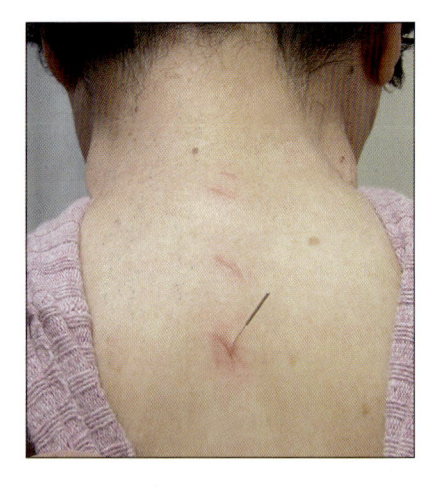

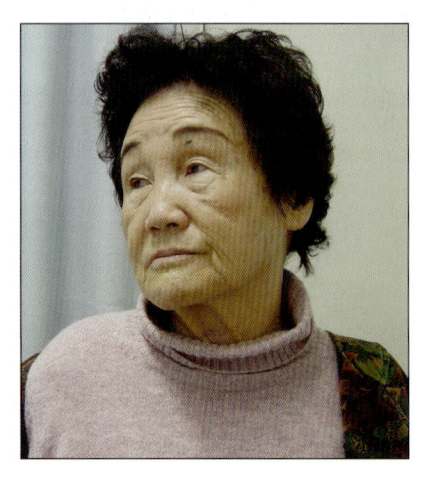

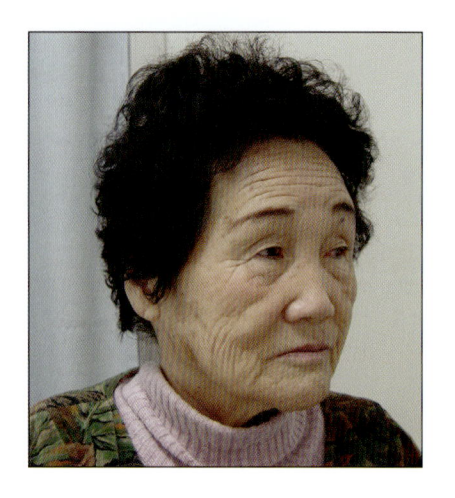

a-b) Die Patientin hat eine eingeschränkte Beweglichkeit mit Schmerzen im Bereich des M. trapezius.

c) Neues C6-Th2 Somatotop wird genadelt.

d-e) Die Schmerzen sind fast verschwunden und die Beweglichkeit des Halses sehr verbessert.

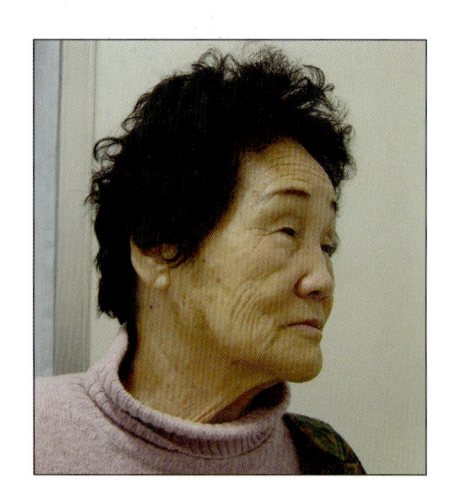

Fallbeschreibungen

Fall 25:

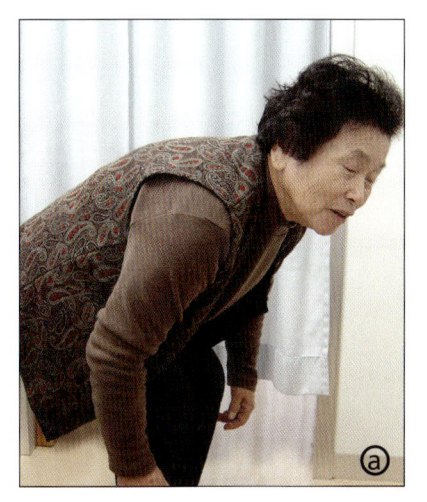

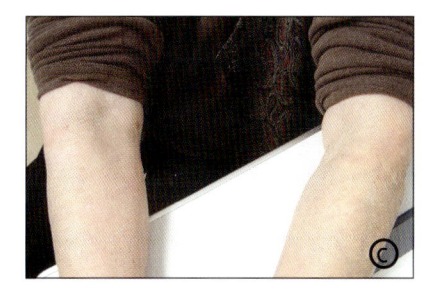

a) Patientin, 78 J., hatte vor 5 Jahren eine Kompressions-Fraktur der Lendenwirbelsäule. Sie konnte sich nicht gerade hinstellen und klagte über Gonalgie.

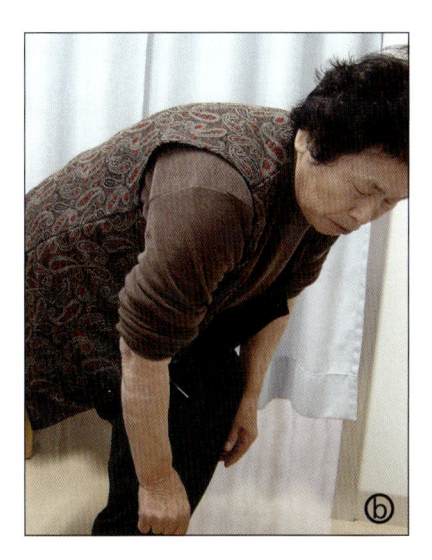

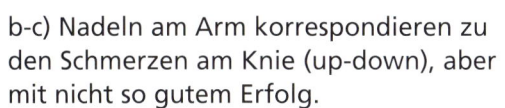

b-c) Nadeln am Arm korrespondieren zu den Schmerzen am Knie (up-down), aber mit nicht so gutem Erfolg.

d) Nadelung der Lumbalpunkte im Thorax-Somatotop mit gutem Erfolg.

e) Schmerzen und Bewegung sind deutlich verbessert. Behandlung wird fortgesetzt.

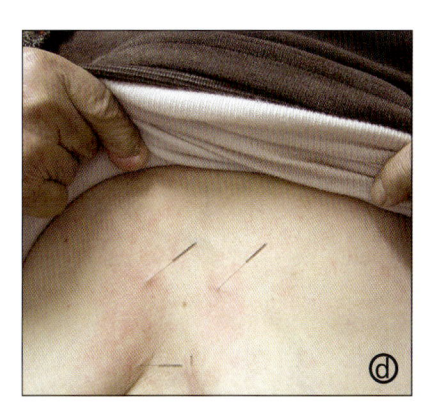

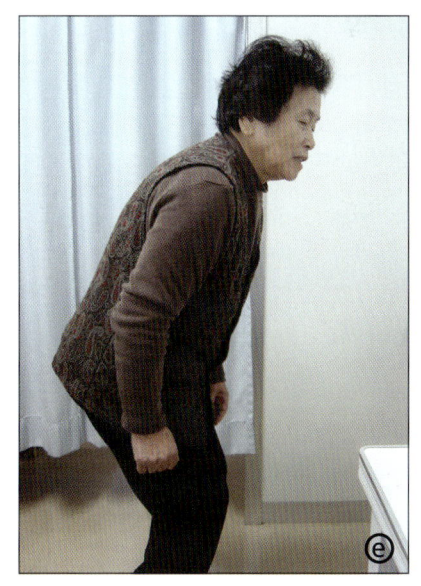

Kapitel 10

Fall 26:

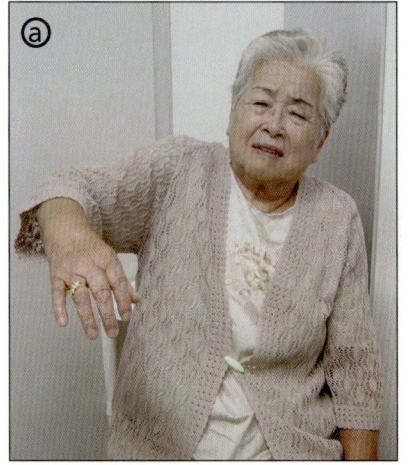

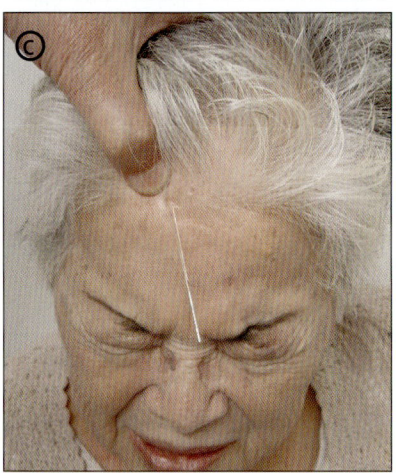

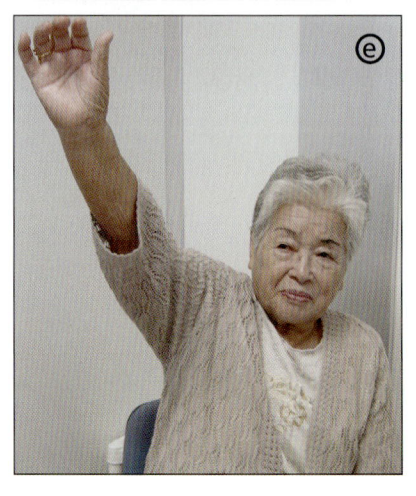

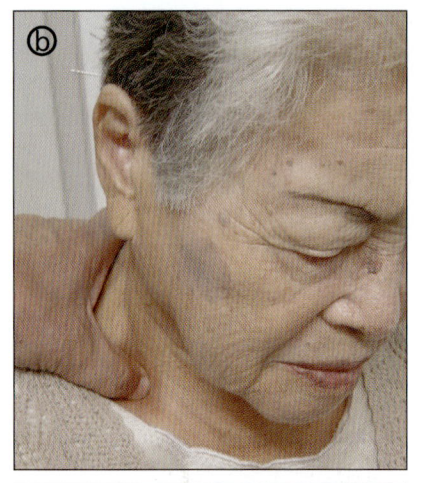

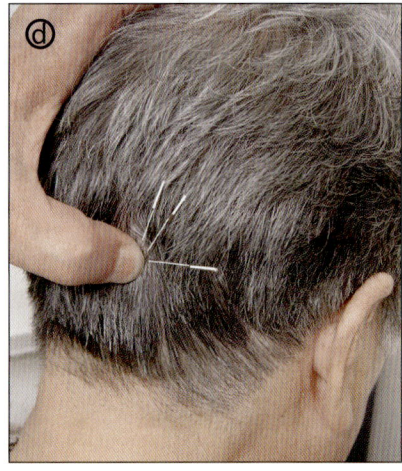

a) Patientin mit starken Schmerzen in der rechten Schulter.

b) Bei der Halsdiagnose erwies sich der Nieren-Punkt positiv.

c) Der Olfaktorinspunkt wurde akupunktiert.

d) Der Masterkey-Punkt für obere Extremität wurde danach genadelt.

e) Die Schmerzen der Patientin haben sich deutlich reduziert und der Arm ist beweglicher.

Fallbeschreibungen

Fall 27:

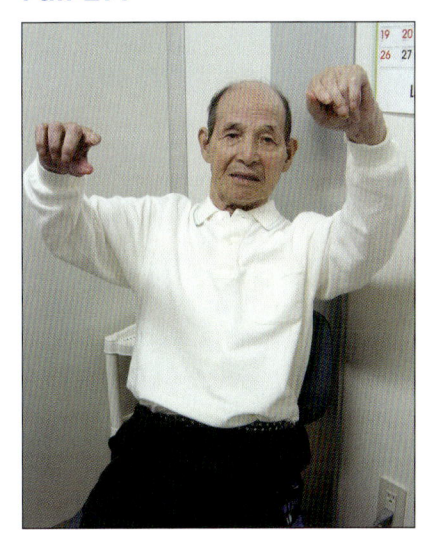

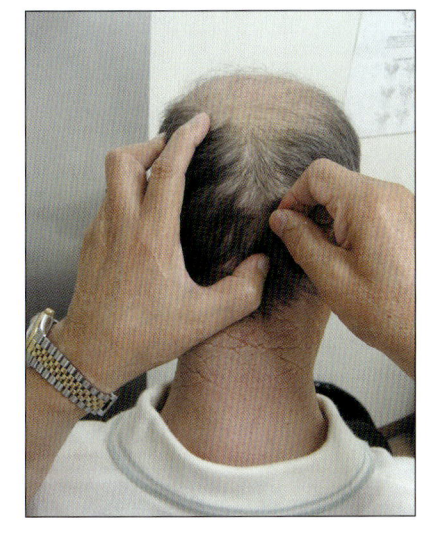

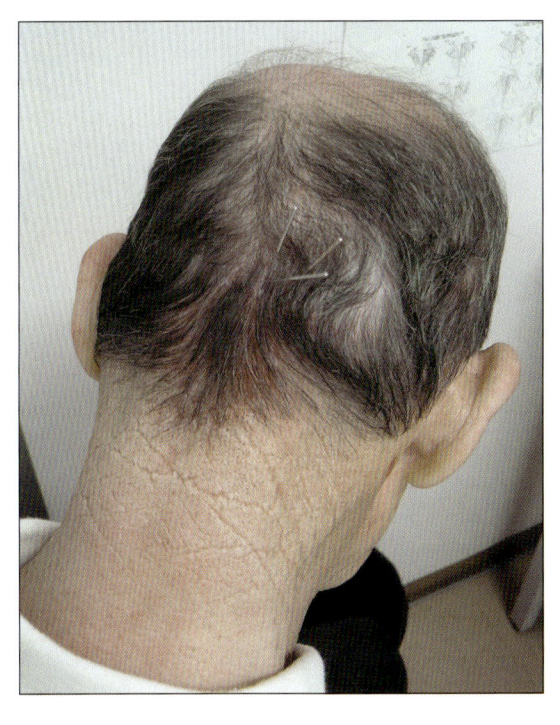

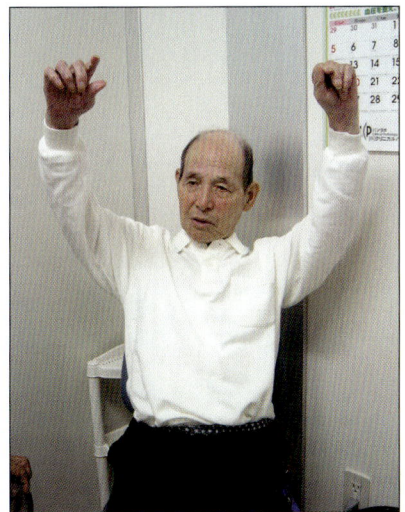

a) Patient mit Halswirbelfraktur, Operation wurde durchgeführt, Mobilität war noch beschränkt.

b+c) Der Masterkey-Punkt für Oberkörper wurde akupunktiert.

d) Die Mobilität verbesserte sich.

Kapitel 10

Fall 28:

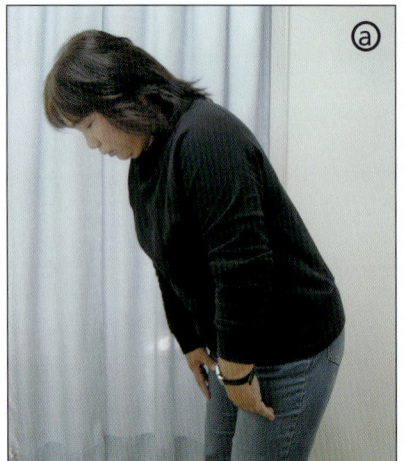

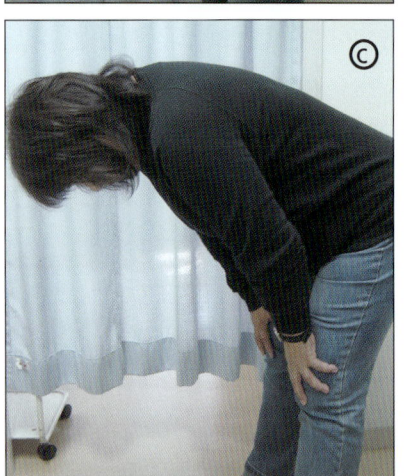

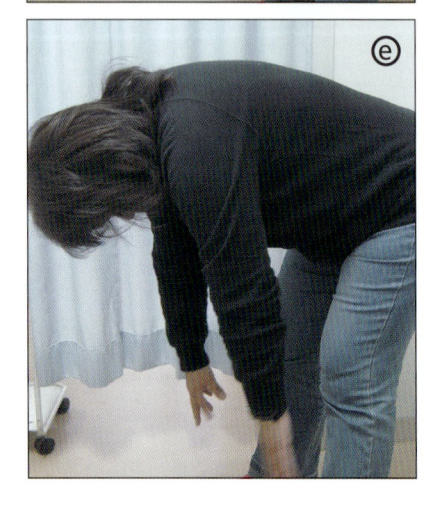

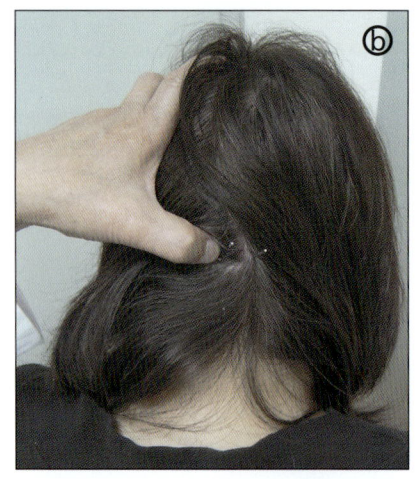

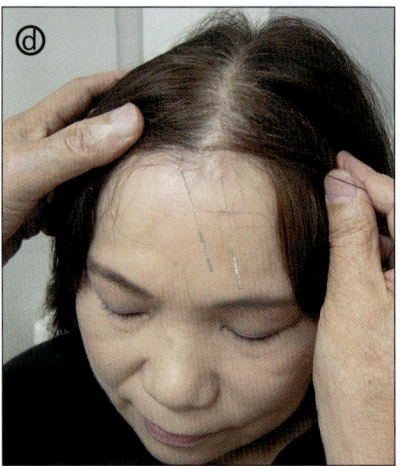

Die Patientin hatte plötzliche starke Rückenschmerzen und konnte sich nicht bücken. (a)

Zwei Masterkey-Punkte wurden genadelt (b), die Mobilität verbesserte sich. (c)

2 Basis-A-Punkte (d) wurden noch zusätzlich genadelt

Danach war die Patientin schmerzfrei. (e)

11

Studien und Statistiken

Kapitel 11

Thomas Schockert

11.1 Erste Bonner YNSA-Studie

Hilfe für Schmerzpatienten durch Yamamoto Neue Schädelakupunktur (YNSA)

Ultraschall-Topometrie (UST) als objektives Bewertungskriterium in der klinischen Forschung

(aus „Akupunktur & Traditionelle Chinesische Medizin", 3/2003, S. 169–171, Medizinisch Literarische Verlagsgesellschaft, Uelzen)

Zusammenfassung

Zum ersten Mal wurde die Effektivität einer Akupunkturmethode bei Schmerzen am Bewegungsapparat mithilfe eines computergesteuerten objektiven Messverfahrens auf ihre Wirksamkeit überprüft. 104 Personen, die an starken Schmerzen am Bewegungsapparat litten, wurden mit Yamamoto Neuer Schädelakupunktur einmalig behandelt. Die Dauer der Akupunktur betrug jedoch nur 3 bis 9 Minuten und entsprach der Zeit, die notwendig war, um die Messung mit dem Echtzeittopometer durchzuführen.

In der Topometrie war bei 55 Personen (58,5%) deren subjektives Empfinden von Schmerzfreiheit oder Beschwerdelinderung auch objektiv nachweisbar. 7 PatientInnen haben keinen Effekt verspürt, bei 33 Personen gab es in der Topometrie keine messbaren Veränderungen in der Bewegung nach der Schädelakupunktur. Bei 6 TeilnehmerInnen war die in der Topometrie aufgezeichnete Gesamtbewertung nach der YNSA schlechter als vor der Behandlung. Dabei haben 97 Personen (93,3%) die Schädelakupunktur subjektiv als gut wirksam eingestuft. Nach nur einer einzigen kurzzeitigen Behandlung blieben einige Personen über zwei Jahre lang beschwerdefrei oder profitierten von erheblicher Beschwerdelinderung.

Methodik

Von August 2000 bis März 2001 wurden insgesamt 104 Personen, die an starken Schmerzen am Bewegungsapparat litten, mit Yamamoto Neuer Schädelakupunktur einmalig behandelt. Die Dauer der Akupunktur betrug jedoch nur 3 bis 9 Minuten und entsprach der Zeit, die notwendig war, um die Messung mit dem Echtzeittopometer durchzuführen.

Als Messinstrument für die Bonner Akupunkturstudie diente ein Ultraschall-Echtzeittopometer, das der Orthopäde und Diplomphysiker Prof. Dr. med. Dr. rer. nat. *K. G. Schumpe* entwickelt hat. Die Methodik wurde bereits in „Akupunktur und Traditionelle Chinesische Medizin", 3/2003, S. 166–168, Medizinisch Literarische Verlagsgesellschaft, Uelzen, beschrieben.

Neben der Messung haben alle PatientInnen über eine so genannte visuelle Schmerzanalogskala (VAS) ihr subjektives Schmerzempfinden vor Behandlungsbeginn eingeschätzt. Mit einem roten Balken auf weißem Hintergrund wurde der Schmerz zwischen „sehr stark" und „schmerzfrei" eingeschätzt und über die Rückseite als Zahlenwert von 0 bis 100 festgehalten. Anschließend erfolgte die Aufzeichnung des Bewegungsablaufes, der den ProbandInnen am meisten Schmerzen bereitete. So wurden z. B. ProbandInnen, die starke Schmerzen beim Bücken verspürten, aufgefordert, gerade diese Bückbewegung bis zur Schmerzgrenze vorzuführen. Das Topometer zeichnete die Bewegungsabläufe dreidimensional und millimetergenau auf. Unmittelbar nach der Schädelakupunkturbehandlung haben alle PatientInnen erneut ihr subjektives Empfinden mithilfe der VAS ausgedrückt. Anschließend wurde eine zweite Topometrie von Prof. *Schumpe* durchgeführt. Alle Topometrien erfolgten ausschließlich durch Prof. *Schumpe*, alle Schädelakupunkturbehandlungen nahm der Autor selbst vor.

Ergebnisse

Insgesamt haben 97 Personen (93,3%) eine einmalige YNSA von nur kurzer Dauer als wirksam bewertet. In der UE-Topometrie war bei 55 Personen (58,5%) dieses subjektive Empfinden auch objektiv nachweisbar. 7 PatientInnen haben keinen Effekt verspürt, bei 33 Personen gab es in der Topometrie keine messbaren Veränderungen in der Bewegung nach der Schädelakupunktur. Bei 6 TeilnehmerInnen war die in der Topometrie aufgezeichnete Gesamtbewertung nach der YNSA schlechter als vor der Behandlung.

Fallbeschreibungen

Eine 60-jährige Patientin mit Polyarthrose und Guillaume Barre Syndrom beklagte vor der Akupunktur Schmerzen in den Schultern/Oberarmen und

Kapitel 11

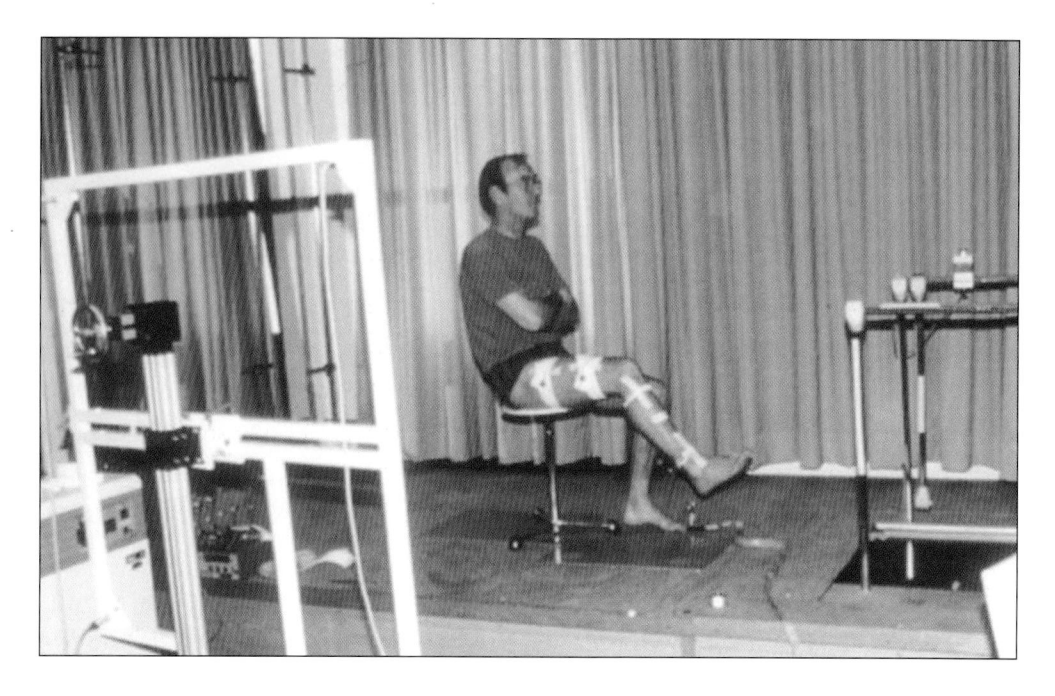

Abb. 108: Aufzeichnung des Bewegungsablaufes vor und nach YNSA mittels Topometrie.

gab an, nach mehreren Bewegungen der Arme an Kribbelparästhesien zu leiden. Die VAS vor Therapie war 88. Die Patientin wurde bds. am Schädel behandelt. Nach dieser Therapie war die VAS 0. Die Patientin äußerte sich subjektiv: „...die Schmerzen sind weg, das ist ja super...". Die Beschwerdefreiheit betrug 78 Tage, die Beschwerdelinderung insgesamt 104 Tage. In der telephonischen Nachbefragung gab die Patientin an, sie habe wieder Dinge angefangen, die sie lange nicht mehr machen konnte. In der Topometrie wurde die Bewegung des rechten Armes nach hinten aufgezeichnet. Die subjektiven Angaben der Patientin stimmten mit den Messergebnissen exakt überein.

Ultraschall-Echtzeittopometrie

Die Echtzeittopometrie eröffnet so die Möglichkeit, jedes Behandlungsverfahren, das vorgibt, Schmerzen am Bewegungsapparat zu lindern oder zu heilen, auf seine Effizienz zu überprüfen. Ist die Bewegung nach einem bestimmten Behandlungsverfahren besser geworden, ist diese Therapie für den entsprechenden Menschen effektiv. In der UE-Topometrie war bei 55 Personen (58,5%) dieses subjektive Empfinden auch objektiv nachweisbar.

Bei 33 Personen gab es in der Topometrie keine messbaren Veränderungen in der Bewegung nach der Schädelakupunktur. Die Topometrie zeigt aber ebenfalls schonungslos auf, wenn ein Behandlungsverfahren keine Wirkung erbracht hat. Hier zeigt sich nur ein moderater Zusammenhang mit dem klinischen Effekt. Weitere Studien sind notwendig.

Erstaunlicherweise war bei 6 TeilnehmerInnen die in der Topometrie aufgezeichnete Gesamtbewertung nach der YNSA schlechter als vor der Behandlung. Dies kann als so genannte Erstverschlimmerung, wie man diese aus der Homöopathie kennt, gewertet werden.

Akupunkturwirkung

Die Auswertung der Bewegungsanalysen zeigt, dass ein Großteil der PatientInnen sich nach nur einer einzigen Akupunkturbehandlung von 3 bis 9 Minuten Dauer bereits besser, schneller, harmonischer oder kraftvoller bewegen konnte. Dies legt den Schluss nahe, dass zum Teil falsch eingeübte Bewegungsmuster im Gehirn gelöscht und durch bessere, also physiologischere Bewegungsprogramme ersetzt werden. Wir postulieren daher, dass die Schädelakupunktur schmerzlindernd durch Hemmung der Schmerzweiterleitung an das Gehirn wirkt und stehen mit neuen Ergebnissen der Schmerzforschung im Einklang, die belegen, dass insbesondere die Yamamoto Neue Schädelakupunktur in der Lage ist, ein Schmerzgedächtnis zu löschen. Die Akupunktur macht hier also durch ihre Positivwirkungen den Weg zu einer schmerzgelinderten und physiologischeren Bewegung beim chronisch Schmerzkranken frei.

Info und Literatur im Internet: www.ynsa.net

Yamamoto, T., T. Schockert: Mit Schädelakupunktur Schmerzen erfolgreich behandeln

Herzlichen Dank sagen an dieser Stelle die Autoren und der Verlag der „Zeitschrift für Akupunktur und Traditionelle Chinesische Medizin" für die Nachdruckerlaubnis und die freundliche Überlassung der Druckunterlagen. Dies gilt für diese und die folgende Studie.

Kapitel 11

T. Schockert, B. Boroojerdi, T. Yamamoto und G. Schumpe

11.2 Zweite Bonner YNSA-Studie

Erfolgreiche Behandlung von Schlaganfällen durch Yamamoto Neue Schädelakupunktur (YNSA)

– Eine offene, prospektive, topometrisch kontrollierte Studie –

(aus „Akupunktur & Traditionelle Chinesische Medizin", 3/2003, S. 172–180, Medizinisch Literarische Verlagsgesellschaft, Uelzen)

Zusammenfassung

Ziel der hier vorgelegten Pilotstudie war es, die Effizienz der YNSA bei der Behandlung von Schlaganfallpatienten mithilfe des objektiven Messverfahrens der Topometrie zu zeigen. 23 Schlaganfallpatienten wurden unmittelbar vor der YNSA neurologisch untersucht. Die Beweglichkeit eines restparetischen Armes oder Beines wurde in der Topometrie dreidimensional und objektiv dokumentiert. Nach der YNSA-Behandlung wurden die Patienten erneut neurologisch und topometrisch begutachtet. Unmittelbar nach der Therapie und 3 Wochen später wurden die Patienten über ihren subjektiven Eindruck befragt.

In der Topometrie zeigten 14 von 23 Behandelten eine deutlich bessere Beweglichkeit nach einmaliger YNSA-Behandlung. Subjektiv hielt dieser positive Effekt bis zu 17 Tage lang an. In der neurologischen Untersuchung konnte eine Verbesserung der Beweglichkeit von Arm oder Bein vor und nach Akupunktur nicht verifiziert werden. Für die Behandlung des apoplektischen Insultes stehen mit Ausnahme der Lyse keine effizienten Therapien bereit. YNSA bietet eine wertvolle Bereicherung bestehender Therapiekonzepte. Patienten profitieren subjektiv und objektiv nachweisbar von YNSA. Daher sollte die einfach anzuwendende YNSA möglichst frühzeitig – zum Beispiel schon im Rettungsdienst – eingesetzt werden. Zusätzlich entstünde mit erfolgreicher YNSA-Behandlung auch ein erheblicher volkswirtschaftlicher Nutzen, etwa durch ein Wegfallen von Pflegebedürftigkeit oder Wiedereingliederung in den Arbeitsprozess.

Schlüsselwörter: *Yamamoto Neue Schädelakupunktur, Topometrie, Schlaganfallbehandlung*

Einleitung

In Deutschland ist der apoplektische Insult Todesursache Nummer drei nach der koronaren Herzerkrankung und den Malignomerkrankungen. Schlaganfälle sind die häufigste Ursache von Invalidität im Alter. Rund 20 Prozent der Betroffenen versterben unmittelbar am Ereignis des apoplektischen Insultes. 70 Prozent bleiben lebenslang körperlich eingeschränkt und sind teils auf Pflege angewiesen (11). Die Basistherapie des akuten ischämischen Insultes sieht die Aufrechterhaltung eines hochnormalen Blutdrucks, das Offenhalten der Atemwege mit Kontrolle der Atemfunktion, die Einstellung einer Normoglykämie, die Optimierung der Herzauswurfleistung, die Senkung der Körpertemperatur, Senkung des Hirndrucks, pflegerische Maßnahmen zur Aspirationsprophylaxe und Frühmobilisation vor (3).

Die Lysetherapie als einziges ursachenorientiertes schulmedizinisches Therapiekonzept steht jedoch nur einem Bruchteil der Betroffenen zur Verfügung. In einem Zeitraum von 18 Monaten wurden in Köln im Rahmen einer Studie 4032 Patienten mit der Verdachtsdiagnose „akuter Schlaganfall" stationär aufgenommen. Von den 453 Patienten, die der akuten Lysetherapie zugewiesen wurden, erfüllten nur 100 die Kriterien für eine systemische Lyse mit rt-PA (recombinant tissue plasminogen activator). Die Kriterien sind: Symptombeginn vor weniger als drei Stunden, Alter unter achtzig Jahren, keine schwere Bewusstseinsstörung (8). Hier stellt sich die Frage, welche Therapiemöglichkeiten den

Patienten zur Verfügung stehen, die die Kriterien für eine systemische Lysetherapie nicht erfüllen. YNSA bietet hier eine wertvolle Bereicherung der Basistherapien (2, 3, 8, 36).

30 Jahre YNSA

YNSA wurde 1973 zum ersten Mal der Weltöffentlichkeit vorgestellt. Das zum damaligen Zeitpunkt aus einem 5-Punkte-System bestehende Therapiesystem ist inzwischen durch die Entdeckung neuer Behandlungspunkte und neuer Mikrosysteme (Basis- und Y-Punkte, pubic area, Yamamoto New Chest Acupuncture) erheblich erweitert worden. Durch die diagnostischen Möglichkeiten der Bauchdecken- und Halsdiagnostik kann eine sehr individuelle, bedarfsgerechte, gezielte und effiziente Behandlung durchgeführt werden. An dieser Stelle sei auf unsere erste Studie zur Effizienz der YNSA bei Schmerzen am Bewegungsapparat hingewiesen (DZA 2/2002). Das Fazit dieser Studie ist, dass YNSA bei Schmerzen am Bewegungsapparat eine effiziente Therapie ist, die subjektiv bei 93,3% (n=104) der Behandelten eine Verbesserung erzielte. 58,5% der Behandelten erlebten eine sowohl objektiv messbare wie auch subjektiv angegebene Beschwerdelinderung bzw. Beschwerdefreiheit, welche nach einmaliger Behandlung zum Teil länger als ein Jahr lang anhielt (26).

Fragestellung

Kann YNSA Paresen und Restparesen nach apoplektischen Insulten positiv beeinflussen?
Ist bereits nach einer einmaligen Behandlung ein solcher Effekt nachweisbar?
Wie lange können positive Effekte nach einmaliger Behandlung subjektiv erlebt werden?
Ist eine YNSA-Therapie für den Einsatz im Notarztdienst zur Behandlung akuter apoplektischer Insulte geeignet?

Methodik der Yamamoto Neuen Schädelakupunktur

Die YNSA ist eine Sonderform der traditionellen Akupunktur. Die Methode basiert auf einem Somatotop am Schädel. Vergleichbar mit der Ohr- oder Mundakupunktur projiziert sich hier der Gesamtorganismus auf ein umschriebenes Areal am Schädel. Der Bewegungsapparat ist in der Stirn-Haar-Grenze, die inneren Organe sind über Y-Punkte beidseits im Schläfenbereich repräsentiert. Die Schädelakupunktur unterscheidet ein Yin-Somatotop am vorderen Schädel sowie ein Yang-Somatotop am hinteren Schädel. Mithilfe der speziellen japanischen Halsdiagnostik werden über druckdolente Punkte im Halsbereich die dazugehörigen Y-Therapiepunkte im Bereich der Schläfe demaskiert. Stellvertretend für jeden Meridian gibt es am Hals einen Druckpunkt und im Bereich der Schläfe einen dazugehörigen Behandlungspunkt. Ist beispielsweise der Nierenpunkt am Hals druckdolent, wird der dazugehörige Y-Punkt in der Schläfe genadelt. Ist die Nadel im Bereich der Schläfe dann korrekt platziert, verschwindet konsekutiv die Druckdolenz am Hals und bietet so eine sofortige Kontrolle für den korrekten Sitz der Nadel. Schwerpunktmäßig brachten wir in dieser Studie zusätzlich besonders die Gehirnpunkte (Basalganglien, Cerebrum, Cerebellum) zur Anwendung. Über Druckdolenzen am Sternum und dem Processus Xiphoideus werden die behandlungsbedürftigen Gehirnpunkte demaskiert. Nach korrekter Nadelung verschwindet auch am Thorax eine zuvor palpierte Druckdolenz. Weiterhin kamen die Basispunkte im Bereich der Stirn-Haar-Grenze zum Einsatz. Hier wird jeweils das Punktum maximum einer druckdolenten Region im dazugehörigen Behandlungsareal genadelt (36, 37, 38, 39).

Alle Patienten wurden ausnahmslos einmalig mit Nadelakupunktur behandelt. Die Nadelverweildauer betrug 5 bis 9 Minuten, jeweils so lange, wie es für die Durchführung der topometrischen Kontrolle erforderlich war. Wir haben ausschließlich sterile Einmalstahlnadeln verwendet (0,25 x 25 mm).

Studienplanung

Ein- und Ausschlusskriterien: Teilnehmen konnten Patienten, die nach apoplektischen Insulten Paresen oder Teilparesen der Extremitäten zurückbehalten haben. Erwünscht war eine minimale Beweglichkeit von Arm oder Bein, damit die Vergleiche vor und nach Akupunktur in der Topometrie

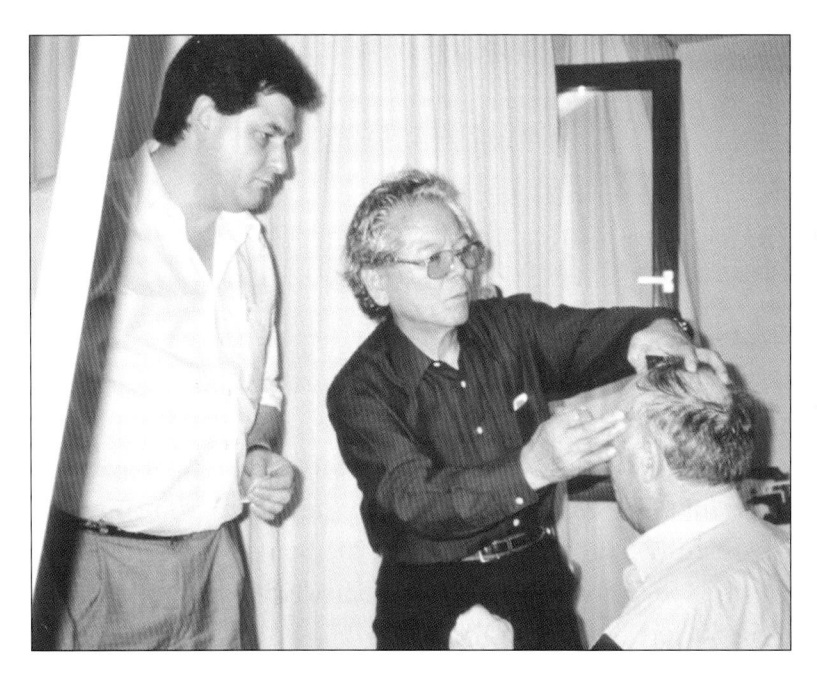

Abb. 109: Dr. Yamamoto (Mitte) und Dr. Schockert (links) bei der YNSA-Behandlung eines Schlaganfallpatienten (rechts) an der Universität Bonn.

Kapitel 11

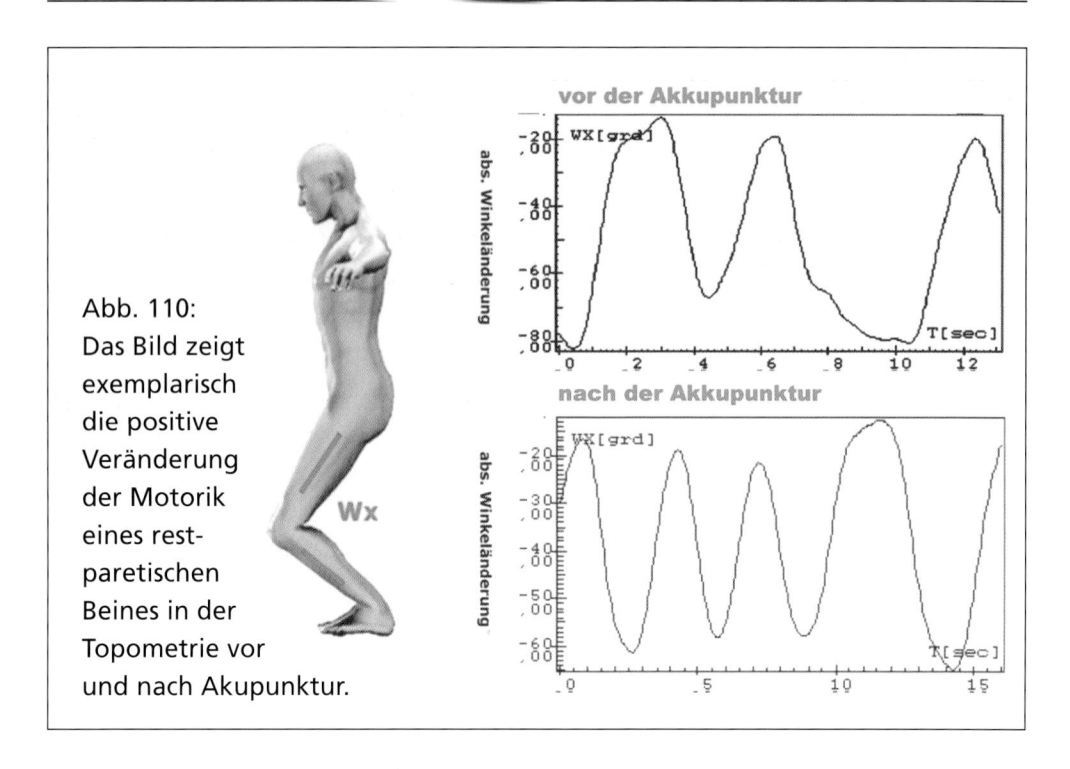

Abb. 110:
Das Bild zeigt exemplarisch die positive Veränderung der Motorik eines restparetischen Beines in der Topometrie vor und nach Akupunktur.

leichter ausgewertet werden konnten. Nicht teilnehmen konnten Patienten mit sensomotorischer Aphasie oder Neglect.

Patienten: Wir untersuchten 23 Patienten (8 Frauen und 15 Männer im Alter von 38 bis 86 Jahren). Der Schlaganfall lag 18 Monate bis 11 Jahre zurück. Die Diagnose lautete bei 11 Patienten Hirninfarkt, bei 12 Patienten Hirnblutung.

Alle Personen haben vor Behandlungsbeginn nach umfassender mündlicher und schriftlicher Aufklärung ihr schriftliches Einverständnis zur Teilnahme gegeben.

Neurologische Untersuchungen: Es wurde eine neurologische Untersuchung zur Beurteilung der Motorik (Paresegrade von 0 bis 5 nach MRC-Skala, Reflexe, Pyramidenbahnzeichen) durchgeführt. Zusätzlich wurden alle Patienten vor und nach der Schädelakupunktur nach dem motorischen Teil der NIH stroke scale (Paresen in Gesicht, Arm, Bein und Pyramidenbahnzeichen) beurteilt. Die Ergebnisse vor und nach YNSA wurden mithilfe eines zweiseitigen gepaarten T-Tests verglichen.

Ultraschall-Echtzeit-Topometrie (UST)

Als Messinstrument für die Bonner Akupunkturstudie diente ein Ultraschall-Echtzeittopometer, das der Orthopäde und Diplomphysiker Prof. Dr. med. Dr. rer. nat. *K. G. Schumpe* entwickelt hat. Die Methodik wurde bereits in „Akupunktur und Traditionelle Chinesische Medizin", 3/2003, S. 166-168, Medizinisch Literarische Verlagsgesellschaft, Uelzen, beschrieben.

Studiendurchführung

Zwei Wochen vor Beginn der Studie fand ein Anamnese- und Aufklärungsgespräch statt. Vor Beginn der Messungen wurden die Patienten von *Boroojerdi* neurologisch voruntersucht, anschließend führte *Schumpe* die Topometrie durch. 14 Patienten wurden von *Yamamoto*, 9 Patienten von *Schockert* behandelt. Unmittelbar nach der Akupunktur erfolgte die topometrische Kontrolle durch *Schumpe*. Abschließend untersuchte *Boroojerdi* alle Teilnehmer nochmals neurologisch.

Fallbeschreibungen

Ein Patient mit Fußheberschwäche infolge Peronaeuslähmung konnte unmittelbar nach der YNSA den Fuß normal bewegen. Die positive Veränderung des Bewegungsablaufes ließ sich topometrisch eindeutig darstellen.

Subjektives Empfinden der Behandelten

17 von 23 Behandelten erlebten eine Verbesserung ihres Zustandes. Übereinstimmend berichteten 12 Patienten über eine Verbesserung der Beweglichkeit der betroffenen Extremitäten, ein Gefühl von Lockerung, Leichtigkeit, Abnahme von Spastik, Zugewinn an Wohlbefinden und Zunahme an Sicherheit in der Bewegung.

Ergebnisse

Neurologische Untersuchung und NIH stroke scale

In der neurologischen Untersuchung konnte eine Verbesserung der Beweglichkeit von Arm oder Bein vor und nach Akupunktur nicht verifiziert werden. Die NIH stroke scale zeigte für alle 4 Bereiche keine signifikante Veränderung nach der Schädelakupunktur.

Kapitel 11

Topometrie
In der Topometrie zeigte sich bei 14 von 23 Teilnehmern eine Verbesserung in mindestens einem der zuvor genannten Bewertungskriterien. Bei 9 Teilnehmern konnte in der Topometrie keine Veränderung der Beweglichkeit nach der Akupunkturbehandlung aufgezeichnet werden.

Diskussion

Der apoplektische Insult steht in Deutschland auf Platz drei der Todesursachenstatistik und ist weltweit die häufigste Ursache für erworbene Pflegebedürftigkeit im Alter (11, 20). Außer der stationären Lysetherapie (1) für eine Minderheit der Betroffenen stehen ursachenorientierte und effiziente Behandlungsmethoden für Schlaganfallpatienten nicht zur Verfügung. Das Risiko einer Gehirnblutung nach der Lysetherapie liegt bei 8,8 Prozent (25). Als wertvolle Ergänzung und Bereicherung dieser Therapiekonzepte kann YNSA bei all den Schlaganfallpatienten zur Anwendung kommen, die die Kriterien für eine Lysetherapie nicht erfüllen (8).

Die Notwendigkeit einer verbesserten Schlaganfallversorgung wird u. a. auch von *Schenkel* und *Diener* gefordert, da die Lyse nur wenigen Betroffenen zur Verfügung steht (25). Die Weltgesundheitsorganisation WHO und die National Institutes of Health empfehlen zur Behandlung von Schlaganfall-Patienten Akupunktur (14, 17). Weltweit wird diese Therapie bereits vielfach zur Anwendung gebracht und wegen ihrer Wirksamkeit empfohlen (4, 6, 9, 10, 13, 16, 19, 23, 35, 36, 37, 38, 39, 41). *Ernst* und *White* kommen in der Wiener Medizinischen Wochenschrift zu der Schlussfolgerung, dass Akupunktur in der Schlaganfall-Rehabilitation hilfreich ist (5). *Zhang* sieht in der Schlaganfallbehandlung mit Akupunktur ein unverzichtbares Muss in der modernen Neurologie, da in China 90 Prozent der akupunktierten Patienten das Krankenhaus nach apoplektischem Insult lebend verlassen (40).

Pie et al. legen dar, dass auch eine frühe Elektroakupunkturbehandlung beim akuten Schlaganfall die motorischen Funktionen deutlich verbessert und ebenfalls Erleichterung für die Aktivitäten des täglichen Lebens bietet (22). Kritische Stimmen merken an, die Nadelakupunktur der traditionellchinesischen Medizin sei nicht dazu geeignet, Verbesserungen für Schlaganfall-Patienten zu erzielen (15, 21, 30, 33, 34). Insbesondere das Fehlen von sham-Akupunktur und Kontrollgruppen wird in Metaanalysen mehrfach kritisiert, der Benefit von chinesischer Nadelakupunktur zur Schlaganfallbehandlung sei bisher nicht erwiesen (30, 34). Dem ist entgegenzuhalten, dass aufgrund der mangelnden Erfahrung mit sham-Akupunktur diese als nicht sicher verlässlich bewertet werden muss (24).

Obwohl die möglichst frühzeitige Behandlung mit YNSA empfohlen wird, sind selbst zehn Jahre nach Auftreten eines apoplektischen Insultes Schädelakupunktur-Behandlungen noch von erheblichem Nutzen. Eine frühe Behandlung mit YNSA ließe hoffen, dass sowohl die Sterblichkeit als auch die Folgeerkrankungen in Häufigkeit und Beschwerdegrad reduziert werden.

In China und Japan wird die Schlaganfallbehandlung mit Akupunktur so früh wie möglich begonnen. Auch *Grotte* postuliert einen möglichst frühzeitigen Behandlungsbeginn, beispielsweise in der Notaufnahme des Krankenhauses (9).

Ericson empfiehlt, Schlaganfallpatienten erst 2 Wochen nach dem akuten Ereignis zu akupunktieren, weil Studienergebnisse mit TCM-Nadelakupunktur darauf hindeuten, dass die Akupunktur Cerebral-Arterien öffnet und durch diese Weitstellung eine verbesserte Perfusion in Gang setzt. Bei Arterienverschlüssen wären diese Effekte hilfreich und wünschenswert. Bei der akuten Blutung sollte gerade dieser Effekt vermieden werden. Verlässliche Studien, die eine gültige Empfehlung aussprechen, wann die Behandlung von Schlaganfall-Patienten mit Akupunktur am günstigsten begonnen werden soll, liegen derzeit nicht vor (4). Die in der Literatur beschriebenen Studien zur Akupunkturbehandlung von Schlaganfall-Patienten beziehen sich ausnahmslos auf den Einsatz der traditionell-chinesischen Nadelakupunktur, Elektroakupunktur oder transkutaner elektrischer Nervenstimulation (18) und widersprechen sich in ihrer Aussage zum Teil erheblich (5, 21).

Eine endgültige Beurteilung der Wirksamkeit von Akupunktur zur Schlaganfallnachbehandlung erscheint Kritikern in Metaanalysen besonders schwer, weil insbesondere Qualität und Studiendesign in der chinesischen Akupunktur bemängelt werden (30, 34).

Aktuelle Studien zur Effizienz der YNSA in der Schlaganfallbehandlung liegen derzeit nicht vor. Da retrospektiv so gute Erfahrungen mit YNSA für Schlaganfall-Patienten vorliegen, haben wir aus ethischen Gründen bewusst auf sham-Akupunktur verzichtet. Verblindung und Kontrollgruppe erschienen uns aufgrund des Einsatzes der Topometrie nicht zwingend erforderlich. An dieser Stelle sei die Bedeutung der Topometrie hervorgehoben: Die Topometrie erfasst Bewegungsabläufe dreidimensional und millimetergenau. In der vorliegenden Studie waren die medizinische Behandlung *(Yamamoto, Schockert)*, die technische Beobachtung mittels Topometrie und deren Auswertung *(Schumpe)* sowie die körperliche Untersuchung *(Boroojerdi)* strikt getrennt.

Zur doppelten Verblindung merke ich an: Es ist schwer vorstellbar, dass der Therapeut den Patienten mit verbundenen Augen behandelt und dass der Patient alle YNSA-Behandlungspunkte samt deren Wirkung auswendig kennt. Die sham-Akupunktur ist abzulehnen, da die ständige Weiterentwicklung verschiedenster Akupunktursysteme durch Neuentdeckung von Punkten nie mit absoluter Sicherheit das Vorhandensein eines Akupunkturpunktes an einer bestimmten Körperstelle ausschließt. Auch die von *Streitberger* entwickelte Placebo-Akupunkturnadel kam nicht zum Einsatz, weil unter Umständen bereits Akupressur oder Mikropressur (12) einen therapeutischen Positiveffekt bedingen könnten (24, 31, 32).

Die Soforteffekte durch YNSA deuten auf eine Überlegenheit der japanischen Schädelakupunktur gegenüber der traditionell-chinesischen Nadelakupunktur in der Schlaganfallbehandlung hin. Die von Patienten nach einmaliger YNSA beschriebenen Positiveffekte, die bis zu 17 Tage lang anhielten, und die Topometrie unterstützen diese Annahme.

Ausblick

Aufgrund 30-jähriger Erfahrung mit YNSA und den weltweit übereinstimmend positiven Rückmeldungen von Therapeuten und Behandelten erscheint es sinnvoll und naheliegend, Schlaganfallpatienten auch in Europa mit YNSA adjuvant zu behandeln (6, 10, 23, 36, 37, 38, 39). Die Ergebnisse dieser Pilotstudie bestätigen auch retrospektive Beobachtungen von *Toshikatsu Yamamoto* aus dem Jahre 1983. In seinem Lehrbuch „YNSA" beschreibt *Yamamoto* die Wirksamkeit der YNSA zur effizienten Therapie von Paresen nach apoplektischen Insulten (36). Da die Durchführung der Schädelakupunktur nach adäquater Ausbildung relativ einfach ist, könnte die Behandlung durch den Notarzt initiiert, im Krankenhaus und in der Rehabilitation fortgesetzt und schließlich durch die betreuenden Hausärzte weitergeführt werden.

An dieser Stelle sei auf den erheblichen volkswirtschaftlichen Nutzen von YNSA hingewiesen. Der gesetzlich versicherte Schlaganfallpatient benötigt nach Angaben des Leiters der Techniker Krankenkasse Aachen für seine Versorgung in den ersten sechs Monaten seiner Erkrankung Gelder in Höhe von durchschnittlich 80.000 Euro. Wenn sich nur ein Bruchteil der Betroffenen nach YNSA wieder soweit in der Motorik verbesserte, dass etwa eine Pflegebedürftigkeit entfiele, wäre für diese Betroffenen Wertvolles geleistet. Ebenfalls volkswirtschaftlich bewerten sollte man die realistische Möglichkeit, dass eine beträchtliche Anzahl von Patienten durch YNSA wieder in den Arbeitsprozess eingegliedert werden können. Auch Sprachstörungen können mit YNSA über die Aphasiepunkte positiv beeinflusst und behandelt werden (36, 39).

Durch stationäre YNSA-Behandlungen entstünden den gesetzlichen Krankenkassen kaum Mehrkosten. Pro Behandlung werden 5 bis 10 Nadeln verwendet, die Kosten dafür betragen derzeit maximal 1,50 Euro.

Subjektiv haben Frauen und Männer nach nur einer einzigen YNSA über einen oft erheblichen Zugewinn an Wohlbefinden, Lebensqualität und eine Verbesserung motorischer Fähigkeiten berichtet. Selbst Patienten, bei denen ein objektiver Nachweis von verbesserter Motorik in der Topometrie nicht nachgewiesen werden konnte, profitierten subjektiv durch YNSA.

In der neurologischen Untersuchung war demgegenüber eine signifikante Veränderung nach YNSA nicht auszumachen. Aus ethischen Gründen sollten die hier vorgelegten Daten in weiteren und größeren Studien untersucht werden.

Danksagung

Danken möchten wir allen Teilnehmerinnen und Teilnehmern, die sich in dieser Studie als Patienten zur Verfügung gestellt haben.

Kapitel 11

Im Folgenden werden Äußerungen der Studienteilnehmer aus der telefonischen Nachbefragung wiedergegeben:

P1: J. L.: Hatte Schwierigkeiten, einen Schuh anzuziehen, da die Zehen bei Berühren des Schuhs krallten. Das Sitzen auf der linken Seite fiel schwer. Nach der Therapie berichtet der Patient über eine Lockerung der Zehen einfacheres Anziehen des Schuhs, erleichtertes Sitzen auf der linken Gesäßhälfte und ein Gefühl von Lockerung im linken Fuß.

P2: H. R.: Der Patient konnte den linken Arm vor der Therapie nicht aktiv bewegen. Unmittelbar nach der Therapie berichtet der Patient über Gefühl im linken Arm (die Beweglichkeit war topometrisch eindeutig besser). 17 Tage nach der einmaligen YNSA konnte H. R. den linken Arm ca. 45 Grad seitlich abduzieren.

P3: D. K.: 16 Tage nach Therapie berichtet D. K. über eine verbesserte Beweglichkeit des linken Armes und linken Beines. Das Wohlbefinden sei insgesamt deutlich besser. D. K. wollte vor der YNSA-Therapie nie alleine gehen und traut sich jetzt, ohne Stock zu gehen.

P4: U. B.: Berichtet über Erleichterung in der Beweglichkeit des linken Kniegelenkes, das Treppensteigen falle ihm deutlich leichter.

P5: W. A.: Der Patient berichtet über einen Zugewinn an Wohlbefinden, leichtere Beweglichkeit, sein Gehen sei sicherer geworden, insbesondere falle das Treppensteigen leichter.

P6: O. L.: Berichtet, am ersten Tag nach der Therapie sehr müde gewesen zu sein. Ab dem zweiten Tag nach Therapie habe er für 14 Tage deutlich besser gehen können. Sein Wohlbefinden habe sich verbessert, insbesondere auch deutlich seine Stimmung. Ihm fiel ein erheblich verbessertes Gleichgewichtsempfinden auf. Nach 14 Tagen stellten sich erneut Müdigkeit und Antriebsminderung ein. Die vom Patienten erlebten Positiveffekte konnten in der Topometrie nicht verifiziert werden.

P7: M. T.: 14 Tage lang empfand der Patient ein warmes Gefühl in der hemiparetischen rechten Seite. „Ich merkte zum ersten Mal wieder einmal, dass ich eine rechte Seite habe". Die Bewegung blieb subjektiv unverändert, obwohl topometrisch eindeutig eine Verbesserung des Bewegungsablaufes dokumentiert werden konnte.

P8: I. K.: Der rechte Arm konnte leichter bewegt und höher ausgestreckt werden.

P9: F. M.: Die Beweglichkeit der Beine sei 14 Tage lang besser gewesen. F. M. wörtlich: „Das ist eine geniale Besserung".

P10: P. W.: Die Beweglichkeit des Beines war unmittelbar nach der Behandlung für 20 bis 30 Minuten besser.

P11: D. B.: Konnte den linken Arm vor Therapie nicht bewegen, nach der Therapie zeigte sich eine deutliche Beweglichkeit im linken Arm. Diese konnte der Patient jedoch subjektiv nicht erleben.

P12: E. H.: Berichtet über deutliche Besserung beim Gehen. Es sei nun einfacher, aufrecht zu gehen.

P13: H. M.: Erlebte für einen halben Tag ein Gefühl von Lockerung im linken Arm.

P14: R. P.: Beklagte vor der Therapie ein Druckgefühl im betroffenen hemiparetischen Arm rechts, das nach der Therapie 2 Tage lang nicht empfunden wurde.

P15: H. W.: Erlebte eine Zunahme der Beweglichkeit des betroffenen Armes und über drei Tage eine Reduktion der Spastik.

P16: W. C.: Berichtet über eine Zunahme an Wohlbefinden, ein erleichtertes Gehen und ein Empfinden von Leichtigkeit.

P17: G. S.: Erlebte eine deutliche Reduktion ihrer Spastik und beschreibt eine Zunahme an Wohlbefinden.

Kapitel 11

Literatur

1. *Brandt, T.* et al.: Thrombolytic therapy of acute basilar artery occlusion, Stroke 27 (1996) 875–881.
2. *Diener, H. C., W. Hacke:* Thrombolyse beim Schlaganfall, Internist 37 (1996) 613–618.
3. *Einhäuptl, K. M.* et al.: Behandlung des akuten ischämischen Insultes. Deutsches Ärzteblatt 96 Heft 17 April B (1999) 868–874.
4. *Erickson, R.:* Acupuncture in Stroke Treatment, Acupuncture and Stroke Treatment, www.medicalacupuncture.org/acu_info/articles/stroketreatment.html.
5. *Ernst, E., A. R. White:* Acupuncture as an adjuvant therapy in stroke rehabilitation? Wien Med Wochenschr. 146 (21-22) (1996) 556–558.
6. *Feely, R.:* Yamamoto New Scalp Acupuncture. www.drfeely.com/ acupuncture/scalp_faq.htm.
7. *Gang:* Die erfolgreiche Punktkombination 72-79, ganzheitliche Medizin, Wühr 2001.
8. *Grond, M.* et al.: Das Kölner Modell zur Akutversorgung des Schlaganfalls. Deutsches Ärzteblatt 96 Heft 17 April B (1999) 863 F.
9. *Grotte, L. B.:* Stroke and acupuncture; www.drgrotte.com 2003.
10. *Hegyi, G.:* Experience with Yamamoto New Scalp Acupuncture in Rehabilitation in Hungary. Abstract of ICMART 1998 International Medical Acupuncture Congress.
11. *Herold, G.* et al.: Innere Medizin (1999) 646.
12. *Heesch, D.:* Mikropressur. Dt. Ztschr. f. Akup. 3 (2002) 197–202.
13. *Hu, H. H., C. Chung* et al.: A randomized controlled trial on the treatment for acute partial ischemic stroke with acupuncture. Neuroepidemiology 12 (2) (1993) 106–113.
14. Jacob, G.: Akupuncture for stroke, alternative and complementary medicine for stroke. 9 (2002) www.holistik-online.com.
15. *Johannson, B. B., E. Haker* et al.: Acupuncture and transcutaneous nerve stimulation in stroke rehabilitation: a randomized, controlled trial. Stroke Mar; 32 (3) (2001) 707–713.
16. *Johannson* et al.: Stroke: acupuncture improved outcome in severe hemiparesis. Neurology 43 (1993) 2189–2192.
17. *Kampik, G.:* Propädeutik der Akupunktur, Hippokrates (1998) 276.
18. *Magnusson, M., K. Johannson* et al.: Sensory stimulation promotes normalization of postural control after stroke. Stroke 25 (6) (1994) 1176–1180.
19. *Naeser, M. A., M. P. Alexander* et al.: Real versus sham acupuncture in the treatment of paralysis in acute stroke patients: a CT scan lesion site study, J Neurol Rehabil 6 (4) (1992) 164–174.
20. *Nelles, G., H. C. Diener:* Prävention und Rehabilitation des Schlaganfalls im Alter, Internist 43; 8: 941–948.
21. *Park, J., V. Hopwood* et al.: Effectiveness of acupuncture for stroke: a systemic review. J Neurol. Jul; 248 (7) (2001) 558–563.
22. *Pei, J., L. Sun* et al.: The effect of electro-acupuncture on motor function recovery in patients with acute cerebral infaction: a randomly controlled trial. J Tradit Chin Med. Dec; 21 (4) (2001) 270–272.

Literatur

23. *Raftis, A.:* Yamamoto new scalp-acupuncture (YNSA) Raftis Chin und Cheek-Akupunktur (RCCA), YNSA und RCCA-Systeme. www.ynsa.org.
24. *Ryan, D.:* Toward improving the reliability of clinical acupuncture trials: arguments against the validity of „sham acupuncture" as controls. Am J Acupunct. 27 (1-2) (1999) 105–109.
25. *Schenkel, J., C. Weimar* et al.: Systemic thrombolysis in German stroke units, The experience from the German Stroke data bank. J neurol, Abstract Vol. 250I3 (2003) 320–324.
26. *Schockert, T., G. Schumpe, C. Nicolay:* Effizienz der Yamamoto Neue Schädelakupunktur bei Schmerzen am Bewegungsapparat – eine offene prospektive topometrisch kontrollierte Studie. Ztschr. f. Akup. 2 (2002) 93–100.
27. *Schumpe:* Bewegungsmessungen von Körperpunkten und ihr Aussagewert bzgl. der Körpergelenke. VSI Berichte 882 (1991) 569–581.
28. *Schumpe:* Die Aussagekraft von Ganganalysen am Becken. Zeitschrift für Orthopädie 3, 119 (1991) 306–314.
29. *Schumpe, Morscher:* Ganguntersuchungen und funktionelle Wirbelsäulenvermessungen mittels eines neu entwickelten Echtzeit-Ultraschalltopometers (EU ST in der Orthopädie). Enke, (1979) 69.
30. *Smith, L. A., O. A. Moore* et al.: Assessing the evidence of effectiveness of acupuncture for stroke rehabilitation: stepped assessment of likelihood of bias, Bandolier Library. www.jr2.ox.ac.uk/bandolierBoth/alternat/Acstroke.html, 2003.
31. *Streitberger, K., J. Kleinherz:* Introducing a placebo needle into acupuncture research. Lancet 352 (1998) 364–365.
32. *Streitberger, K., J. Kleinherz, E. Martin:* Eine neue Placebo-Methode für Akupunkturstudien. Dt. Ztschr. f. Akup. 2 (1999) 64–69.
33. *Sze, F. K., E. Wong* et al.: Does acupuncture have additional value to standard poststroke motor rehabilitation? Stroke Jan, 33 (81) (2002) 186–194.
34. *Sze, F. K., E. Wong* et al.: Does acupuncture improve motor recovery after stroke? A meta-analysis of randomized controlled trial. Stroke Nov; 33 (11) (2002) 2604–2619.
35. *Wühr, E.:* Chinesische Syndromtherapie. Ganzheitliche Medizin, Äußerer Wind 75, 2002.
36. *Yamamoto, T., H. Yamamoto:* Yamamoto New Scalp Acupuncture. Springer Japan, 1998.
37. *Yamamoto, T.:* Neue japanische Schädelakupunktur. Chun-Jo, Freiburg/Breisgau, 1985.
38. *Yamamoto, T., T. Schockert:* Folgen von Schlaganfall und Schmerzen lindern. Naturarzt 8, 14f Access, 2000.
39. *Yamamoto, T., T. Schockert:* Mit Schädelakupunktur Schmerzen erfolgreich behandeln. www.ynsa.net.
40. *Zhang, L.:* Post-Stroke Acupuncture. www.lixinacupuncture.com, 2003.
41. *Zou, X., D. Wang:* Comparative study cerebral infarction treated with acupuncture at 6 acupoints of yang meridian and calan. Chung Hsi i Chih Ho Tsa Chih, Chin J of Modern Developments in Traditional Medicine 10 (4) (1990) 199–202.

Kapitel 11

Thomas Schockert

11.3 Neue Akupunkturnadel für Kernspinforschung

Positiv-Effekte durch Akupunktur sind seit einigen tausend Jahren hinreichend bekannt, indirekte Wirksamkeitsnachweise mannigfaltig erbracht – bei aller Problematik der Akupunkturforschung im Allgemeinen.

Entscheidende weitergehende Fragestellungen sind demgegenüber nach wie vor unbeantwortet, etwa: Wie und wo wirkt Akupunktur genau? Wie und wo wirken insbesondere Yamamoto Neue Schädelakupunktur und Körperakupunktur? Was bewirkt die Akupunktur eines einzelnen Akupunkturpunktes? Wie ändert sich die neuronale Aktivität unter der Applikation mehrerer Akupunkturnadeln? Was geschieht im Zusammenspiel von Körper und Mikrosystemakupunktur?

Mit Hilfe der funktionellen Magnet-Resonanz-Tomographie (fMRT) wird versucht, derartige und weitere Fragen zu beantworten, um die Akzeptanz der Akupunktur auch in der sog. rein schulmedizinischen Therapie zu steigern. Kernspinforschung gewinnt weltweit zunehmend an Bedeutung.

Für den Einsatz im fMRT geeignete Akupunkturnadeln waren bislang nicht auf dem Markt erhältlich. Eine Diskussion während der Jahrestagung der DÄGfA im Rahmen der Akupunkturwoche Bad Nauheim 2004 beschäftigte sich mit dieser Problematik: Michael Hammes hatte für seine jüngste funktionelle MRT-Studie eine Serie nicht magnetischer Akupunkturnadeln verwendet, deren Herstellung jedoch aufwendig, teuer und damit unwirtschaftlich ist. Außer dem Gebrauch nicht magnetischer Akupunkturnadeln war unter den anwesenden Diskutanten keine weitere Möglichkeit für eine Behandlung im Kernspin bekannt.

Seit Anfang 2003 wird in einer randomisierten kontrollierten funktionellen MRT-Studie am Universitätsklinikum Aachen eine neue Akupunkturnadel zur Untersuchung der neurofunktionalen Korrelate der Yamamoto Neuen Schädelakupunktur eingesetzt. Diese Nadel ist ein Hohlzylinder aus Metall, der mit Kunststoff umkleidet ist (s. Abb. 111).

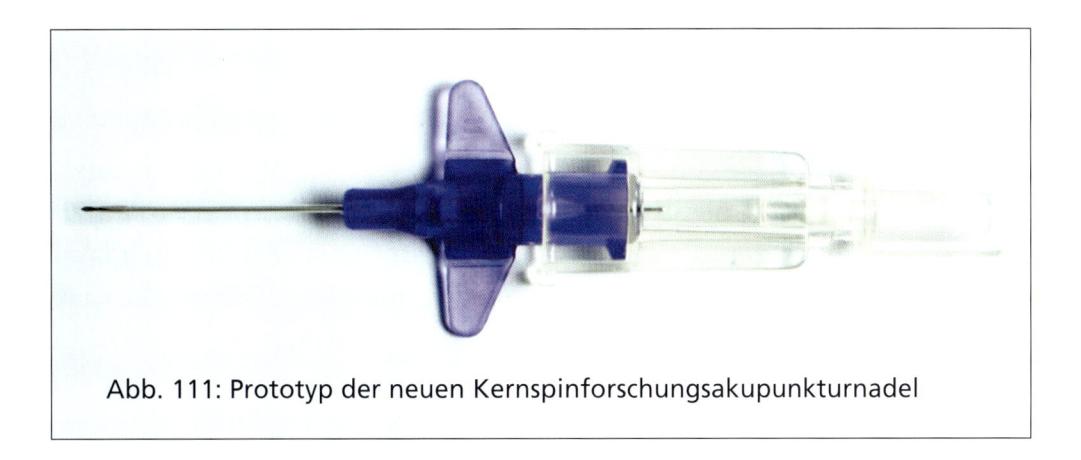

Abb. 111: Prototyp der neuen Kernspinforschungsakupunkturnadel

Ähnlich dem Prinzip einer Venenverweilkanüle wird die Nadel im Akupunkturpunkt plaziert, der Stahlmandrain entfernt und das zurückbleibende Kunststoffteil im Akupunkturpunkt mit Pflaster fixiert. Die Größe des im Akupunkturpunkt verbleibenden Plastikteils entspricht in etwa einer Akupunkturnadel der Maße 0.30 x 30 mm.

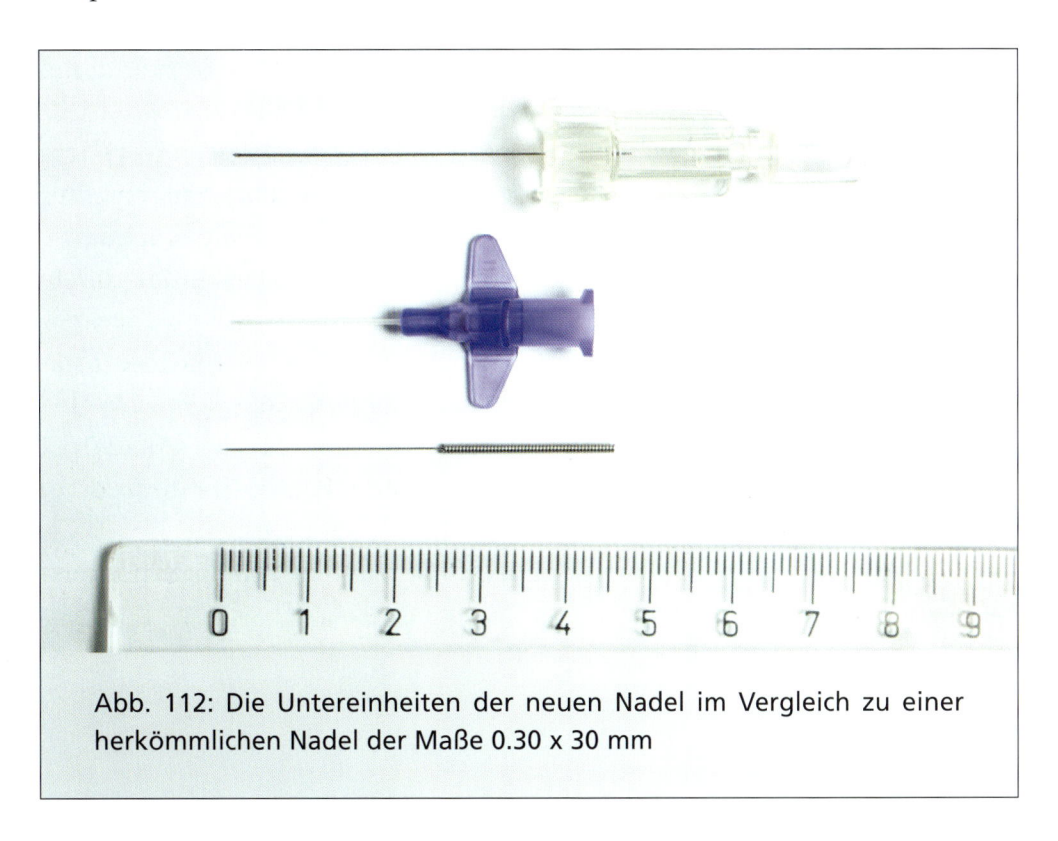

Abb. 112: Die Untereinheiten der neuen Nadel im Vergleich zu einer herkömmlichen Nadel der Maße 0.30 x 30 mm

Kapitel 11

Sowohl im Selbstversuch wie auch in der Anwendung bei zahlreichen Patienten konnte evaluiert werden, dass die Anwendung der neuen fMRT-geeigneten Akupunkturnadel nur unwesentlich schmerzhafter ist als die Applikation einer herkömmlichen, nicht beschichteten Einmal-Stahlakupunkturnadel. Sie ist sowohl für Schädel- als auch für Körperakupunktur geeignet und bietet darüber hinaus auch die Möglichkeit, fraktioniert oder repetitiv Arzneimittel in einen Akupunktur-Punkt zu applizieren. Für die Anwendung in der Ohr- oder Handakupunktur wird sie nicht empfohlen.

Die Nadel wird in einer sterilen Einmalverpackung geliefert und besteht aus Polyurethan mit einer hohen Knickbeständigkeit und Antithrombogenität. Sie ist PVC-frei, latexfrei, hat eine hohe Biokompatibilität zur Reduzierung der Thombophlebitiden und ist durch eingearbeitetes Bariumsulfat röntgenkontrastfähig. Die Edelstahlkanüle mit Flügel und Hinterschliff sorgt für ein minimales Punktionstrauma.

Mit der neuen Nadel ist nun die Voraussetzung gegeben, Yamamoto Neue Schädel- und Körperakupunktur im fMRT zu erforschen und damit deren Wirkweise präziser zu beschreiben. Dem Verfasser ist insbesondere an der Verifizierung der YNSA gelegen, da er durch dieses Akupunkturverfahren in der täglichen Praxis große Erfolge erzielt.

Durch qualitativ hochwertige wissenschaftliche funktionelle MRT-Studien sollte für das Verfahren der Akupunktur als dann objektiv untersuchtes Heilverfahren auch bei hartnäckigen Kritikern aus den Reihen der Schulmedizin und den Reihen der Kostenträger im Gesundheitswesen eine größere Akzeptanz zu erreichen sein.

Die medizinische Fachbezeichnung der fMRT-geeigneten Akupukturnadel lautet: YNSA-fMRT-Forschungsnadel nach Schockert.

Als Prototyp wird zur Zeit verwendet: Vasculon TM plus 26Ga 0,6 x 19 mm, Ref.Nr. 393 300, zu beziehen über die Firma Becton-Dicinson (BD), Pullerstr. 8-12, 69126 Heidelberg.

Eine Anmeldung des Gebrauchsmusterschutzes für die neue Schockert-Nadel erfolgte am 18. 6. 2004.

11.4 Hartmut Heine, Anatomie der YNSA-Punkte

Anmerkung des Verlags: Auf Wunsch des Autors blieb folgende Textpassage wie im Original in Englischer Sprache!

Summary:

Prof. Dr. Hartmut Heine discovered in 1987 the anatomical truth about the "Acupuncture Point".

In the middle of the last century in an opening to western technology, the Chinese adopted the expression "point" from Europe to discribe an infinately small slice or particle. But what is called a point in Europe, means a hole or cave in Mandarin-Chinese. In regard to this, the problem of the acupuncture point could be explained morphologically.

Between the connective tissue of the skin and the muscles passes as collagenous seperation the superficial body fascia (Fascia corporis superficualis Fcs.). The Fcs. covers the entire body like a stocking, apart from the head, fingers and toes. In the vicinity of a acupuncture point the Fcs. is penetrated by a nerve-vessel-bundle, covered loosely with connective tissue. The perforation is present in the form of a laceration or round opening. Such a perforation is also the reason for the breakdown of the electrical resistance in the vicinity of the acupuncture point. More then 80% of the classic 361 acupuncture points are structured as Fcs. perforating nerve/vessel bundles, although Heine observed about 3000 such perforations to be present.

But also in regions without Fcs. the principle of the acupuncture points can be proved, as in the case of YNSA where the nerve/vessel bundles pierce the skull. Thus, the YNSA POINTS in the temporal region are in the vicinity of the trigeminal nerve that has somatotopic, organic, motoric sensory and secretory participation as well as anastomoses to other neighboring nerves. This gives the temporal region at most importance. (Abb. 113–116)

Kapitel 11

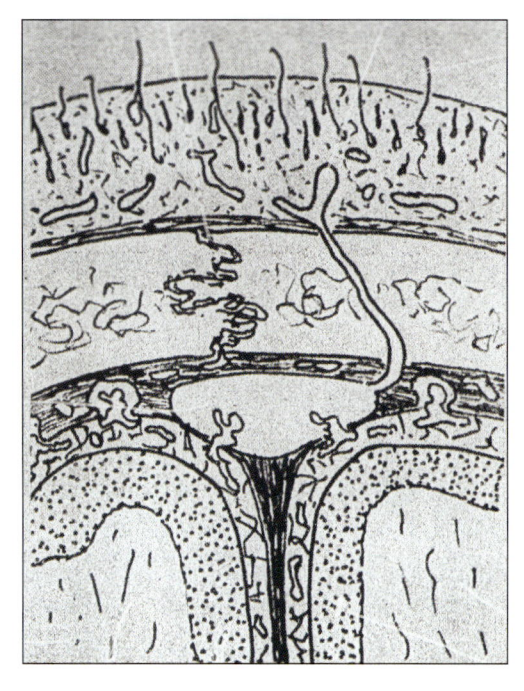

1 = Hair.
2 = Venous short-circuit between the sagittal sinus and the galea accompanied by trigeminus nerve fibers.
3 = Sagittal suture, also intersperced with fine trigeminal nerve fibers and blood vessels.
4 = Left hemisphere.
5 = Right hemisphere.

Abb. 113:

showes a coronal section in the vicinity of the sagittal suture showing perforations through which nerve and vessle bundles penetrate.

superficial sheath of temporal facsia

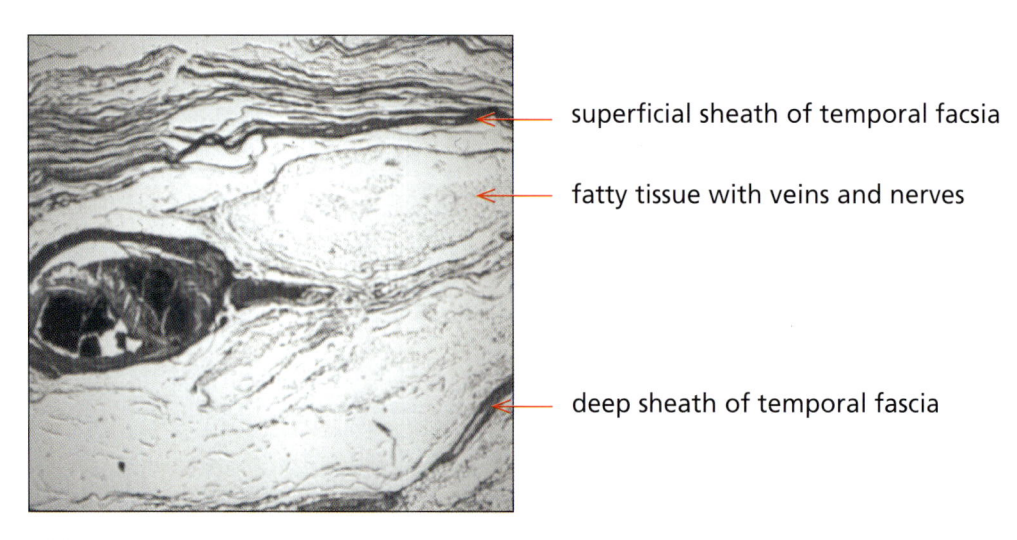

fatty tissue with veins and nerves

deep sheath of temporal fascia

Abb. 114:

Transverse cut of the temporal region in the vicinity of the YNSA-SMALL INTESTINE POINT.

Studien und Statistiken

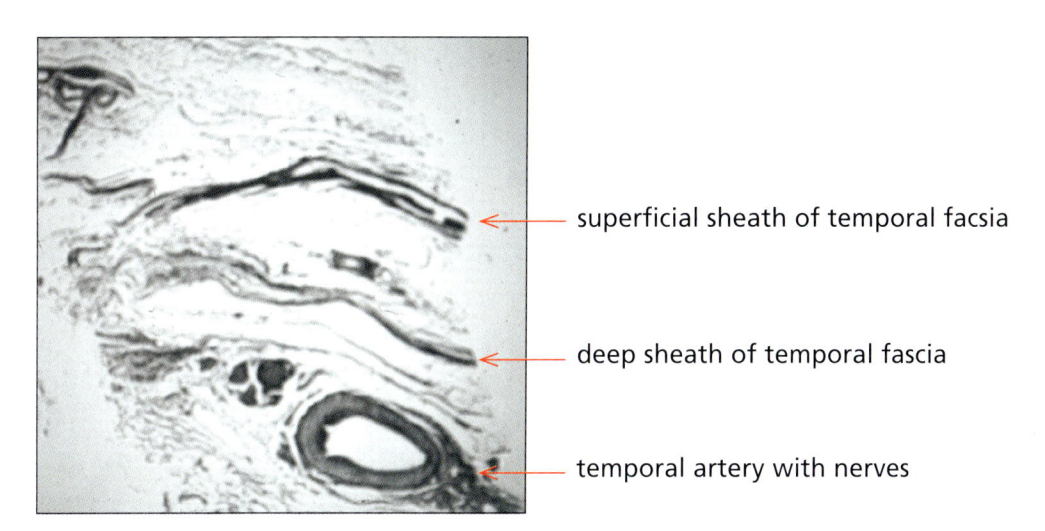

Abb. 115:
Tranverse cut of the temporal region in the vicinity of the YNSA-STOMACH-POINT.

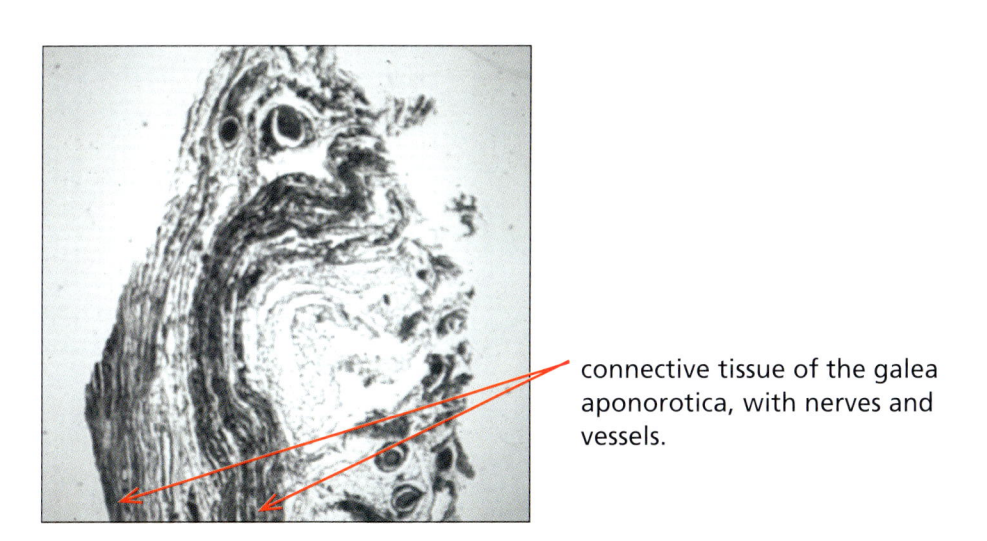

— superficial sheath of temporal facsia

— deep sheath of temporal fascia

— temporal artery with nerves

— connective tissue of the galea aponorotica, with nerves and vessels.

Abb. 116:
Histological cut through the vicinity of the Occipital YNSA-KIDNEY-POINT.

11.5 Kurzfassung: Muskelkraft

In Studien mit Prof. Nobusada Ishiko, Abteilung Physiologie des Miyazaki Medical College, wurde der Effekt des YNSA-Basis-D-Punktes auf die Muskelkraft von Hemiplegiepatienten untersucht.

Die Muskelkraft bei gesunden Probanden und bei Hemiplegiepatienten wurde vor, während und nach YNSA-Behandlung gemessen. Bei 7 von 13 Hemiplegiepatienten war die Muskelkraft während der Akupunktur am YNSA-Basis-D-Punkt durchschnittlich um 0,26 J erhöht. Das heißt eine Muskelkraft Erhöhung von 53,8 %.

Im Kontrast hierzu nahm die Muskelkraft bei gesunden Probanden durchschnittlich um 0,44 J oder 28,6 % ab.

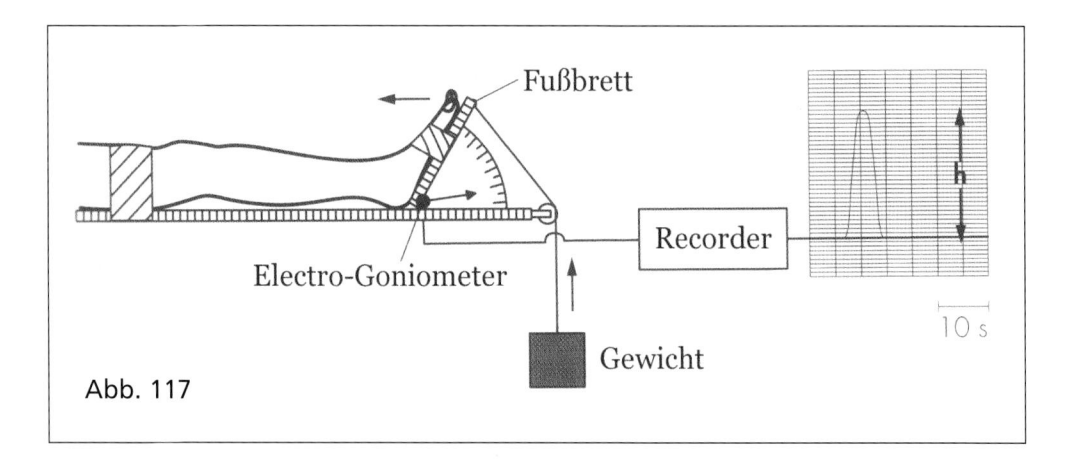

Abb. 117

11.6 Kurzfassung: Ryodoraku-Messungen

Nach Nakatani zeigten sich ebenfalls Verbesserungen nach Behandlungen mit YNSA. Die Messungen wurden mit einem Neurometer an allen zwölf Meridianen von Hand- und Fußgelenk vorgenommen. Dann wurde der Durchschnitt ausgewertet. In diesem Falle 38+/-10 (schwarze horizontale Linien).

Angestrebt wurde ein so nah wie möglich an den Durchschnitt grenzendes Maß. Die zweite Messung (grün) wurde sofort nach Einführen der Akupunkturnadel in einen YNSA-Punkt durchgeführt.

Dritte Messung (rot) erfolgte sofort nach Entfernen der Nadel. Die Messungen zeigen eine Verbesserung des Zustandes des Patienten nach der ersten Behandlung.

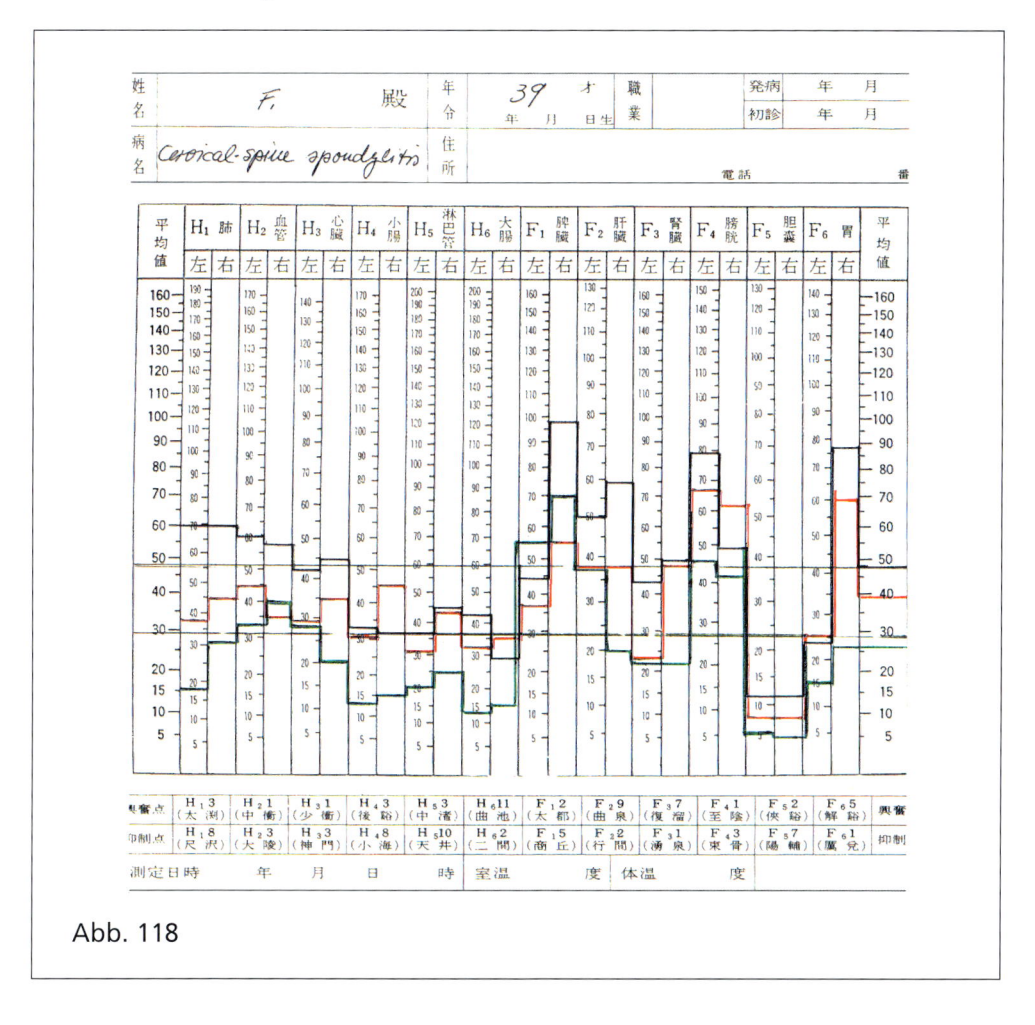

Abb. 118

11.7 Eigene Statistiken von Dr. Yamamoto

Neben den oben erwähnten Studien nur sehr wenige wissenschaftliche Studien zur YNSA vorhanden. Der Erfolg der YNSA wurde hauptsächlich von Patienten durch deren Besserung erlebt und dadurch dokumentiert.

Einige Experimente und Statistiken zur YNSA und deren Wirkung sind nachfolgend aufgezeigt.

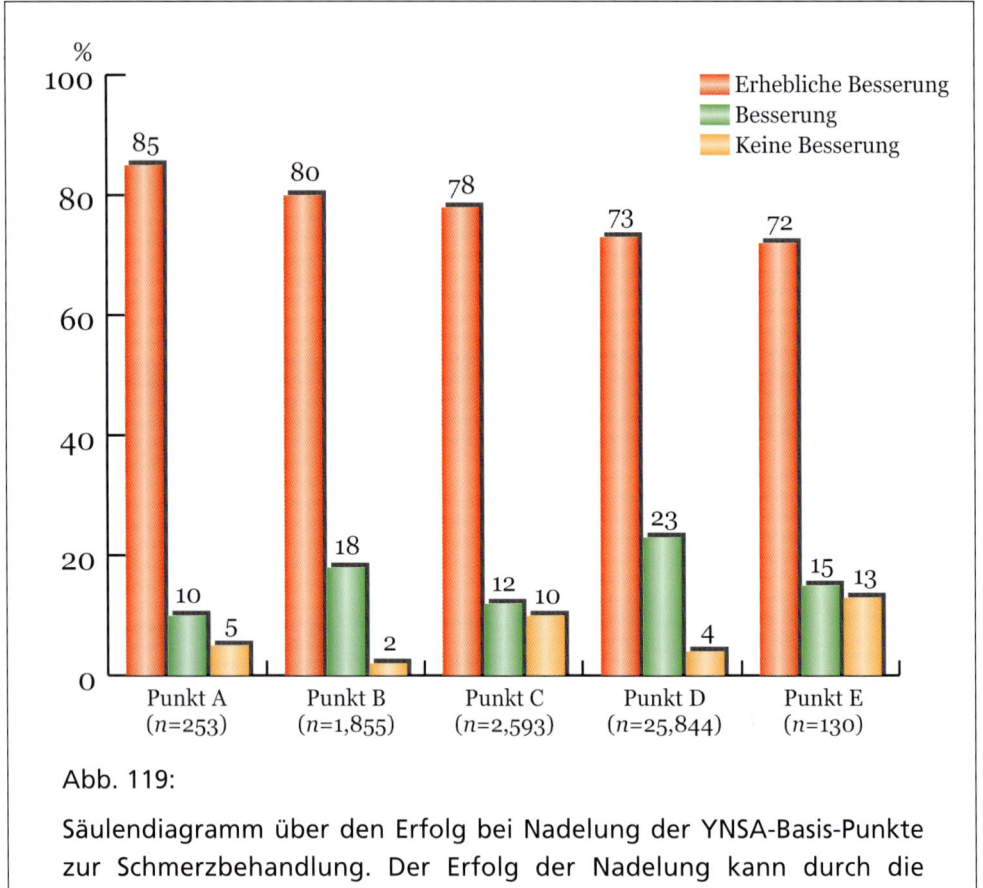

Abb. 119:

Säulendiagramm über den Erfolg bei Nadelung der YNSA-Basis-Punkte zur Schmerzbehandlung. Der Erfolg der Nadelung kann durch die Hinzunahme von Y-Punkten nach Halsdiagnose noch erhöht werden.

Studien und Statistiken

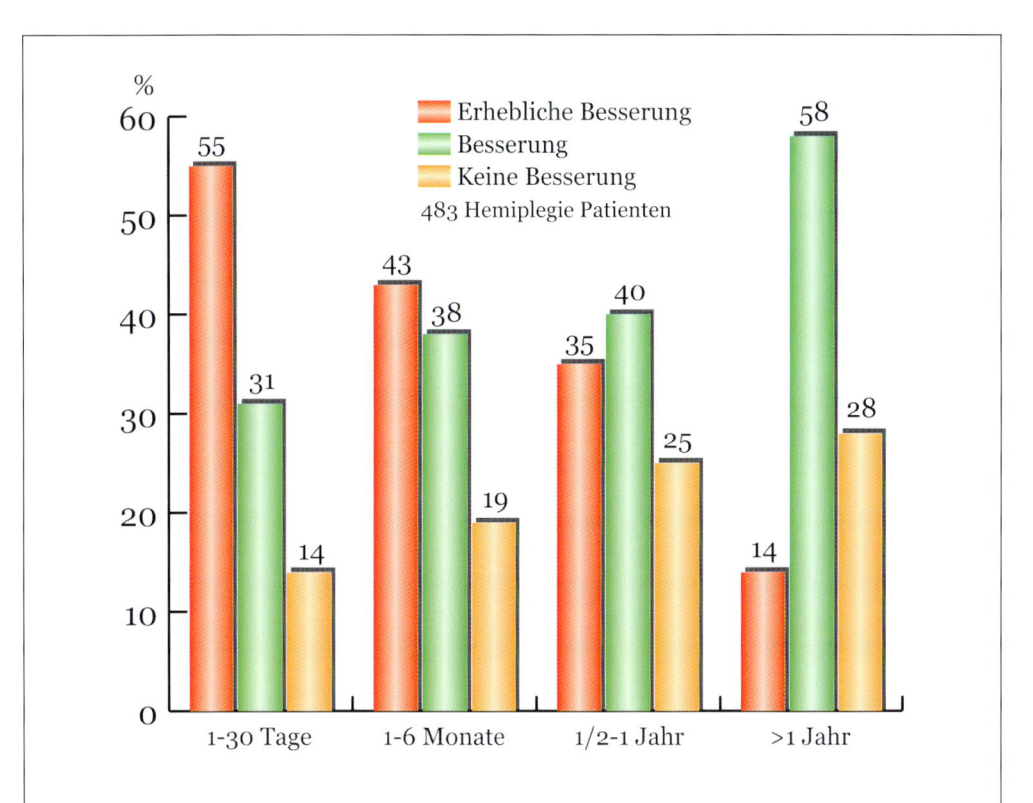

Abb. 120:

Für die Behandlung von Hemiplegie Patienten kann festgestellt werden, dass die Hinzunahme von Y-Punkten und Gehirn-Punkten den Erfolg deutlich erhöht hat. Durch die zusätzliche Nadelung dieser Punkte lösen sich die Depressionen des Patienten, das subjektive Wohlbefinden des Patienten erhöht sich und damit steigen Kraft und Mut.

Die Grafik zeigt auch, dass die YNSA umso besser wirkt, je früher nach dem Insult damit begonnen wird.

Kapitel 11

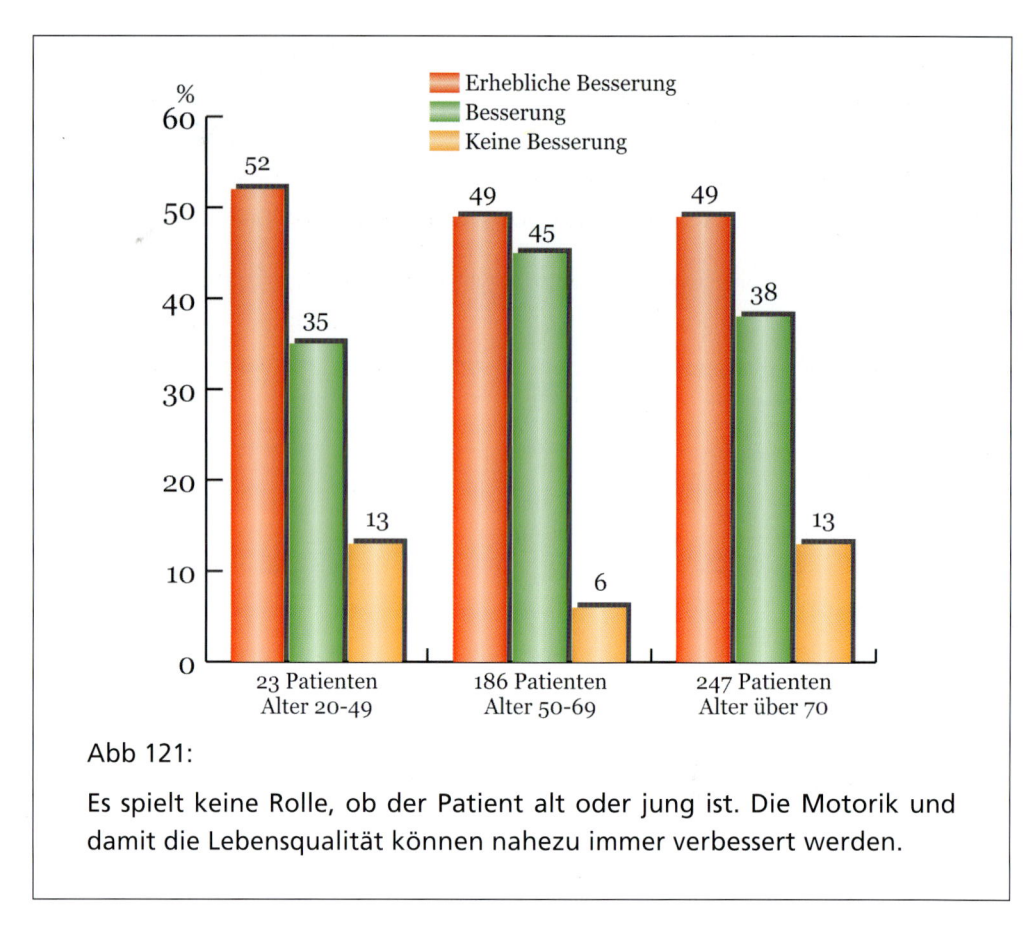

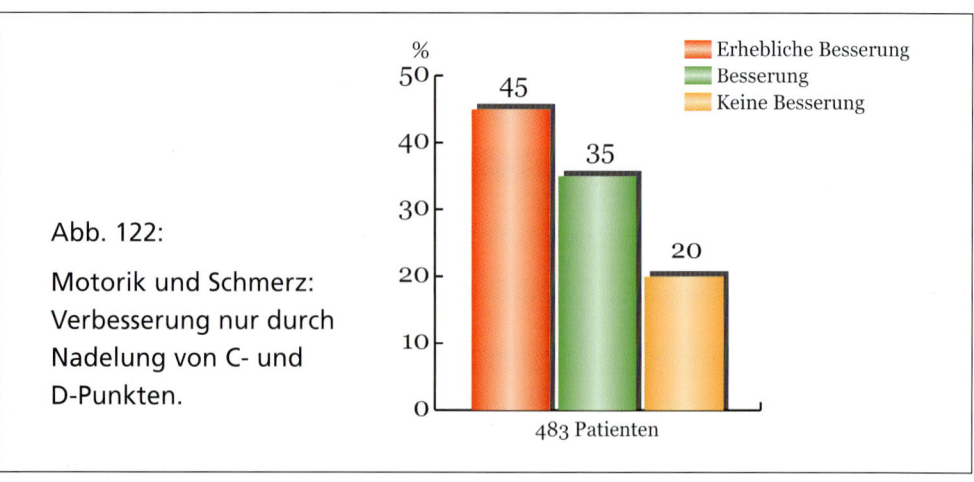

Abb 121:

Es spielt keine Rolle, ob der Patient alt oder jung ist. Die Motorik und damit die Lebensqualität können nahezu immer verbessert werden.

Abb. 122:

Motorik und Schmerz: Verbesserung nur durch Nadelung von C- und D-Punkten.

Quelle: Dr. Yamamoto, retrospektive statistische Auswertung eigener Patienten im Krankenhaus Nidunan, 1990

Studien und Statistiken

11.8 Kurzfassung: Hund-Mikro-System-YNSA und Schwanzsomatotop

Dr. vet. Noriko Shimizu, Nashiku Shimizu ACACIA Animal Hospital,
210-2-101, Nakamachi Kodaira City, Tokyo, Japan 1870042

Auch bei Hunden wurden Somatotpe entdeckt, die bereits seit 5 Jahren zur Behandlung von Lähmungen, Hinken, Frakturen, Gelenkbeschwerden, Wirbelsäulenbeschwerden und Zerebralbeschwerden herangezogen werden. Das YNSA-System bei Hunden gleicht grundsätzlich dem des Menschen. Entsprechungen wurden bereits für die Basis-Punkte, die Sinnesorgan-Punkte, die Y-Punkte und die Gehirnpunkte gefunden. Die Halsdiagnose scheint ebenso einsetzbar. Nasen- und Mundpunkte wurden noch nicht bestätigt.

Die Basis-Punkte liegen auf der Hundestirn und die Y-Punkte vor den Ohren, aber nicht wie beim Menschen in senkrechter sondern in waagerechter Anordnung.

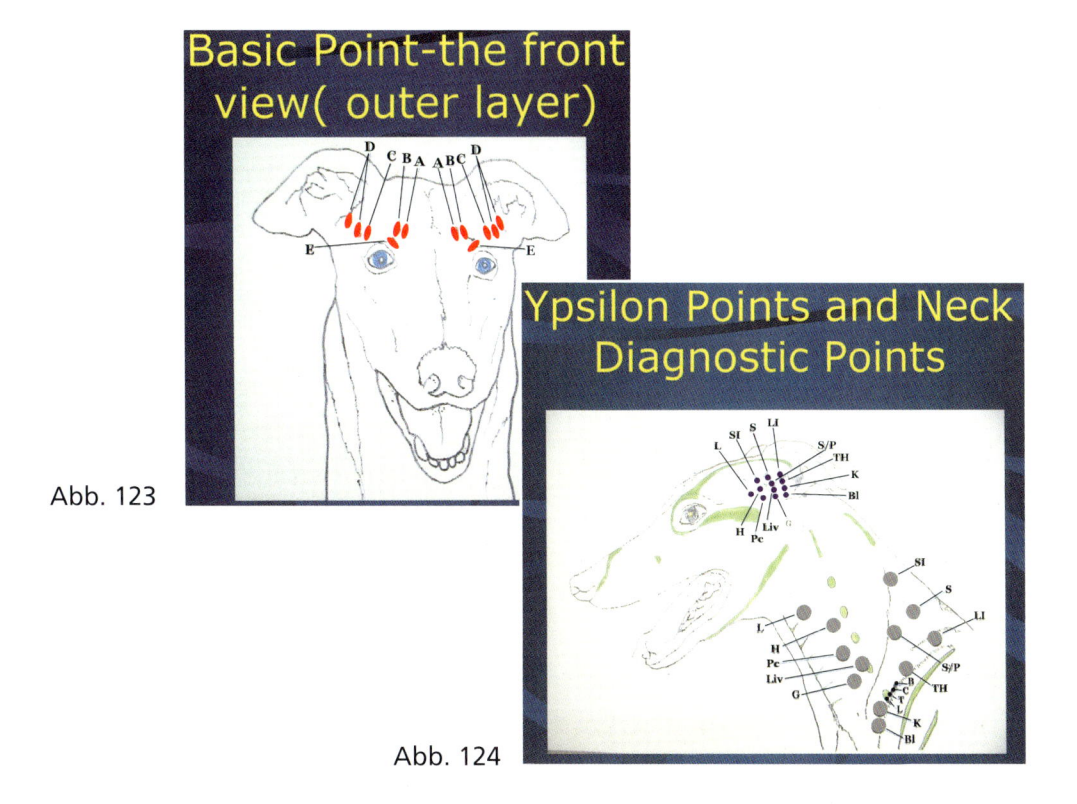

Abb. 123

Abb. 124

12

Literaturverzeichnis und Index

Kapitel 12

12.1 Literaturverzeichnis

Beck, R.: Möglichkeiten und Grenzen der Akupunktur bei somatoformen Erkrankungen. Akupunktur-Theorie und Praxis, No. 1/1990, 18. Jahrg. S. 11-17

Bischko, J.: Einführung in die Akupunktur, Bd. I - III, Haug, Heidelberg, 1988

Bischko, J.: Sonderformen der Akupunktur. Haug, Heidelberg 1981

Capra, F.: Das neue Denken. Scherz, München 1988

Capra, F.: Wendezeit. Knaur Tb, München 1988

Dracynski, G.: Die Belastung der vegetativen Grundformation durch Herde. Erfahrungsheilkunde 1977, No. 8

Eberhard, U.: Kampo-Traditionelle chinesische Medizin in Japan. Erfahrungsheilkunde 1985, No. 2, S. 92-103

Eberhard, U.: Japanische Bauchdeckendiagnostik als Bereicherung der Akupunktur. Akupunktur-Theorie und Praxis, No. 3/1987, 15. Jahrg. S. 137-141

Essentials of Chinese Acupuncture: Academy of Traditional Chinese Medicine, Beijing, 1980

Fahrnow, I.-M.: Das obere Kreuz – Psychosomatik der HWS und des Nacken-Schulter-Bereichs, Akupunktur – Theorie und Praxis, 4/1990, 18. Jahrg., S. 263-270

Fujita, R.: Meridians phenomenon. Idono Nihon 1970

Ganßauge, R.: persönliche Mitteilung

Gleditsch, J.M.: Mundakupunktur. Biologisch-Medizinische Verlagsges., Schorndorf 1979

Gleditsch, J.M.: Reflexzonen und Somatotopien. Biologisch-Medizinische Verlagsges., Schorndorf 1983

Heine, H.: Funktionelle Morphologie der Akupunkturpunkte. Akupunktur-Theorie und Praxis, No. 1/1988, 16. Jahrg. S. 4-11

Heine, H.: Akupunkturtheorie-Perforation der oberflächlichen Körperfascie durch kutane Gefäß-Nervenbündel. therapeutikon 4, April 1988 S. 233-244

Heine, H.: Akupunktur-Morphologische und histophysiologische Grundlagen. Gazette Médicale 17/1989 S. 1659-1665

Heine, H.: Funktionelle Morphologie der Akupunkturpunkte des Du Mai- und Ren Mai-Meridians. Deutsche Zeitschrift f. Akupunktur, No. 5, Okt. 1990, 33. Jahrgang S. 94-98

Herget, H. F.: Neuro- und Phytotherapie schmerzhafter funktioneller Erkrankungen. Band I 4. Aufl. (1985), Band II 2. Aufl. (1986), Pascoe Gießen

Hyodo, M.: Ryodoraku Treatment, Japan Ryodoraku Autonomic Nerve System Society 1-4, Nakatsu-Hondori, Oyodoku, Osaka, 531, Japan 1975

Hyodo, M.: Modern Scientific Acupuncture as Practiced in Japan. Japanese Journal of Ryodoraku Autonomic Nervous System, Vo. 30, No. 10, October 1985 S. 1-20

Ichioka, M.: Neurophysiology of electroacupuncture analgesia in rats. Univ. of Tokyo Press, Tokyo, 1982 S. 1-73

Ishikawa, T.: Internal organs reflex on the Human Body. Igakushoin 1962

Ishiko, N., Yamamoto, T., Murayama, N., Hanamori, T.: Electroacupuncture: current strength-duration relationship for inhibition of hypesthesia in man. Neurosci. Lett., 8, 1978 S. 273-276

Ishiko, N.: The effect of scalp acupuncture on patients in motor disorders, 40th Annual Ryodoraku Congress International Congress and Herbal Medicine. Abstr. 18, 1988

Kampik, G.: Propädeutik der Akupunktur. Hippokrates, Stuttgart 1988

Kinoshita. H., Shirota, F.: Oriental medicine. Gakuken, Tokyo 1985

Kitzinger, E.: Der Akupunktur-Punkt. Maudrich, Wien 1989

Kleber, J.: Der Einfluß der Akupunktur auf das Immunsystem. Eine Zusammenfassung wichtiger Forschungsergebnisse aus Taiwan. Akupunktur-Theorie und Praxis, No. 4/1987, 15. Jahrg. S. 209-213

Klingberg, F.: Die funktionelle Heterogenität der retikulären Formation des Hirnstammes und ihre Rolle bei Funktionseinstellungen. Deutsche Zeitschrift f. Akupunktur, No. 5, Okt. 1990, 33. Jahrgang S. 102-107

König, G., Wancura, I.: Einführung in die chinesische Ohrakupunktur. Haug, Heidelberg 1981

König, G., Wancura, I.: Praxis und Theorie der Neuen Chinesischen Akupunktur, Bd. I und II, Maudrich, Wien, 1989

König, G., Wancura, I.: Praxis und Theorie der Neuen Chinesischen Ohrakupunktur. Maudrich, Wien, 1987

Kudo, N.: Method of Meridians stimulation. Nihon no Ido. 1962

Lang, W.: Akupunktur und Nervensystem. Haug, Heidelberg 1957

Marić, W.: Das Charisma der chinesischen Medizin. Akupunktur – Theorie und Praxis, 1/91, S. 2-9

Marić, W.: Treatment with Yamamoto New Scalp Acupuncture. The Japanese Journal of Ryodoraku Medicine, Vol. 35, No. 2, Feb. 1990 S. 33-39

Maruyama, A.: Study of Acupuncture and Classic Method. Sogensha 1976

Matsumoto, K., Birch, S.: Hara Diagnosis: Reflections on the Sea. Paradigm Publications, Brookline, Massachusetts 1988

Mudra, J., Endres, U., Manthey, J.: Thermovision von Effekten nach Behandlung durch Neuraltherapie und Akupunktur, ThermoMed 6 (1990) 121-126

Nagahama, Y., Maruyama, A.: Study about Meridians, Kyorin pub. 1950

Nakatani, Y., Yamashita, K.: Ryodoraku Akupunktur. Chun-Jo, Freiburg 1985

Nissel, H., Schiner, E.: Akupunktur – Eine Regulationstherapie. Facultas, Wien 1990

Nordenström, B.E.W.: Akupunktur und geschlossene biologische Stromkreise. Akupunktur-Theorie und Praxis, No.2/1989, 17. Jahrgang, S. 90-97

Oda, H., Sato, T.: Akupunkur – Naturwissenschaftliche Grundlagen Theorie und Praxis. Chun-Jo, Freiburg 1989

Ohashi, W.: Shiatsu – Die japanische Fingerdrucktherapie. Bauer, Freiburg 1977

Otsuka, K.: Fukushin Ko (Die Denkweise der Bauchdiagnostik). Nihon toyo igaku zasshi, 1960, Vol. 11, No. 1-3

Otsuka, Y.: Chinese Traditional Medicine in Japan. In: Charles Leslie, Asian Medical Systems. University of California Press, 1976, S. 322 – 339

Otsuka, Y.: Toyo igaku nyumon (Einführung in die fernöstliche Medizin). Nihonhyoronsha, Tokyo 1983 (japanisch)

Pietschmann, H.: Das Ende des naturwissenschaftlichen Zeitalters. Zsolnay, Wien, Hamburg 1980

Pischinger, A.: Das System der Grundregulation. Haug, Heidelberg 1975

Pommeranz, B., Stux, G.: Scientific Bases of Acupuncture. Springer, Berlin, Heidelberg 1989

Popa, S.V.: Yamamoto´s New Scalp Acupuncture Treatment for Handicapped Children. The Japanese Journal of Ryodoraku Medicine, Vol. 35, No. 2, Feb. 1990 S. 40-47

Porkert, M.: Die chinesische Medizin, Econ, Düsseldorf 1982

Pothmann, R.: Nebenwirkungen und Grenzen der Akupunktur. Akupunktur-Theorie und Praxis, No. 4/1989, 17. Jahrg. S. 232-236

Pothmann, R.: Akupunktur-Repetitorium. Hippokrates, Stuttgart 1990

Rauber, Kopsch. Hrsg. von Leonhardt, H.: Anatomie des Menschen. Bd. III Nervensystem, Sinnesorgane, Thieme, Stuttgart 1987

Richter, K., Becke, H.: Akupunktur Tradition-Theorie-Praxis. Fischer, Stuttgart 1989

Rost, A.: Regulationsthermographie – Leitfaden und Atlas für die tägliche Praxis. Hippokrates, Stuttgart 1987

Schimmel, K.Ch.: Lehrbuch der Naturheilverfahren. Bd. I (1986), Bd. II (1987), Hippokrates, Stuttgart

Schmidt, H.: Akupunkturtherapie nach der chinesischen Typenlehre. Hippokrates, Stuttgart 1980

Schmidt, H.: Konstitutionelle Akupunktur, 3. Aufl., Hippokrates, Stuttgart 1988

Schnorrenberger, C. C.: Lehrbuch der chinesischen Medizin für westliche Ärzte. 2. überarbeitete Aufl., Hippokrates, Stuttgart 1983

Schockert, T., Boroojerdi, B., Yamamoto, T., Schumpe, G.: Erfolgreiche Behandlung von Schlaganfällen durch Yamamoto Neue Schädelakupunktur (YNSA). AKU & TCM 2003; 3; 172-180

Schockert, T.: Neue Kernspinforschungs-Akupunkturnadel nach Schockert, Anmeldung des Gebrauchsmusterschutzes vom 19.06.2004.

Schockert, T., Schumpe, G., Nicolay, C.: Effizienz der Yamamoto Neuen Schädelakupunktur (YNSA) bei Schmerzen am Bewegungsapparat – eine offene, prospektive, topometrisch kontrollierte Studie, DZA 2/2002 S. 93-100

Serizawa, K.: Tsubo, vital points for Oriental Therapie, Japan pub. Inc 1975

Shichijo, A.: Acupuncture Treatment according electrostimulation. Idononihon 1958

Shirota, F.: Basic of Acupuncture Treatment. Sunyodo, Tokyo 1938

Stör, W., Elies, M.: Therapiehindernisse in der Akupunktur. Akupunktur-Theorie und Praxis, No. 3/1989, 17. Jahrg. S. 152-161

Stux, G., Stiller, N., Pothmann, R., Jayasuriya, A.: Lehrbuch der klinischen Akupunktur. Springer, Berlin, Heidelberg 1981

Thurneysen, A.: Schädelosteopathie und Akupunktur. Akupunktur-Theorie und Praxis, No. 3/1988, 16. Jahrg. S. 158-164

Umlauf, R.: Unsere Erfahrungen mit neuer Schädelakupunktur nach Yamamoto. Deutsche Zeitschrift für Akupunktur, No. 2/1990 33. Jahrgang S. 40-46

Unschuld, P.U.: Medizin in China. C.H. Beck, München 1980

Van Nghi, N.: Pathogenese und Pathologie der Energetik in der chinesischen Medizin. ML-Verlag, Uelzen 1977

Van Nghi, N.: Hoang Ti Nei King, So Quenn. ML-Verlag, Uelzen 1977

Vogelsberger, W.: Segment- und Reflexzonentherapie. in: Lehrbuch der Naturheilverfahren, Bd. II, Hippokrates, Stuttgart 1987

Vogl, R.: Akupunktur und bioenergetische Analyse, Profil, München 1986

Wilhelm, R.: Hrsg.: I Ging, Das Buch der Wandlungen. Diederichs, Düsseldorf 1981

Wühr, E.: Chinesische Akupunktur und Moxibustion, Verlag für Ganzheitliche Medizin Dr. Erich Wühr GmbH, Kötzting 1988

Xiangtong, Zh.: Research on Acupuncture, Moxibustion, and Acupuncture Anesthesia. Science Press, Beijing, Springer, Berlin 1986

Xinnong, Ch.: Chinese Acupuncture and Moxibustion. Foreign Languages Press, Beijing 1987

Yamamoto, Toshikatsu: New Scalp Acupuncture, Japan, 1974

Yamamoto, Toshikatsu: About New Scalp Acupunture. Japan. Journal of Ryodoraku Autonomic Nervous System, Nr. 5, Vol. 20, 1975

Yamamoto, Toshikatsu: Medical accident and Acupunture. Japan. Journal of Ryodoraku Autonomic Nervous Syst., Nr. 10, Vol 21, 1976

Yamamoto, Toshikatsu: New Scalp Acupuncture and Ryodoraku Measurement. Japan. Journal of Ryodoraku Autonomic Nervous Syst., Nr. 7, Vol. 22, 1977

Yamamoto, T., Ishiko N., Murayama, N., Hanamori, T.: Electro Acupuncture: Current strength-duration relationship for initiation of Hypesthesia in man. Neuroscience letters, North Holland Scientific Publishers Ltd., 273-276, 1978

Yamamoto, Toshikatsu: Gleicher Titel. Japan. Journal of Ryodoraku Autonomic Nervous Syst., Nr. 12, Vol. 23, 1978

Yamamoto, Toshikatsu: New Scalp Acupuncture (second report), Japan. Journal of Ryodoraku Autonomic Nervous Syst., Nr. 4, Vol. 25, 1980

Yamamoto, T., Ishiko, N.: Relationship between electro acupuncture and decreasing skin sensibility. Oriental Medicine and Pain Clinic, Nr. 4, Vol. 10, 1980

Yamamoto, Toshikatsu: New Scalp Acupuncture. Oriental Medicine and Pain Clinic, Nr. 3, Vol. 10, 1980

Yamamoto, Toshikatsu: New Scalp Acupuncture. The journal of Miyazaki Medical Ass., Nr. 2, Vol. 4, 1981

Yamamoto, Toshikatsu: New Scalp Acupuncture. Japan/China Exchange Nankin Med. School, Japan, Journal of Ryodoraku Autonomic Nervous System, Nr. 10, Vol. 26, 1981

Yamamoto, Toshikatsu: New Scalp Acupuncture. Japan/China Exchange Shanghai Med. School, Japan. Journal of Ryodoraku Autonomic Nervous System, Nr. 11, Vol. 26, 1981

Yamamoto, Toshikatsu: Acupuncture Analgesia. Japan. Journal of Ryodoraku Autonomic Nervous System, Nr. 4/5, Vol. 26, 1982

Yamamoto, Toshikatsu: New Scalp Acupuncture (english), 1982

Yamamoto, Toshikatsu: Lazer Treatment, Japan. Journal of Ryodoraku Autonomic Nervous Syst., Nr. 5, Vol 29, 1984

Yamamoto, Toshikatsu: East European Acupuncture. Japan. Journal of Ryodoraku Autonomic Nervous Syst., Nr. 2, Vol. 30, 1985

Yamamoto, Toshikatsu: Neue japanische Schädelakupunktur, Chun-Jo, Freiburg, 1985

Yamamoto, Toshikatsu: Lazer Treatment, The journal of Miyazaki Internal Med. Society, Nr. 27, 1985

Yamamoto, Toshikatsu: Neue Schädelakupunktur. Der Akupunkturarzt Aurikulotherapeut, Dez. 1985

Yamamoto, Toshikatsu: New Scalp Acupuncture (third report), Japan. Journal of Ryodoraku Autonomic Nervous Syst., Nr. 10, Vol 31, 1986

Yamamoto, Toshikatsu: About Ryodoraku. Japan. Journal of Autonomic Nervous Syst., Nr. 2, Vol. 32, 1987

Yamamoto, Toshikatsu: Magnetic Renascence Imaging Diagnosis and Ryodoraku. Japan. Journal of Ryodoraku autonomic Nervous System, Nr. 8, Vol. 32

Yamamoto, Toshikatsu: Report of 40th annual Ryodoraku and international Acupuncture Congress. Miyazaki, Journ. of Nichinan Med. Association, Nr. 14, 1988

Yamamoto, Toshikatsu: Report of 40th annual Ryodoraku and international Acupuncture Congress. Japan. Journal of Ryodoraku Autonomic Nervous System, Nr. 1, Vol 34, 1988

Yamamoto, Toshikatsu: About Acupuncture and possible uses in Gynecology and Obstetrics. The free Woman, Parthenon, Holland 1989

Yamamoto, Toshikatsu: New Scalp Acupuncture YNSA. Journal of British Medical Acupuncture Society, 1989

Yamamoto, Toshikatsu: Modern Chinese-Japanese Acupunture. Choshun Medical School, Kitsurin-Sho, China.

Yamamoto, T., Ishiko, N.: The dermatomal distribution of analgesia induced by transcutaneous electrical stimulation (TENS) of afferent Nerve Fibers in the human finger. Neuroscience Research, Japan, Dez. 1989

Yamamoto, T., und Yamamoto, H.: Yamamoto New Scalp Acupuncture. Tokyo, Axel Springer Japan Publishing Inc., 1998

Yamamoto, T., Schockert, T.: Folgen von Schlaganfall und Schmerzen lindern, Naturarzt 8, 14 f, Access 2000

Yamamoto, T., Schockert, T.: Mit Schädelakupunktur Schmerzen erfolgreich behandeln, www.ynsa.net

Zeitler, J.: Einführung in die Schädelakupunktur. Haug, Heidelberg 1989

Kapitel 12

12.2 Index

A

Akupunkturanalgesie 14
Allergien 63
allergische Zustände 78
Alzheimer 72
Analgesie bei Kniescheibenbruch 47
Angina pectoris 44
Aphasie 63
Arthritis 47
Asthma 44, 87
Atemnot 87

B

Bandscheibenvorfall 43
Bauchdeckendiagnose 100
Bindehautentzündung 63
Bronchitis 44
Brustschmerzen 87
Bursitis 47

C

Cholelithiasis 87
Cholezystitis 87

D

Darmunregelmäßigkeiten 87
Demenz und Alzheimer 72
Depressionen und psychische Störungen 72
Diabetes 87
Diarrhö 87
Divertikulitis 87
Druckdolenz 140
Dyspnoe 44

E

Elektrostimulation 16
Endokrine Störungen 72
Epikondylitis 41
Epilepsie 72
Epiphora 63

F

Fingerspitzengefühl 91

G

Gesichtslähmungen 87
Glaukom 63

H

Hals-, Schulter- und Armsyndrome 38
Halsdiagnose 100
Halsschmerzen 63
Heiserkeitspunkt 157
Hemiplegie 38
Hepatitis 87
Herpes 44
Herpes simplex 63
Herzrhythmusstörungen 87
Hexenschuss 43
Hirnnerven 75
Hirnnervenpunkte 75
Hörstörungen 63
Hypertrophie der Prostata 87
Hyperventilation 44, 87

I

Interkostalneuralgie 44
Ischialgie 43

K

Karpaltunnelsyndrom 41
Kopfschmerzen 87
Krebstherapie, adjuvante 90

L

Lähmung nach Gehirnthrombose oder Gehirnblutung 34
Lähmungen 43, 87
Lähmungen, zerebral 87
Lendenschmerzen 87
Lumbago 179
Lumbalpunkte 43
Luxationen 41

M

Magenulkus 87
Makuladegeneration 63
Mandibulargelenk 169
Masterkey-Punkt 157
Migräne 34
Multiple Sklerose 72
Mundakupunktur nach Gleditsch 21
Mundhöhlenentzündung 63
Muskelzerrungen 41

N

Nacken- und Kopfschmerzen, stressbedingt 34
Nasenverstopfung 63
Nervenblockaden 14
Neue Somatotope 51
Nierensteine 87
Nierenstörungen 87

O

Obstipation 87
Ohrakupunktur nach Nogier 21
Ohrgeräusch 177
Osteoporose 87
Otitis externa 63
Otitis media 63

P

Palpitationen 44
Pankreatitis 87
Paralyse 87
Parästhesien 43
Parästhesien der oberen Extremitäten 41
Parkinson'sche Krankheit 72
Polyurie 87
Processus Xiphoideus 100

R

Raynaud-Syndrom 41
Rheuma 47
Rhinitis 63

S

Schielen 63
Schlafstörungen 72
Schleudertrauma 34
Schmerzen nach Zahnextraktion 63
Schmerzen
    im Bereich der Nervenbahnen mit zervikalem Ursprung 34
    in der Brust 87
    langwierige chronische Schmerzen 72
    nach Knochenbrüchen und Verstauchungen 41
    postoperativ 34, 38, 41
    und Parästhesien der oberen Extremitäten 41
    zervikale 87

Schulterschmerzen
    nach Unfall 38
    verursacht durch Immobilität nach einer Fraktur 38

Schmerzpunkt 91

Schwindelgefühl 72

Sehkraft, vermindert 63

Shumoshin 76

Sinusitis 63

Somatotop-Akupunktur 21

Sportverletzungen 43

Steißbeinschmerzen 87

T

Tachykardie 87

Tinnitus 63, 64

Tinnituslinie 64

V

Verstauchungen 47

very point 66

Z

Zahnschmerzen 63

Zusatzpunkte 48

Der Lehrfilm

wendet sich an alle, die Yamamoto Neue Schädelakupuktur (YNSA) einsetzen oder einzusetzen planen.

Die DVD ist zum einen eine präzise Zusammenfassung der YNSA mit all ihren „klassischen" Somatotopen und der Hals- und Bauchdeckendiagnose. Zudem wird die Lokalisation und Nadelung erst kürzlich entdeckter Punkte und Behandlungsareale an Patienten vorgeführt.
Der Film zeigt authentische Behandlungssituationen und ist somit auch Supervision durch den Meister selbst.

Der Lehrfilm ist eine sinnvolle Ergänzung des vorliegenden neuen Lehrbuchs und der Seminare von Dr. Yamamoto und hilft dem Praktiker in der Vor- und Nachbereitung der YNSA-Inhalte.

Die praktische Umsetzung der theoretischen Grundlagen ist aufgelockert und ergänzt durch stimmungsvolle Nahaufnahmen von Toshikatsu Yamamoto.

Mit dieser DVD wurde eine beeindruckende Dokumentation von 30 erfolgreichen Jahren Yamamoto Neue Schädelakupunktur geschaffen! Sie werden begeistert sein.

Die DVD liegt aktuell in den Sprachen Deutsch, Englisch und Japanisch vor und wird bald in weitere Sprachen übersetzt werden. Sie ist 30 Minuten lang.

Laden Sie sich doch einen Trailer unter www.vgm-portal.de oder unter www.ynsa.net herunter und überzeugen Sie sich von der Güte der DVD!

ISBN 3-927344-74-5

Beziehen Sie diese DVD zum Preis von € 45,– direkt über den:

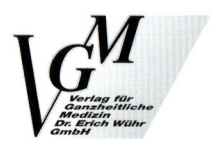

**Verlag für Ganzheitliche Medizin
Dr. Erich Wühr GmbH**

Müllerstraße 7 · D-93444 Kötzting

E-Mail: info@vgm-portal.de · Internet: http://www.vgm-portal.de

Bestellen Sie jetzt direkt beim Verlag! Tel.: 0049-9941/947900 · Fax: 0049-9941/94790-18

Ursula Maria Richter

Dr. Toshikatsu Yamamoto
– Stationen eines Lebens –

ISBN 3-927344-65-6 ·
Paperback · 144 Seiten · 16 Abbildungen
€ 16,– / sFr 25,– · gebundener Ladenpreis

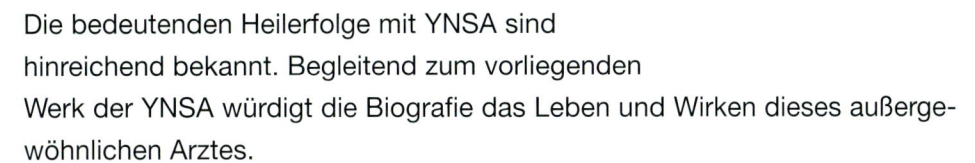

Die bedeutenden Heilerfolge mit YNSA sind hinreichend bekannt. Begleitend zum vorliegenden Werk der YNSA würdigt die Biografie das Leben und Wirken dieses außergewöhnlichen Arztes.

Als Toshikatsu Yamamoto 1929 im Süden Japans geboren wurde, muss ihm ein guter Geist seiner Ahnen besonders gewogen gewesen sein. Denn er überlebte nicht nur die Nöte der Kriegsjahre, er entkam auch dem Schicksal, als Kamikaze-Held „sterben zu dürfen", brauchte nicht Bauer zu werden und überwand schließlich alle Hürden um das zu werden, was er werden wollte: Arzt. Noch heute leitet er in Japan die beiden von ihm gegründeten und aufgebauten Krankenhäuser.

Dr. Toshikatsu Yamamoto entwickelte die Akupunkturmethode YNSA (Yamamoto New Scalp Acupuncture). Er ist rastlos unterwegs, um in Seminaren rund um den Globus diese Methode zu lehren. Seit vielen Jahren ist er Mitglied zahlreicher Akupunkturgesellschaften auf der ganzen Welt, die ihn, ebenso wie etliche Universitäten, mit vielen Ehrungen würdigten.

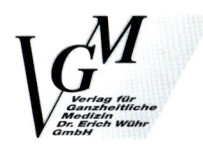

**Verlag für Ganzheitliche Medizin
Dr. Erich Wühr GmbH**

Müllerstraße 7 · D-93444 Kötzting

E-Mail: info@vgm-portal.de · Internet: http://www.vgm-portal.de

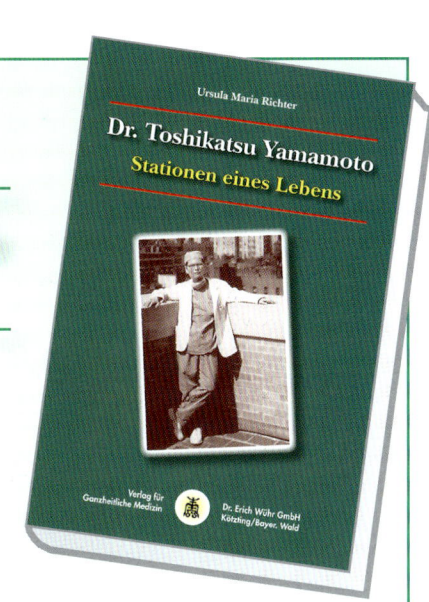

Bestellen Sie jetzt direkt beim Verlag! Tel.: 0049-9941/947900 · Fax: 0049-9941/94790-18